하타(요가)쁘라디피카

Hatha(yoga)pradipika

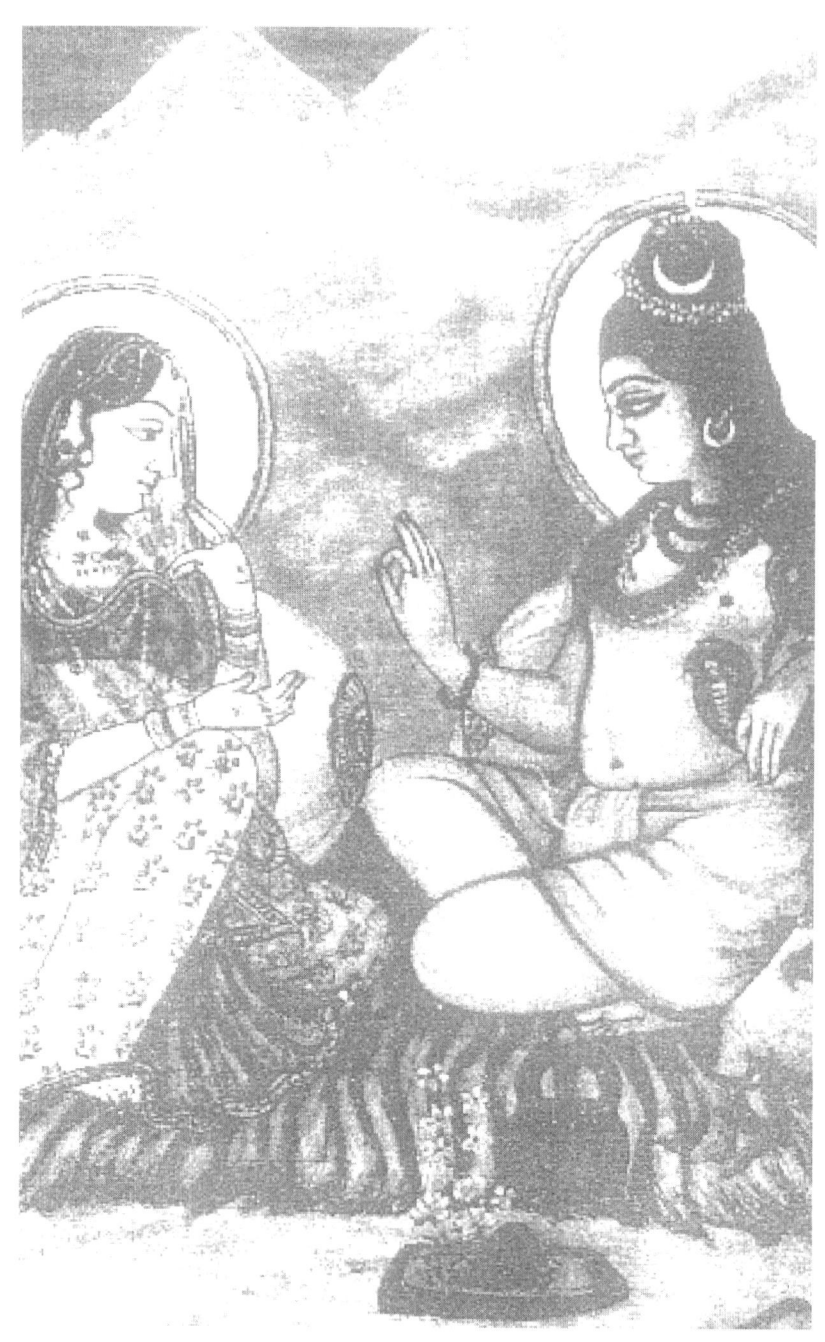

서 론

현존하는 요가 경전에는 몇 가지가 있다. 그 대표적인 것이 ≪요가 수트라(Yoga Sutra)≫이고, 그 다음이 ≪하타(요가)쁘라디피카≫이다.

≪요가 수트라≫는 육체적인 수행체계보다는 정신적인 수행체계에 더 무게를 두고 있는 반면 ≪하타(요가)쁘라디피카≫는 정신적인 수행체계보다는 육체적인 수행체계에 그 무게를 두고 있다.

따라서 ≪하타(요가)쁘라디피카≫에는 아사나에 대한 수련방법과 그 효과 그리고 쁘라나야마(Pranayama, 호흡법)의 수행법, 끄리야(kriyas, 정화법), 무드라(mudras, 봉함), 반다(bandas, 잠금)등의 수행법들이 나온다.

물론 ≪하타(요가)쁘라디피카≫가 육체적인 수련에 주안점을 두고 있으나 4장과 같은 경우에는 4장 전체를 사마디(samadi, 삼매)에 대한 전반적인 설명을 해 주면서 하타요가와 라자요가는 요가의 목적지에 도달하기 위한 둘이 아닌 하나의 수행원리이지만 두 가지 형태로 보여주고 있다고 강조한다. 따라서 이 둘은 뗄레야 뗄 수 없는 끝까지 함께 수련해 나가야 할 상호 보완적 수행

체계라는 것이다.《하타(요가)쁘라디피카. 2장76절》

 요가를 처음 접하는 사람들은 정신적 혹은 영적인 자기성찰에 대한 관심보다는 단순한 신체적인 요가로 시작한다.

 그러나 점차 시간이 지나면서 정신적, 영적인 자기성찰에 대한 관심을 갖게 되면서, 신체적 요가로 시작하였던 요가를 자기 자신에 대한 자각과 자기 자신에 대한 더욱 깊은 내면의 성찰을 갈구하면서 정신적, 영적인 체험으로 마무리 하고자 하는 진정한 요가의 길로 들어서게 된다.

 이러한 길을 가는데 있어서 하타요가와 라자요가는 두 가지 형태를 가진 하나의 수행원리라는 것이다.

하타요가의 의미

 하타라는 말의 의미를 새겨 보면, 그 첫 번째 하타(Hatha)라는 말은 자발적이 아닌 '억지로 하다'라는 뜻이 있다. 이 말은, 하기 싫은 것을 억지로 하는 것을 말하는데, 요가를 처음 시작하는 사람들은 단지 요가를 하면 건강한 신체와 정신건강에 좋다고 하니까, 한 편으로는 현대에 와서 요가가 퓨전(fusion)화 하면서 미용과 몸매 관리 등 휘트니스에도 좋다고 요가를 한번 해 보는 경우도 있을 것이다.

 어떠한 동기로 요가를 접하였든지 간에 실질적으로 요가를 해 보면 몸과 마음이 결코 원하는바 뜻대로 되지가 않는다.

 이것이 바로 몸과 마음을 조절해주고 통제해주기 위한 하나의 훈련 과정인 것이다.

 그래서 억지로 하는 요가는 자신의 의지(意志)가 필수적으로 들어가야 하고, 이러한 의지는 자기 자신에 대한 자각(自覺)으로 연결된다.

이러한 자각은 자기 자신의 신체와 마음(정신)에 정화효과를 가져와 라자요가를 수행하기 위한 초석이 되고, 나아가 요가의 최종 목적지까지 갈수 있는 바탕이 된다.

두 번째 하타(Hatha)라는 말의 뜻은, 하(Ha)라는 말은 '태양'이라는 의미가 있고, 타(tha)는 '달'이라는 의미가 있다.

더욱 전문적인 용어로는 핑갈라(Pingala)와 이다(Ida)라고 하고, 다른 말로는 쁘라나 바유(Prana vayu)와 아빠나 바유(Apana vayu)로 표현하면서, 이러한 에너지들이 우리 몸의 기본 에너지로 작용하고 있다.

이것을 쉽게 음양 요가라고도 하는데 음과 양, 태양과 달은 전체적인 우주를 뜻하고, 우리 인간 역시도 때로는 소우주로 표현하면서 우리 몸의 기본 바탕을 이루고 있는 음양의 조화를 강조한다. 음과 양 혹은 몸과 마음의 결합으로 조화와 균형을 상징하면서 세상의 본질적 구성 물질로 구성되어 있는 트리구나(Three gunas)의 사뜨와(Satva)적 조화와 균형을 꾀하는 것이 하타요가의 수련 목적이다.

이러한 조화와 균형을 이루었을 때 우리 인간은 우주적인 자아와 보편적인 내가 하나가 되면서 자연과 동화되어 지고한 희열과 본질적 행복을 느끼게 되고, 더 나아가 해탈로 이어지는 것이다.

라자요가란,

요가(yoga)라는 말은 산스크리트 유즈(yuj)에서 온 말로써

'결합하다'라는 뜻이다. 그러면 무엇을 결합하는가 하면, 자기 뜻대로 안되는 몸과 마음을 억지로 훈련을 시켜서, 자신의 의지대로 통제와 조절을 가능하게 하면서 몸과 마음이 조화와 균형이 제대로 이루어질 때, 몸과 마음을 결합해서 하나 됨을 체험하고 나아가 우주적인 자아와 소우주적인 자아가 하나 됨을 깨달아 해탈을 이루는 것이다. 이것이 요가의 참뜻인 몸과 마음의 결합이 이루어지면서 진정한 자신의 주인이 되었다라고 할 수 있을 때, 우리는 라자요가(Rajayoga)를 성취하였다라고 한다.

그러나 세상에 존재하는 것은 무엇하나도 그냥 이루어지는 것은 없다. 깨달은 사람으로 대표되는 사람인 붓다 역시 대충 어떻게 하다 보니 깨달음을 얻어 붓다(覺者)가 된 것이 아니다. 붓다 역시도 엄청난 역경과 고행을 통해 심지어 전생에도 많은 노력과 희생을 통해 깨달음을 얻은 것이다.

이와 같은 결실을 얻기 위해서는 부단한 노력과 실천 없이는 이루어질 수 없기 때문에 요가를 실천 철학이라고 한다.

비록 라자요가가 정신적인 요가로 대표되지만 그 바탕에는 실천이 밑바탕으로 깔려 있다는 것을 명심해야 한다.

요가의 단계

요가의 단계라는 것은 그 수련방법에 있어서 그 단계를 하나하나 밟아가다 보면 우리가 추구하는 최상의 목적지에 이를 수 있도록 체계화 시켜 놓은 것이다. 그 대표적인 것이 요가수트라의 8단계(Astanga yoga)이다.

그밖에 ≪게란다 상히따(Gheranda samhita)≫에는 7단계,

≪아므르따아난다우빠니사드(Amrtanandopanisad)≫등 에는 6단계로 나누고 있다.

이 책의 저자 스와뜨마라마는 요가의 최상 경지인 라자요가를 성취해 주기 위한 단계를 4단계로 나누어 놓았는데, 그 첫 번째 단계를 아사나로 정해 놓고, 아사나를 다음 단계로 넘어가는 하나의 연속적인 체계로서 그 첫 번째 단계라고 하였다. 그 다음이 쁘라나야마(Pranayama, 호흡법)이고, 그 다음 세 번째 단계를 무드라, 마지막 네 번째 단계를 나다누산다나(명상)로 최종 단계로 나누어 놓고 있다.

이러한 단계는 결국 앞에서 설명한 라자요가를 성취하기 위한 과정이고, 이러한 과정이 요가의 최종 목적지까지 도달하기까지의 왕도(王道)인 것이다.

그러나 요가를 단순하게 육체적 정신적 건강수련법이라고 생각하는 사람들이 알아야 할 것은, 이렇게 몸과 마음을 수련하는 가운데에 부수적으로 따라오는 것이 건강한 육체와 정신이라고 스와뜨마라마는 말하고 있다.≪하타(요가)쁘라디피카, 1장17절≫

따라서 요가는 건강한 육체와 정신을 갖게 되는 것은 부수적인 것이지, 주목적이 되어서 안 된다는 것이고, 요가의 목적은 라자요가의 성취에 있다는 것을 명심해야 할 것이다.

요가의 추세(경향)

요즈음의 요가 형태는 웰빙(well-being)이라는 새로운 세계적인 건강 패러다임(paradigm)의 추세에 따라, 지난 수십 년 동안 정신적, 영적인 자아에 대한 경험과 성찰과는 관계없이 단순히 건강에 좋고 질병에 치유효과가 있다는 이유로, 요가는 하나의 신체적 정신적 건강 체조와 같이 꾸준히 장족의 발전과 저변확대를 이루면서 사랑을 받아 왔다

그러나 마음 수행(라자요가) 즉 정신과 영적인 경험은 온데 간데없고 육체적인 수련에만 치우쳐 있는 이러한 요가를 가리켜 스와뜨마라마는 요가가 아닌 보가(Bhoga)라고 말하고 있다. 보가(Bhoga)란 신체의 율동을 통해 쾌락을 추구하는 댄스와 같은 유희를 목적으로 신체를 움직이는 것을 말한다.

아마도 스와뜨마라마 당시에도 정신적인 수행보다는 단순한 육체적인 수행에만 전념하는 경향이 있었기 때문에 보가(bhoga)라는 말도 생겨났을 것으로 보아진다.

웰빙의 기본개념이란, 육체와 정신의 조화로운 건강을 통해 아름답고 행복한 삶을 추구하는 것이다.

따라서 육체와 조화를 이루기 위한 정신 건강이 빠진 이러한 요가는 진정한 웰빙의 개념에도 벗어나는 것이다.

그래서 스와뜨마라마는 마음수련이나 영적경험의 절정을 경험해보겠다는 자세 없이 수행하는 요가수련을 하타요가도 아니고 라자요가도 아닌 이러한 요가수련을 하타까르마(HathaKarma)라고 하면서 '결실 없는 노력'이라고 하였다. ≪하타(요가)쁘라디피카 4장79절≫

따라서 일반적으로 요가 수련자들이 하타요가에 치우쳐 한 쪽으로만 수련을 하는 경우가 많은데, 굳이 전문요가 수행자들에게나 해당하는 전문적인 요가 수련을 추구하지 않더라도 단순히 몸과 마음의 조화롭고 행복한 삶을 추구하는 현대인들의 웰빙이라는 개념에도 부합할 수 있게 요가를 신체적인 하타요가와 정신적

인 라자요가의 개념들도 함께 기본적인 바탕으로 가지고 요가를 실천 수련해 준다면 신체의 건강함과 더불어 정신적인 의식의 확장으로 이어져 육체적 정신적 스트레스로 고통 받는 현대인들에게 몸과 마음의 건강에 크게 이바지 할 것으로 믿는다.

이 책의 성립에 대하여

이 책의 저자 스와뜨마라마(Swatmarama)는 생몰 연대가 확실치가 않다. 따라서 이 책 또한 언제 지어졌는지 확실치 않고, 단지 14C중엽에서 16C중엽으로 추측할 뿐이다.

저자의 생몰 연대가 확실치 않다는 것은, 나쁘게 말하면 인도 사람들 특유의 역사에 대한 인식 부족이고, 좋게 말하면 인도인들의 인간적 겸손이라고 말 할 수 있다. 즉, 자신들의 이름을 밝혀 자신을 내세우기보다는 좋은 내용의 책을 많은 사람들에게 전달해 주는 것만으로도 만족한다는 것이다.

이와 같이 ≪하타(요가)쁘라디피카≫와 같은 경전들이 몇 가지가 더 있지만 연대기에 있어서 ≪하타(요가)쁘라디피카≫가 가장 앞서고, 그 구성 면이나 체계, 내용 또한 비슷하다 보니 굳이 전문적인 연구가 목적이 아니라면 ≪하타(요가)쁘라디피카≫ 하나만 공부하는 것만으로도 충분하다. 비록 이 책의 내용과 체계가 미흡한 부분이 있기는 하지만, 요가를 연구하는 학자들이나 요가 수행자들에게는 매우 소중하게 신봉되는 경전임에는 틀림이 없고, 또 그만한 가치가 충분히 있다는 것은 두말할 필요가 없다.

2009년 5월 5일
오 경 식

감사의 말

이 책이 나오기까지 많은 분들의 도움이 있었습니다. 특히 교정과 윤문의 도움을 주신 석진오 스님에게 감사를 드립니다.

또 이 책을 위하여 삽화를 흔쾌히 그려주신 만다라 불교미술 연구원 원장 운파 선생에게도 감사를 드립니다.

그리고 아무 조건 없이 사진자료를 제공해 주신 도웅 스님과, 자신들의 소중한 시간을 내어 타이프를 쳐준 조 경희, 원 현지님과 이 영경님에게도 감사를 드리며, 이 분들의 앞날에 번영과 행복이 함께 하시기를 두 손 모아 기원 드립니다.

한 편, 이 책을 편역하는데 있어서 많은 참고가 되었던 까이발야다마에서 출간된 ≪하타(요가)쁘라디피카≫의 영역을 부록으로 게재했으니, 관심 있는 분들은 참고하시기 바랍니다.

2009. 5. 15.
오 경 식

목 차

서 론 / 3

감사의 말 / 10

제 1장 쁘라탐우빠데샤 : Prathamopadesah / 13
    하타요가(Hathayoga)의 정의와 아사나(Asana)

제 2장 드위띠우빠데샤 : Dvitiyopadesah / 67
    쁘라나야마(Pranayama), 반다(Bandhas),
    사뜨까르마(Satkarmas)

제 3장 뜨르띠우빠데샤 : Trtiyopadesah / 123
    무드라(Mudra)와 쿤달리니(Kundalini)

제 4장 짜뚜르타우빠데샤 : Caturthopadesah / 209
    사마디(SAmadhi)

제 5장 빤짬우빠데샤 : Pancamopadesah / 287
    치유처방전

부 록 / 309
    Hathapradipika of Svatmarama
    Translated by Swami Digambaraji
    Director of Research, Kaivalyadhama

역자 후기 / 371

하타요가(Hathayoga)의 정의와 아사나(Asana)

제 1 장 쁘라탐우빠데샤

Prathamopadesah

제 1장에서는 하타요가의 정의와 계보, 아사나(Asana, 자세)의 종류들 그리고 요가 수행에 좋은 음식과 나쁜 음식, 요가 수련원의 위치와 형태, 그리고 무엇은 하지 말라는 등의 금기사항들을 나타내고 있다.

1-1 절
스리 아디나타야 나모스뚜 따스마이 예노빠디스따 하타요가 비디야.
위브라자떼 쁘론나따라자요가 마로두미초라 디로히 니와.

한글옮김;
　라자요가의 가장 높은 경지에 올라갈 수 있도록 지고한 하타요가의 지식을 일련의 단계적으로 가르쳐 준 절대자님께 경배 올리나이다.

해설;
　이 구절은 어떤 일에나 먼저 절대자에게 예를 올리는 인도전통에 따른 것이다.
　여기서 아디나타(Adinatha)는 절대자 혹은 세상의 시작을 관장하는 시바(Siva)를 상징한다.
　나모스뚜(Namostu)는 경배 올리다. 라는 뜻이다.
　신화적으로 하타요가는 시바신에 의해 처음으로 자신의 배우자인 빠르와띠(Parvati)에게 대화형식으로 전해 졌다고 한다.
　하타요가의 목적은 하(Ha, 해)와 타(tha, 달)다른 말로는 아빠나와 쁘라나라는 두 에너지를 조절 할 수 있는 지식을 주기 위한 것이다.
　이러한 지식 없이는 라자(Raja)요가라고 하는 마음을 조절하는 방법을 얻기가 매우 어렵기 때문이다.
　라자요가는 마음을 다루고 하타요가는 쁘라나와 아빠나라는 두 에너지 작용을 조절할 수 있게 한다. 많은 사람들이 하타요가 하면 단순히 아사나(Asana, 자세) 수행으로만 생각하는 경우가 대다수이나 아사나는 아스탕가 요가에서 세 번째 단계 일뿐 만아니라 실질적으로 하타요가와 라자요가 사이에는 이미 앞에서 설명

14 · 하타쁘라디피카(Hathapradipika)

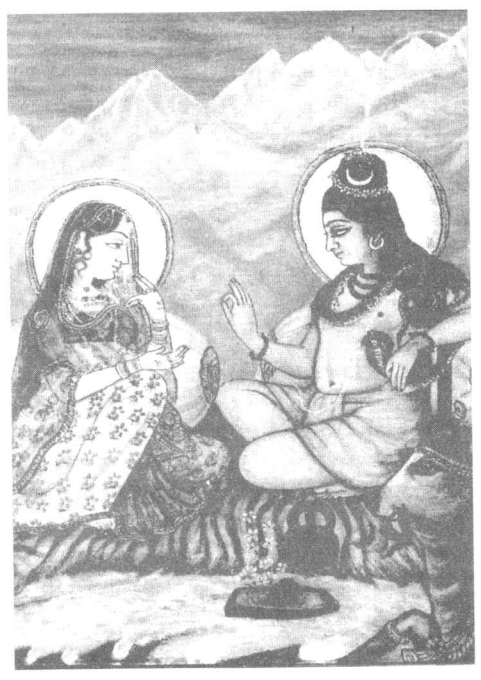

〈시바와 빠르와띠〉

을 하였었지만 구분이 없다. 왜냐하면 하타 요가 없이 라자요가를 성취하기 어렵고 반대로 라자요가 없이 하타요가를 성취하기 어렵기 때문이다.

하타요가란 쁘라나(생명 에너지)의 조절을 통해 마음을 조절해 주는 실천적인 방법이다. 우리가 비록 바람을 볼 수 있는 것은 아니지만 바람에 나뭇잎이 흔들리는 것을 보고 우리는 바람이 얼마나 세게 부는가를 추측을 할 수 있듯이, 우리가 비록 쁘라나와 아빠나라는 에너지를 볼 수는 없지만 이것을 통해 우리의 생각과 마음의 움직임을 알 수 있다.

라자요가에서는 마음은 하나의 호수와 같고, 생각은 파도와 같다고 말한다.

따라서 라자요가는 이러한 생각의 파장을 조절하고 결국 멈추게 하는 것이다.

호수 위의 파도가 바람에 의해 형성되듯이 마음의 파장은 쁘라나와 아빠나에 의해 형성된다.

이러한 에너지들은 때로는 빠르게 때로는 늦게 쁘라나와 아빠나의 움직임에 따라 생각의 파장 또한 매우 집약적이기도 하고 천천히 움직이기도 하는데 이것을 요가에서는 라자스적인(Rajasic) 혹은 타마스적인(Tamasic) 생각이라 한다. 라자스적인(Rajasic) 파장은 태풍이 부는 하늘과 같이 마음이 요동을 친다. 호수에 파도가 끊임없이 일어났다 사라지듯이 마음의 표면이 몹시 사나운 것을 말한다.

타마스적인(Tamasic) 파장은 무기력하고 졸리는 활동성이 없는 것이 우세하다. 마음이 평화롭거나, 마음이 작용하고 있거나, 고요하지가 않거나, 생기가 있거나 없거나, 무엇 하나 하고자하는 의욕이 없다. 돌이나 얼음덩어리, 초목과 같이 무위(無爲)로 지낸다.

타마스적인 파장은 매우 우둔하고 크고 얼음과 같이 굳어있고 겉으로는 비록 고요해보이지만 반사작용을 볼 수가 없다. 그래서 호수 밑에 무엇이 있는지 본다는 것은 불가능하다. 그렇지만 이것은 조화와 균형으로 고요해 보이는 것이 아니라 타마스적인 기질로 인한 것이다.

그러나 사뜨와적인(Satvic) 상태는 파장이 고요해지고, 쁘라나와 아빠나의 움직임이 없어진다. 왜냐하면 에너지가 중앙 나디인 수슘나로 전환되었기 때문이다.

1-2절

쁘라남야 스리구룸 나탐 스와아뜨마라메나 요기나.
깨왈람 라자요가야 하타위드요빠디스야떼.

한글옮김;

경외하는 스승에게 예를 올린 후, 스와뜨마라마가 하타요가의 지식을 상세히 설명하는 것은 단지 라자요가를 성취하여 주기 위한 목적에서이다.

해설;

여기서 경외하는 스승은 시바(Siva)신이다. 스와뜨마라마는 시바신을 자신의 스승으로 여기면서 시바신에게 예를 올린 것이다.

일반적으로 인도에서는 자신을 가르치는 스승은 신의 화신으로 믿고 있는 전통이 있다. 따라서 스승은 신과 같은 존재로 존경과 경외의 대상이다.

우리가 하타요가를 해 주는 목적은 다른 어떤 목적이 있는 것이 아니라 라자요가를 성취해 주기 위한 것이라고 여기서 분명하

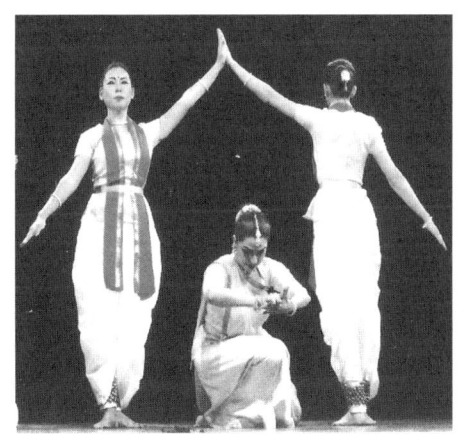

제 1 장 Prathamopadesah · 17

게 말하고 있다.

1-3절
브란뜨야 바후마따드완떼 라자요감 아자나땀.
하타쁘라디피깜 다떼 스와뜨마라마 끄르빠까라.

한글옮김;
　자비로운 스와뜨마라마는 요가에 대한 여러 가지 다양한 견해 때문에 헛갈려 하거나 혼란스러워 진정한 라자요가에 대하여서는 무지한 상태인 사람들을 위하여 연민을 가지고 여기 하타(요가)쁘라디피카를 소개하노라.

해설;
　이 구절은 스와뜨마라마 자신이 왜 이 경전을 설명하는지를 말하고, 또 왜 이 경전을 공부할 필요가 있는가를 설명해 주고 있다.
　일반적으로 라자요가 하면, 생각을 조절하여 마음과 의식을 조절하는 것이다. 이러한 조절을 통해 우리는 절대 지고한 경지에 들어가고자 하는 것이다.
　그러나 이러한 조절과 통제가 여의치 못하면, 쁘라나부터 조절하는 것을 배워야 한다.
　쁘라나의 조절을 위해 우리는 안과 밖을 들락거리는 육체적 호흡 조절을 통하여 내적인 쁘라나를 조절해 주고 더 나아가 생각과 마음, 의식을 조절하는 것이다. 이렇게 하여 진정한 라자요가를 이루어 주는 것이다.

1-4절
하타비드얌 히 맏스옌드라 고락사드야 비자나떼.
스와뜨마라모 타와 요기 자니떼 따뜨쁘라사다따하.

한글옮김;
　만스옌드라, 고락사와 같은 요가를 잘 아는 요가 현인들의 은혜로 스와뜨마라마와 같은 요기도 하타요가의 지식을 알게 되었다.

해설;
　인도사람들은 겸손하다. 이 구절도 스와뜨마라마 자신보다 앞선 요가의 선지자들에 의해 자신도 요가를 배워 알게 되었노라고 미리 말하고 있는 것이다.

1-5절
스리 아디나타, 맏스옌드라, 샤바라, 아난다 바이라와.
쪼랑기, 미나, 고락사, 비루빡사, 빌레사야.

1-6절
만타나, 바이라와요기, 시디르, 붇다스짜, 깐타디.
고란타까, 수라난다, 시디빠다스짜, 짜르빠티.

1-7절
까네리, 뿌즈야빠드스짜, 니뜨야나타, 니란자나하.
까빨리, 빈두나타스짜, 까끄짠디스와라흐와야.

1-8절
알라마, 쁘라부데와스짜 고다출리 짜 띤티니.
바누끼, 니르데와스짜, 간드, 까빨리까스따타.

제 1 장 Prathamopadesah · 19

1-9절

이뜨야데요 마하싣다 하타요가쁘라바와따.
칸디뜨와 깔라단다 브라흐만데 위짜란띠 떼.

한글옮김;

　스리 아디나타, 맏스옌드라, 사바라, 아난다 바이라와, 쪼랑기, 미나, 고락샤, 비루빡샤, 빌레사야, 만타나, 바이라와 요기, 싣디, 붇다, 깐타디, 고란타까, 수라난다, 싣디빠다, 짜르빠띠, 까네리, 뿌즈야빠드, 니뜨야나타, 니란자나, 까팔리, 빈두나타, 까끄짠디스와라, 알라마, 쁘라부데와, 고다촐리, 띤티니, 바누끼, 나르데와, 칸드, 까팔리까 등 그 외 다수. 5-9절까지 열거한 이름들은 모두 요가 스승들이며 이들은 위대한 하타요가의 힘으로 죽음이라는 우주의 보편적인 법칙을 움직여 타파한 위대한 하타요기 들이다.

해설;

　이 구절은 요가가 전해 내려온 계보(系譜)를 나타내고 있다. 스리 아디나타는 요가의 시조 시바(Siva) 신을 뜻한다.
　인도에서는 덕이 높은 요기들은 죽는 것이 아니라 영면(永眠)하는 것으로 여긴다. 그래서 죽음 까지도 타파했다라고 표현을 하는 것이다.
　칸디뜨와는 '부수다, 타파하다.'라는 뜻이고 깔라단다란 시간의 막대기란 뜻으로 우주의 법칙을 요기는 깔라단다로 타파할 수 있다. 라는 의미이다.

1-10절

아셰샤 따쁘 땁따남 사마스라야 마토 하타.
아셰샤 요가육따남 아다르까마토 하타.

한글옮김;

 하타요가는 끝없이 고통을 당하는 사람들에게는 하나의 안식처이며, 모든 종류의 하타요가 수련에 전념을 다하는 사람들에게 하타요가는 지지해주는 거북이이다.

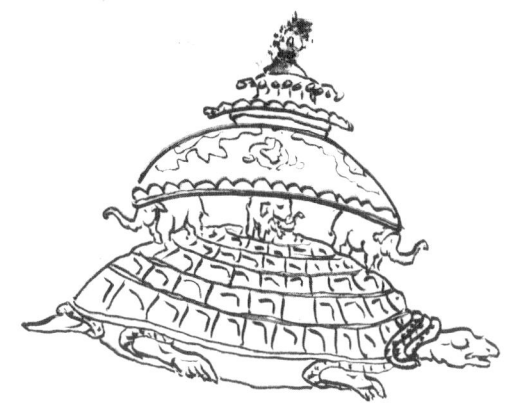

해설;

 인도신화에 의하면, 선신(Devas)과 악신(Asuras)의 전쟁 중에 선신들이 성인 두르와사(Durvasa)의 저주를 받아 신으로서의 힘을 잃게되어 악신(Asuras)과의 싸움에서 고전을 면치 못하다가 결국 비쉬누 신에게 도움을 청했다.

 비쉬누가 말하기를 우유로 된 대양 속에 가라앉아있는 영원불멸의 감로수를 구해 마셔야 다시 그 힘을 회복할 수 있을 것이라고 해서 데바(善神)와 아수라(惡神)들이 휴전을 맺고, 메루산(수미산 또는 히말라야)을 막대기로 삼고 바수키(Vasuki)라는 뱀을 로프로 감아 우유로 된 대양을 휘저을 때 메루산이 가라앉을 려고 하니까 비쉬누가 거북(Kurma)으로 변신을 하여 등으로 산을 받쳐주어 안전하게 저을 수 있었다는 신화를 담고 있다.

제 1 장 Prathamopadesah

한 편, 비쉬누는 열 가지 모습의 화신으로 나타낼 수 가 있다고 한다. 1) 맏스야(Matsya, 물고기) 2) 쿠르마(Kurma, 거북이) 3) 바라하(Varah, 멧돼지) 4) 나라싱하(Narashinha, 사자) 5) 바마나(Vamana, 난장이) 6) 파라스라마(Parasrama, 용사) 7) 라마(Rama) 8) 크리쉬나(Krishina) 9) 붇다(Buddha) 10) 칼키(Kalki)

1-11절
하타비드야 빠람 고쁘야 요기남 싯딤 잇차땀.
바웨드 비르야와띠 굽따 니르비르야 뚜 쁘라까시따.

한글옮김;

요가의 가장 높은 경지에 이르기를 원하는 요기는 하타요가에 대한 지식을 엄격히 비밀로 해야 한다. 따라서 감추면 좋은 결과를 얻을 것이요, 드러내면 아무런 효과가 없을 것이다.

해설;

요가에 대한 지식을 비밀로 하라'는 구절이 여러 경전을 통해서 반복적으로 나오는데, 이것은 아무에게나 그 지식을 전하거나 논하라는 것이 아니라, 적어도 요가를 알고 또한 그 지식을 듣고 이해 할 수 있는 준비된 사람에게만 선택적으로 전하고 논하라는 것이다.

다른 한 편으로는 자신의 수행과정이나 수행 정도를 남에게 이 정도라고 자신을 내 세우고 명성을 쫓다보면 결국에는 그것이 요가의 최종목적지까지 가는데 도움이 되지 않고 해가 된다는 것을 경고하는 말이다.

1-12절
수라즈예 다르미께 데세 수빅체 니루빠드라웨.
다누쁘라마나 바르얀땀 실라그니잘라와르지떼.
에깐떼 마티까마드예 스타따밤 하타요기나.

한글옮김;
　하타요기는 온화하면서도 정의로운 나라 그리고 자선물이 잘 걷어지고, 동서사방 어느 쪽에서도 물이나 불, 바위 등과 같은 어떠한 장애물이 없는 곳에서 작은 오두막을 짓고서 홀로 살아야 한다.

해설;
　요가를 하는 요가 수행자는, 훌륭한 통치자가 지도하는 정의로운 나라에서, 크지 않은 도시 근교에서, 자선물이 잘 걷어지고, 거친 바위나 화재의 위험으로부터 벗어나고, 습하지 않은 장소에서, 어떤 방해나 불편함이 없이 혼자 요가수련에만 전념할 수 있는 곳에서 살아야 한다는 것을 보여주고 있다.

1-13절
알빠 드와람 란드라 가르따 위와람 나뜌짜 니짜야땀.
삼약 고마야 산드라 립땀 아말람 니세스 잔뚜지땀.
바예 만다빠 웨디 꾸빠 루찌람 쁘라까라 삼웨스티땀.
쁘록땀 요가마타스야 락챠나 미땀 싯다이르 하타아비야시비.

한글옮김;
　요기가 사는 오두막은 너무 높지도 낮지도 않은 출구 하나만 있으면 족하고, 집 전체를 소똥으로 겹겹이 잘 바르고, 깨끗하고 여러 벌레들로부터 편안해야 하며 담으로 둘러 싸여 있어야 한다. 집 바깥에는 작고 아담한 달집으로 만든 정자 하나와 우물이 있어야 한다.

해설 ;

  요가 수행자는 갖추어 질것이 다 갖추어진 이상적인 집에서 산다고 수행을 못하는 것은 아니지만, 이렇게 살면서 요가를 수련하니까 수행이 잘 되더라는 것이다. 소똥으로 바른 집은 벌레나 해충을 막아준다.

1-14절

에왐 비데 마테 스티뜨와 사르와 찐따 위와르지따.
구루빠디스타 마르게나 요가메와 사마뱌세뜨.

한글옮김 ;

  이런 환경에서 수행하는 요가 수행자는 모든 근심걱정에서 해방되고, 스승의 가르침에 따라 오직 요가에만 전념을 해 줄 수 있는 것이다.

해설 ;

  본문에 나오는 '찐따'는 '근심 걱정'이라는 뜻이고 '에와'는 '오직 하나'란 뜻이다. '아브야사'는 수련, 수행이라 해석한다.
  오로지 요가 수련만을 하는데 있어서도 단지 책만 가지고 하는 수련에는 한계가 있으며 실천 수련이 중요한 것이다.
  실천 수련에 있어서도 요가수련이 진척되어 가는데 따라 유능한 스승의 길 안내가 필요하다. 따라서 스승의 가르침에 따라 오로지 요가에만 전념을 해 주어야 한다.

1-15절

아뜨야하르 쁘라야 사스 짜 쁘라잘뽀 니야마그라하.
잔상가스짜 라울얌 짜 사드비르요고 비나스야띠.

한글옮김;
　요가 수행에서 과식, 과로, 수다, 변덕, 일반인들과의 잦은 접촉, 너무 엄격한 내핍 혹은 금욕 등은 요가를 무익하게(아무 쓸모 없게) 만든다.

해설;
　이 구절은 요가 수행에 있어서 피해야 할 금기 사항들이다.
　일반적으로 요가 수행자는 혼자 살면서 무소유적인 삶과 금욕적인 삶을 살아야 한다는 것이 원칙이나, 너무 엄격한 내핍생활과 금욕은 피해야 한다는 것은 가정을 가진 수행자들에게 적용되는 말로서, 과도하게 재산을 축적하고, 무절제한 성생활도 안 되겠지만, 가정생활에 지장을 주지 않을 만큼의 검소하고 절제된 생활을 의미한다.

1-16절
우뜨사하뜨 사하사드 다이르야 땃뜨와즈나나 짜 니스짜얏.
자나상가 빠리땨 가뜨 사드비르요가 쁘라시댜띠.

한글옮김;
　요가는 다음과 같은 여섯 가지 마음 자세에 의하여 성공적으로 수행을 해 줄 수가 있다. 1) 요가에 대한 열의, 2) 용기, 3) 인내, 4) 바른 이해, 5) 확신, 6) 일반 대중들과의 접촉을 멀리 하는 것 등이다.

해설;
　사소해 보이지만 이 구절이 내포하고 있는 의미는 매우 크다. 요가에 대한 열의나 용기는 오랜 요가 수행을 해 본 사람만이 알 수 있는 부분이다. 어떤 일에나 그 일에 오래 동안 몸을 담고 유지 해오다 보면 여러 가지 갈등과 번민, 고뇌가 따르게 된다. 그 모든 것을 인내심을 가지고 믿음과 확신으로 그러한 요소들을 극복하고 최종단계까지 이른다는 것은 많은 인내와 큰 용기, 굳은 믿음이 필요한 것이다.

특히 정신세계를 추구하는 요가에 있어서는 더욱더 그러한 요소들이 필요한 부분 들이다. 요가에 대한 바른 이해와 확신은 요가 경전이나 스승에 대한 믿음과 참 자아(Atman)가 있다는 것에 대한 확신이다.

1-17절
하타스야 쁘라탐 앙가 뜨와다사남 뿌르와 무챠떼.
꾸르야 따다사남 스테이르야마로걈 짱갈라가왐.

한글옮김;
하타요가에서 아사나는 첫 번째 구성요소로서 맨 먼저 다루고 있고, 아사나의 수련은 육체적인 건강 뿐 만아니라 마음(정신)의 안정감, 건강함, 가벼움이 함께 온다.

해설;
이 구절은 매우 중요한 구절로서 하타요가 특히 아사나의 정의를 나타내는 구절이다. 아사나의 수련은 마음의 변덕을 일으키는 라조구나(Rajoguna)를 없애서 마음을 안정시켜 주고, 타마스적인(Tamasic) 기질의 우월로 오는 육체적인 무거움을 없애 준다. 따라서 사지(四肢)의 편안함을 가져다주고, 동시에 질병을 없애 주면서, 집중력을 촉진시켜 준다.

빠딴잘리는 질병(vyadhi), 무기력(styana), 의심(samsaya),

부주의(pramada), 게으름(alasya), 무절제(avirati), 철학적 혼돈(bhrantidarsana), 다음단계(bhumikatva)로의 진전이 없는 것(alabdha), 이로 인한 불안정(anavasthitatvani) 등의 아홉 가지가 마음을 산만하게 하고 요가 수련에 있어서 장애가 되게 한다고 했다. 《요가수트라 1-30절》

스와뜨마라마는 하타요가를 "아사나, 꿈바카(쁘라나야마), 무드라, 나다누산다나" 이 네 가지로 구성되어 있다고 했다. 〈1장 56절〉

그 중에 아사나가 그 첫 번째 라는 말이며, 아사나가 하타요가의 전부가 아니라는 것을 밝히고 있다.

따라서 몸과 마음의 건강함과 안정감은 아사나 수련 중에 당연히 오는 것으로 굳이 건강을 위한 요가를 해 줄 필요는 없다는 것을 보여주고 있다.

1-18절

바시스타 드야이스짜 무니비르 맏스옌드라 다이스짜 요기비.
앙기끄르딴야 아사나니 까트얀떼 까찐마야.

한글옮김 ;

몇몇 아사나들은 바시스타와 같은 성인, 맏스옌드라와 같은 요기들에 의하여 채택되었는데, 여기서 다시 내가 상세하게 설명하겠다.

해설 ;

바시스타(Vasistha)와 맏스옌드라(Mastyendra)는 둘 다 즈나나요가(Jnana Yoga) 수행자들로 알려져 있다.

그러나 바시스타는 요기라기보다는 즈나나(Jnana) 수행자에

가깝고, 맏스엔드라는 요가 수행자이다.

1-19절

스와스띠카아사나.
자누르보란따레 삼약끄르뜨와 빠다딸레 우베.
리주까야 사마시나 스와스띠깜 따뜨 쁘라짝샤떼.

한글옮김;

스와스띠카아사나
　몸을 똑바로 세워 앉아 무릎과 허벅지 사이에 두 발바닥을 제대로 평평하게 놓고 몸을 곧게 세워 앉는 것을 스와스띠카 아사나라고 한다.

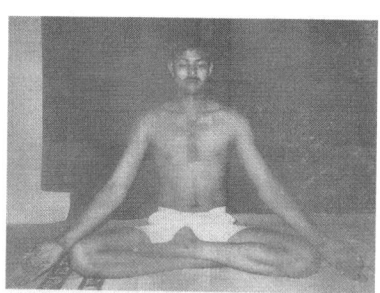

〈스와스띠카 아사나〉

Fig : 1 Svastikāsana (Verse I/19)

해설;

　'스와스띠'란 '축복 혹은 부'를 뜻하는 말로서, 이 자세는 축복을 내려 받는 자세라 한다.
　스와스띠카는 卍로도 나타낸다.
　이 자세는 명상하기에 가장 좋은 자세 중의 하나로서 흔히 말하는 반가부좌(ardha padmasana) 자세이다.

까이발야다마의 영역 본을 참고해 보면 반가부좌(ardha padmasana) 자세인 스와스띠카 아사나는 싣다 아사나와 비슷해서 구별하기가 어렵다.

굳이 구별해 보자면 싣다 아사나는 잘란다라반다를 해 준다는 것이다. 싣다 아사나는 이 책 1-35절 참조.

1-20절

고무카아사나.
사브예 닥치나 굴팜 뚜 쁘르스타 빠르스웨 니요즈예뜨.
닥치내삐 따타 사와얌 고무캄 고무카 끄르띠.

한글옮김;
고무카아사나
오른쪽 발목을 왼쪽 엉덩이 옆에 놓고, 왼쪽 발목은 오른쪽 엉덩이 옆에 놓고 소의 머리 모양을 만들어 주는 것을 고무카아사나라고 한다.

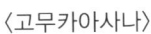
〈고무카아사나〉

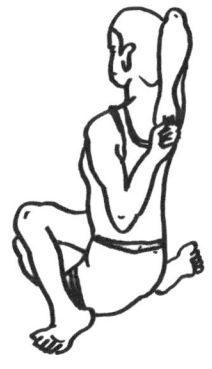

해설;
이 아사나의 완성된 모양이 소 얼굴을 닮았다하여 붙여진 이름

제 1 장 Prathamopadesah · 29

이다. 고(Go)란 '소'라는 뜻이고 무카(mukha)는 '얼굴'이란 뜻이다. 따라서 소 얼굴자세가 되는 것이다.

1-21절

비라아사나
에깜 빠담 아타이까스민 빈야세 우루니 스티람.
이따라스밉 스따타 쪼룸 비라사남 미띠리땁.

한글옮김;
비라아사나
먼저 한쪽 발을 반대쪽 허벅지 위에 올려놓고, 다른 쪽 발은 다른 쪽 허벅지 위에 올려놓는 것을 비라 아사나라고 한다.

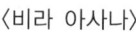

〈비라 아사나〉

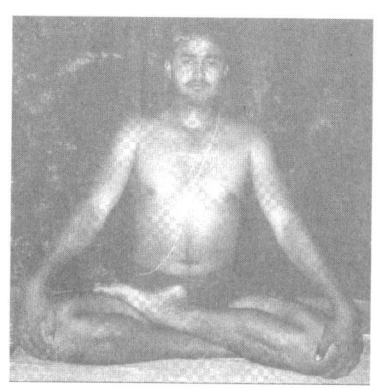

해설;
비라(Vira)는 '영웅'이라는 뜻이다. 이 구절 역시도 1-19절 스와스띠까 아사나와 마찬가지로 반가부좌 자세인 스와스띠카 아사나 내지는 싣다 아사나와 구분을 하기가 어렵다. 굳이 구분을 해보자면 발끝이 좀 더 허벅지 위로 올라와 있다는 것이 다르다.

게란다 상히따에서 말하는 비라 아사나는 〈그림2-1〉과 같이 설명하고 있고 아엥가 선생은 〈그림 2-2〉와 같이 말하고 있다.

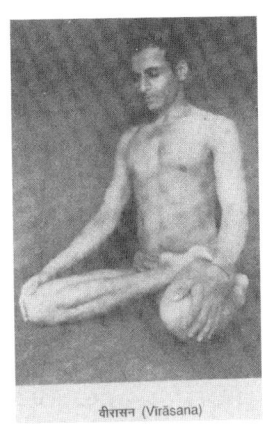

〈비라 아사나 그림 2-1,게란다 상히따〉

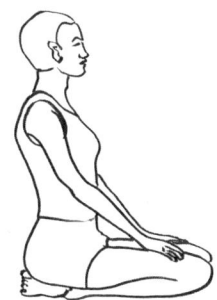

〈비라 아사나, 그림2-2, 아엥가 선생〉

1-22절

구담 니루다 굴파밥 뷰뜨끄라메나 사마히따하.
꾸르마사납 바외데따디띠 요가비도 비두.

한글옮김;
꾸르마아사나
발목을 뒤집어 발뒤꿈치로 항문을 압박해 주면서 균형을 잘 잡

제 1 장 Prathamopadesah · 31

고 이 자세를 유지해 주는 것을 요가를 아는 사람들 사이에 잘 알려진 꾸르마아사나이다.

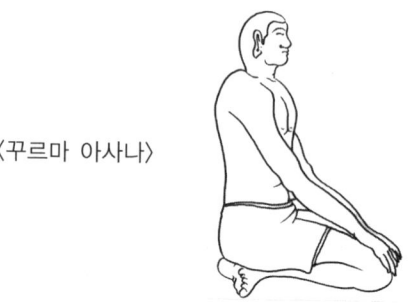

〈꾸르마 아사나〉

해설;

꾸르마(Kurma)는 '거북'이라는 뜻이다.

현제 이 자세는 아엥가 선생이 말하는 비라 아사나에서 양쪽 발끝을 바깥으로 펴놓은 상태인 것을 알 수 있다.

아엥가 선생은 꾸르마 아사나를 〈그림3-1〉과 같이 나타낸다.

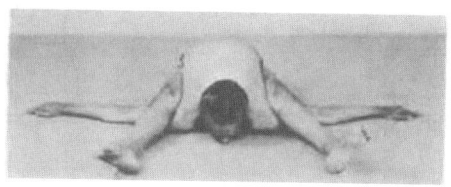

〈그림3-1 아엥가 선생〉

1-23절

빠드마사납 뚜 삼스타빠 자누르 보란따레 까라우.
니베샤 부마우 삼스타빠 뵤마스탐 꾹꾸따사남.

한글옮김;
　꾹꾸따아사나
　빠드마아사나를 취하고서 편한 장소에 따라 무릎과 허벅지 사이에 팔을 집어넣어 손바닥을 바닥에 고정시키고서 높게 유지 해주는 것을 꾹꾸따 아사나라고 한다.

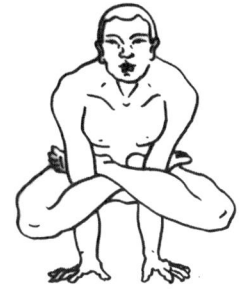

〈꾹꾸따 아사나〉

해설;
　꾹꾸따(Kukkuta)는 '닭'이라는 뜻이다.

1-24절

　쿡꾸따사나반다스토 도르밤 삼바댜 깐다랍.
　세떼 꾸르마 와둣따나 에따두따나 꾸르마깜.

한글옮김;
　웃따나꾸르마아사나
　쿡꾸따아사나를 취하고서 팔로 목을 둘러 감아 안고 한 마리의 거북이가 누워 있는 것과 같은 자세를 웃따나꾸르마 아사나라고 한다.

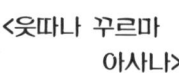
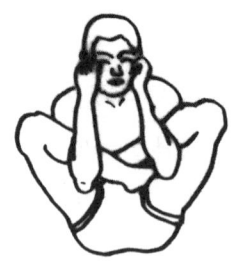

해설;

웃따나(Uttana)는 '강한, 늘여 준다.'는 뜻이다.

이 자세를 아엥가 선생은 가르바핀다아사나(Gharva pindasana, 태아자세)라고 하고 있다.

1-25절

빠당구스타우 뚜 빠니밥 그르히뜨와 스라와나와디.
다누라까르스납 꾸르야뜨 다누라사나 무째떼.

한글옮김;

다누라아사나.

두 손으로 각각의 발가락(발끝)을 잡고서 등 뒤에서 부터 귀 쪽으로 당겨 그 모양이 팽팽히 당겨진 활 모양과 같이 해 주는 것을 다누라아사나 라고 한다.

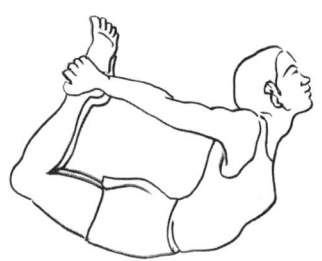

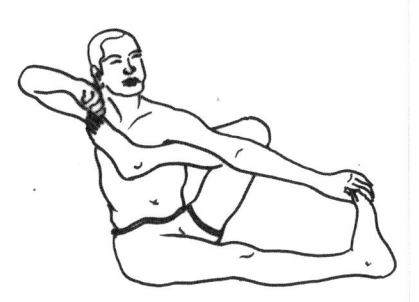

〈아까르나 다누라
아사나〉

해설;

　번역자에 따라 다누라 아사나를 다르게 해석 할 수 있는 자세라서 다누라 아사나와 아까르나 다누라 아사나 그림을 같이 넣었다. 아까르나(Akarna)는 '귀 가까이'라는 뜻이며, 다누라(Dhanura)는 '활'이란 뜻이다.

1-26절

　와모루 물라르삐뜨 닥샤빠담 자노르 바히르 베스띠따 와마빠담.
쁘라그르흐야 띠스테트 빠리와르띠딴가 스리 맏스야나토 디따 마사납스야뜨.

한글옮김;
　맏스엔드라아사나.
　오른쪽 발을 왼쪽 허벅지 깊숙이 가져다놓고 오른쪽 무릎은 왼쪽 다리로 감아주고, 제 각각의 반대편 손으로 두발을 잡고서 몸을 비틀어 준다. 이 자세는 맏스엔드라나타에 의해서 주창되어 졌다. 하여 맏스엔드라아사나 라고 한다.

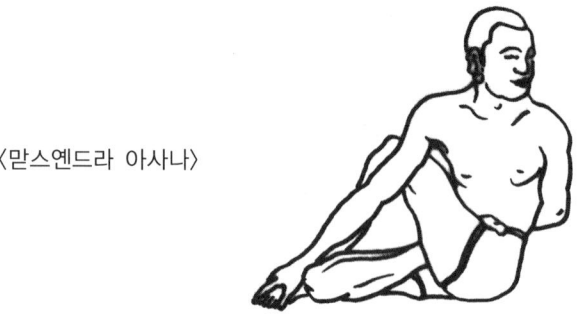

〈맏스옌드라 아사나〉

해설 ;

　실지로 이 자세는 빠리뿌르나 맏스옌드라 아사나(Paripurna Matsyendrasana)라고 하는데 상당히 어려운 자세로 일반적으로 하기 어렵다.

　그래서 아르다 맏스옌드라 아사나(Ardha Matsyendrasana)라고 해서 쉬운 방법으로 주로 해 준다. 맏스옌드라는 요가 선인 중의 한사람이다.

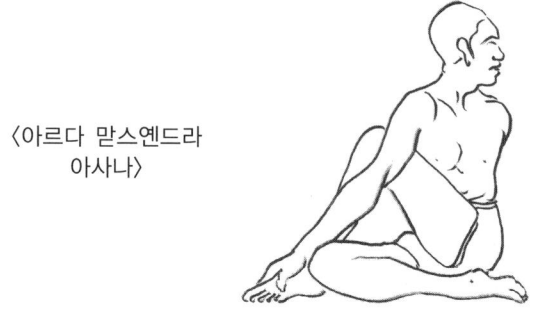

〈아르다 맏스옌드라 아사나〉

1-27절

　맏스옌드라 삐탐 자따라 쁘라딮띰 쁘라 짠다루그 만달라 칸다나스 트람.

아브야사따 쿤달리니 쁘라보담 찬드라 스티라 뜨왐 짜 다다띠 뿜삼.

한글옮김;
　만스엔드라 아사나의 수련은 위장의 소화력을 촉진시켜서 식욕을 증가시키며, 여러 가지의 무서운 질병을 제거해주는 병기이며, 이것을 수행하는 사람에게는 쿤달리니를 일깨워주고 찬드라를 안정시켜 준다.

해설;
　찬드라(chandra)는 '달'이란 뜻으로 우리 입천장 뒤편 목구멍에 있는 공간을 의미한다. 이곳에서 생명에너지(nectar, 빈두)가 끊임없이 생성되어 밑으로 흘러내려 태양 총인 마니뿌라 차크라에서 소진됨으로 인해 우리 인간의 수명이 다한다고 믿는다.
　만스엔드라 아사나는 끊임없이 흘러내리는 생명에너지를 멈추어 준다고 한다. 삐땀은 '돗자리, 방석 또는 자세(asana)'라는 뜻도 있다.

1-28절

쁘라사르야 빠다우 부위 단다루 빠우 도르밤 빠다 그라드위따얌 그르히뜨와. 자누빠린야 스딸랄라 타데소 와세디땀 빠스치마따나 마후.

한글옮김;
빠스치마따나아사나
　바닥에 두 다리를 쭉 뻗어 양손으로 양 엄지발가락을 잡고, 자신의 이마를 무릎에 닿게 하고서 멈추어 있는 것을 빠스치마따나 아사나라고 한다.

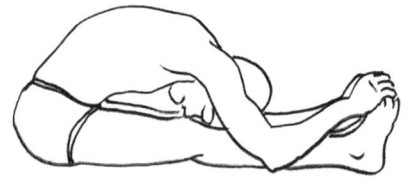

〈빠스치마따나 아사나〉

해설;

　빠스치마란 '서쪽'이라는 뜻이다. 이 말은 우리 몸의 발뒤꿈치에서 머리끝까지의 전체적인 등 쪽이라는 의미를 포함 하고 있다. 반대로 얼굴에서 발끝까지의 앞쪽은 동쪽(purva)으로 나타낸다. 그리고 머리 꼭대기 정수리는 북쪽, 발바닥은 남쪽을 의미한다.

　따라서 이 아사나의 이름에 따르면, 빠스치마는 서쪽 즉 전체적인 등 쪽을, 우따나의 의미는 강하게 뻗는다는 의미이므로, 발뒤꿈치에서 머리끝까지 등 쪽을 강하게 펴 뻗는다는 뜻이다.

1-29절

이띠 빠스치마따나마사나그람 빠와남 빠스치마와히남 까로띠. 우다얌 자따라날라스야 꾸르야두다레 까르스야마로가땀 짜 뿜삼.

한글옮김;

　이 빠스치마따나는 아사나중 그 첫 번째로, 척추에서 곧바로 빠와나를 일깨워 주고, 소화력을 향상시켜주며 복부를 줄여주면서 수행자에게 건강을 부여해 준다.

해설;

　빠와나는 쁘라나의 동의어이며, 여기서는 쿤달리니가 깨어났을 때 등(척추)를 타고 스멀거리면서 올라가는 에너지 느낌을 말한다. 따라서 척추에 대한 강한 스트레칭은 척추 끝에 잠재되어 있다고 믿어지는 쿤달리니 삭띠를 자극시켜 준다.

한 편 이 자세는 소화력을 증가시켜주고, 허리와 복부를 날씬하게 해주면서 수련자에게 건강을 부여해 준다.

1-30절

다라마바스타뱌 까라드와예나 따뜨꾸르빠라스타삐따나비빠르스와.
웃짜사노 단다와둣띠따 케(스얀)마유라메따뜨 쁘라와단띠 비탑.

한글옮김 ;

마유라 아사나

두 손을 바닥에 대고 두 팔굽은 배꼽 양옆을 받혀주고서 몸을 막대기와 같이 수평으로 공중으로 들어 올려주는 것을 마유라 아사나라고 한다.

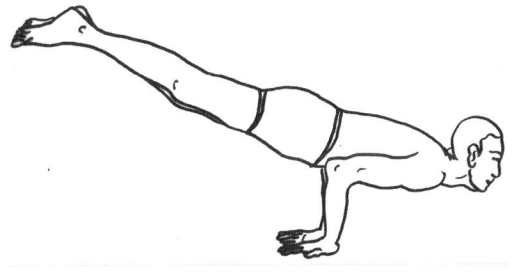

〈마유라 아사나〉

해설 ;

마유라(Mayura)라는 말은 '공작'이라는 뜻이다. 수컷 공작이 꼬리와 깃털을 활짝 편 모양을 본 뜬 것이다.

1-31절

하라띠 사깔라로가나수 굴모다라디나비바와띠 짜 도사나사남 스
리마유람.
바후 까다사나북땀 바스마꾸르야다세삼 자나야띠자타라그님 자라
예뜨 깔라꾸탐.

한글옮김;

　마유라 아사나는 여러 가지 종양이나 비장, 위장 질환 등을 빠
르게 치료해주고, 체액을 보호하며, 소화력을 북돋아 주고, 모든
유해한 음식과 과식을 완전하게 소화시키고, 심지어 독극물까지
도 소화시켜 준다.

해설;

　스와미 비스누 데와난다는 이 아사나에 대한 설명에서 위장 비
장 그리고 여러 분비샘들에서 발생하는 질환을 치유해 주고, 가
래나 담즙, 풍에 의한 모든 질환도 치유해 준다고 했다. 또 과식
을 하거나 불규칙한 식습관으로 인한 소화 장애도 해소해주고,
혈색의 창백함과 무서운 독극물을 삼켰을 때에도 제거해 준다고
했다. 본문 깔라꾸타(kalakutha)는 '독'이라는 뜻이다.

1-32절

욷따남 사와와드부마우 사야남 땃차와사남.
사와사남 스란띠하람 찌따위스란띠까라깜.

한글옮김;

　사와아사나
　시체와 같이 등을 대고 누워 피로를 제거하고, 정신적인 휴식
을 가져오는 것을 사와아사나라고 한다.

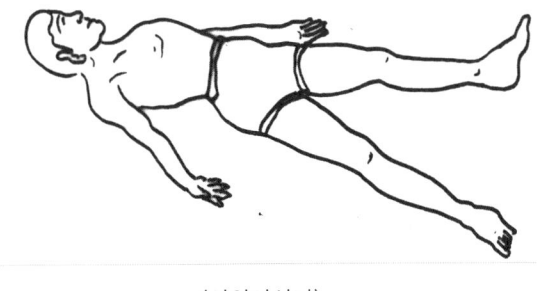

〈사와아사나〉

해설;
 사와(sava)라는 말은 '죽은 시체'라는 뜻이다. 그래서 송장자세라고 하는데, 여러 가지 아사나를 수련한 후에 죽은 시체와 같이 등을 대고 누워, 몸과 마음을 이완시켜 육체적인 피로를 풀고, 마음을 비워 정신적인 휴식도 촉진시켜 에너지를 재충전해 주는 것이다.

1-33절
짜뚜라시 뜨야사나니 시웨나 까티따니바이(짜).
떼브야스짜뚜스까마다야 사라부땀 브라비먀 함.

한글옮김;
 시바 신에 의하여 열거된 84가지 아사나중에 가장 중요한 4가지를 설명하겠다.

해설;
 요가 아사나의 수가 8십 4만 가지가 있다고 하는데, 여기서 시바 상히따는 84가지라고 하고 있다. 그 중에 가장 중요한 4가지를 설명해 주겠다는 말이다.
 실지로 ≪게란다 상히따(Gheranda samhita) 2장 1절≫에

는 아사나 숫자가 살아있는 생물의 숫자만큼이나 많다고 했다. 따라서 이 말은 아사나의 숫자는 무수히 셀 수 없이 많다는 뜻을 내포하고 있는 상징적인 뜻으로 받아들여야 한다.

1-34절
싯담 빠드맘 따타 싱함 바드람 째띠짜뚜스타 얌.
스레스탑 따뜨라삐 짜 수케 띠스테뜨 싣다사네 사다.

한글옮김;
  싣다아사나, 빠드마아사나, 싱하아사나, 바드라아사나 이 4가지이며, 이 가운데에 가장 편안하고 훌륭한 아사나가 싯다아사나이다.

1-35절
따뜨라 싣다사남.
요니스타나까만 그리 물라가티땀 끄르뜨와 드르담 빈야세뜨 메드레 빠다마타 이까메와 흐르다예 끄르뜨와 하눔 수스티람. 스타누 삼야미뗀드리요 짤라드르샤 빠스예드 브루보란따랍 헤딴 목사까 빠타 베다 자나깜 싯다 사남 쁘로째떼.

한글옮김;
  싣다 아사나.
  한쪽 발뒤꿈치를 회음 쪽으로 바싹 당겨 붙이고, 다른 발은 생식기위에 고정을 시키고, 고개를 숙여 턱을 가슴에 고정시키고 움직임을 멈춘다. 감각은 조절하고, 두 눈은 양 미간사이에 단단히 고정시킨다. 이것을 구원의 문을 열어주는 힘을 가진 싣다 아사나라고 한다.

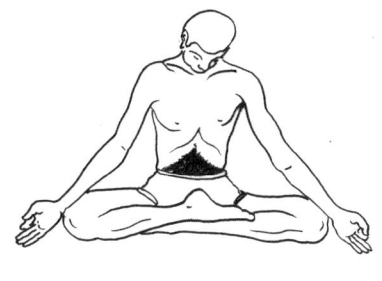

〈싣다 아사나〉

해설;
싣다(Siddha)란 '성인(聖人)'이란 뜻이다. 싣다 아사나는 여러 가지 명상자세 중의 하나이다.

1-36절

마딴따레 뚜.
메드라두빠리 빈야스야 사브얌 굴빰 따토빠리.
굴판따람 짜 닉시빠 싣다사남 이담 바웨드.

한글옮김;
다른 견해로, 왼쪽 뒤꿈치를 생식기 위에 고정시키고, 다른 발 뒤꿈치를 그 위에 올려놓는 것을 싣다 아사나라고 한다.

빠스짜드 욱땀 안야 싣담 마땀 뿌르왐 에와 맏스옌드라 마땀.

한글옮김;
첫 번째 견해는 맏스옌드라를 추종하는 사람들의 견해이고, 두 번째 견해는 다른 수행자들의 생각이다.

Ⅰ-37절
에따뜨 싯다사남 쁘라후란에 바즈라사남 위두.
묵따 사남 와단따예께 쁘라후르 굽따사남 빠레.

한글옮김;
　이 아사나는 싣다 아사나라고 하는데, 어떤 사람들은 바즈라 아사나 라고 하고, 어떤 사람들은 묵따 아사나라고 하며, 또 어떤 사람들은 굽따 아사나라고도 부른다.

해설;
　스와뜨마라마는 바즈라. 굽따. 묵따 아사나를 싣다 아사나의 다른 이름들이라고 설명하고 있지만, 다른 책에서는 이 네 가지를 따로 구별 해주고 있는 책도 있다.

Ⅰ-38절
야메스위와 미따하라 아힘사 니야메스위와.
무깜 사르와사내스웨깜 싯다 싯다사남 위두.

한글옮김;
　야마 중에서는 미따하라 음식의 절제, 니야마 중에서는 아힘사 불살생이 가장 중요하며, 아사나에서는 싣다 아사나가 아사나 중에 가장 중요하다.

해설;
　미따하라(mitahara)는 적당한 음식섭취라는 뜻으로, 아힘사(Ahimsa)는 '비폭력 혹은 불살생'이라 풀이한다. 일반적으로 요가의 구성요소를 말하면 빠딴잘리의 아스탕가 요가(Astanga yoga)를 말하는데, 스와뜨마라마는 야마, 니야마를 뺀 4가지로 구성되어 있다. 아사나, 꿈바카, 무드라, 나다누산다나.

따라서 여기서 보면 야마와 니야마가 우리가 알고 있는 아스탕가요가에 구성되어 있는 요가의 구성요소로 설명하고 있는 것이 아니라, 요가 수행을 하는데 있어서 하나의 필요조건으로 설명을 하고 있다. 그리고 아힘사를 빠딴잘리는 야마에 집어넣었는데 여기서는 니야마에 포함시켰다는 것이 다르다.

야마;
1)아힘사(ahimsa, 불살생, 비폭력) 2)사뜨야(satya, 진실, 불망언) 3)아스떼야(asteya, 불투도, 불사음) 4)브라흐마짜르야(brahmacharya, 금욕과 절제) 5)아빠리그라하(aparigraha, 무소유, 비 축적)

니야마;
1)사우차(saucha, 청결) 2)산토사(santosa, 만족) 3)타파스(tapas, 고행) 4)스와드야야(svadhyaya, 학습) 5)이스와라 쁘라니다나(isvarapranidhana, 헌신).

1-39절

짜뚜라 시띠 삐테수 싣다메와 사다뱌세뜨.
드와십따띠 사하스뜨라남 나디남 말라소다남.

한글옮김;
84가지 아사나중 유일하게 싣다아사나 만이 모든 7만 2천 나디들을 정화해 줄 수 있다. 따라서 이 아사나는 매일 수련해 주어야 한다.

해설;
여기서 정화는 신체적, 정신적 정화 모두를 일컫는 말이다.
요가에 대한 대부분의 산스크리트 책을 보면 나디(Nadi)는 혈관, 림프, 공기 그리고 신경자극 등이 전달되고 먹고 마시는 음식물이 지나가는 크고 작은 그리고 길고 짧은 통로(관)들을 일컫는 말이다.

1-40절

아뜨마드야이 미따하리 야와드 드와다사와뜨사람.
사다 싣다사나 아뱌사드 요기 니스빳띰 아쁘누얏.
낍 안야이르 바후비 베테 싣데 싣다아사네 사띠.

한글옮김;

절제된 음식 습관과 싣다 아사나의 끊임없는 수련을 통해 아뜨만에 대한 집중을 12년 동안 하게 되면 요기는 자신의 요가를 완성 할 수가 있다. 그렇게 되면 그 외의 많은 다른 요가 아사나들은 아무 소용이 없다.

해설;

절제된 식습관과 싣다 아사나로 끊임없는 아뜨만(Atman)에 집중(명상)을 하면서 요가수련을 했을 때, 요가를 제대로 완성할 수 있다는 말이다.

요가 수련에는 단순한 아사나의 수련도 있지만 명상도 해야 한다. 이것이 이 책에서 강조하고 있는 하타요가와 라자요가의 병행으로 요가의 가장 높은 경지까지 이루어줄 수 있다는 것이다.

이와 같이 하타요가와 라자요가를 병행하면서 꾸준하게 수련해 주었을 때 요가의 완성이 이루어지기까지 물론 사람마다 그 차이는 있겠지만 12년이 걸린다는 말이다.

1-41절

쁘라나닐레 사와다네 밧데 께알라 꿈바께.

욷빠디떼 니라야 사뜨 스와얌에와 운마니 깔라.

한글옮김;
　호흡이 조심스럽게 억제가 될 때 께왈라 꿈바카를 이룰 수 있고, 운마니 또한 자발적으로 쉽게 전개된다.

해설;
　께왈라 꿈바카(Kevalakumbhaka)는 인위적인 호흡(사히따 꿈바카)이 경지에 이르게 되면 얻어지는 경지이다.
　쁘라나닐레는 쁘라나+아닐레의 복합어로 아닐레는 공기란 뜻이고, 전체적으로 호흡이란 뜻이다.
　운마니는 사마디와 동의어로 4장 4절을 참고하라.
　따라서 인위적인 사히따 꿈바카의 경지를 지나 께왈라 꿈바카의 경지에서 호흡이 조절이 되면 운마니(사마디) 상태도 자연적으로 이루어진다는 말이다. 물론 오랜 수련을 경험한 후에나 가능한 현상이다. 사히따 꿈바카란 인위적으로 호흡 조절을 해주는 것을 말한다. 예를 들면 웃자인 쁘라나야마 혹은 나디 소다나 등과 같은 쁘라나야마를 수련해 주는 모든 기교를 말한다.

1-42절
따타에까 스민에와 드리데 밧데 싯다사네 사다.
반다뜨라야마나야사뜨 스와야메보빠자예떼.

한글옮김;
　싯다 아사나 하나만이라도 완전하게 수행해 줄 때, 세 반다 역시 자동적으로 쉽게 이루어진다.

해설;

세 반다는 잘란다라 반다, 물라다라반다, 우디야나 반다이
다.(1-35절 그림 참조)

1-43절
나사남 싣다 사드르샴 나 꿈바 께왈로빠마.
나 케짜리사마 무드라 나 나다사드르소 라야.

한글옮김;
  싣다 같은 아사나가 없고, 께왈라 같은 꿈바카가 없으며, 케차
리 같은 무드라가 없고, 나다와 같은 라야는 없다.

해설;
  케차리 무드라는 혀를 입천장 뒤로 말아 넣어 양미간사이에 까
지 밀어 올려 주는 것을 말한다. (3-32절부터 참조)
  무드라 중에는 이 케차리 무드라에 견줄 만한 무드라가 없다.는
말이고, 나다는 나다누산다나(Nadhanusandana)의 준말로 깊은
집중 속에서 들려오는 신비한 소리이다. 따라서 집중에는 이 나다
만큼 좋은 집중력이 없다는 말이다.
  라야(laya)는 깊은 집중이라는 뜻이다.

1-44절
아타 빠드마사남.
와모루빠리 닥시남 짜 짜라남 삼스타빠 와맘 따타.
닥소루빠리. 빠스치메나. 위디나 드르뜨와 까라밤 드르답.
앙구스타우. 하르댜예 니댜야 찌부깜 나사그람 알로까예뜨.
에따드바디 위나사까리 야미남 빠드마사남 쁘로쨔떼.

한글옮김;
  빠드마 아사나

오른쪽 발을 왼쪽 허벅지 위에 고정시키고, 왼쪽 발은 오른쪽 허벅지위에 올려놓고, 두 손은 허리 뒤를 감아서 양쪽 엄지발가락을 단단히 잡고, 고개를 숙여 턱을 가슴에 붙이고 시선은 코끝을 응시한다. 이 자세를 요기들의 모든 질병을 제거해 주는 빠드마 아사나라고 한다.

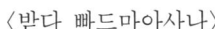
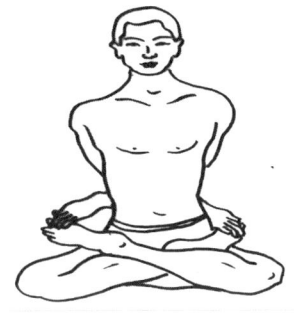

〈받다 빠드마아사나〉

해설 ;
스와뜨마라마에 의하면 빠드마 아사나는 두 가지가 있는데, 빠드마 아사나와 받다 빠드마 아사나가 있다.

여기 44절에서 말하는 것은 받다빠드마 아사나로 결코 쉬운 동작은 아니다. 빠드마(Padma)란 '연꽃'이란 뜻이고, 받다(badda)란 '접은 혹은 잡혔다'라는 뜻으로 이 자세에서 손을 허리 뒤로 돌려 감아 발끝을 잡은 것에서 받다 빠드마 아사나라고 부른다.

명상을 하기 위한 좌법으로 일반적인 연꽃 자세는 다음 구절에 나온다.

1-45/46절

마딴따레 뚜.
욷따나우 짜라나우 끄르뜨와 우루삼스타우 쁘라야뜨나따.
우루마드예 따토따나우 빠니 끄르뜨와 따또 드르사우. (-45절)

나사그레 윈야세드 라자단따 물레 뚜 지흐와야.
우땀뱌 찌부깜 왁챠스웃타빠 빠와남 사나이. (-46절)

한글옮김;

　앞 44절에서 말한 두 가지 빠드마아사나 중 다른 하나는, 두 발바닥을 위로 향하게 해서 각각의 반대편 허벅지 위에 고정시키고, 턱을 가슴에 붙인다.(잘란다라 반다) 손은 포개서 허벅지 사이에서 손바닥을 위로 향하게 하고, 시선은 코끝을 응시하고, 혀는 경구개에 붙혀 압박을 해주면서 천천히 쁘라나를 위로 상승시킨다. (물라다라 반다를 수행해 주면서)

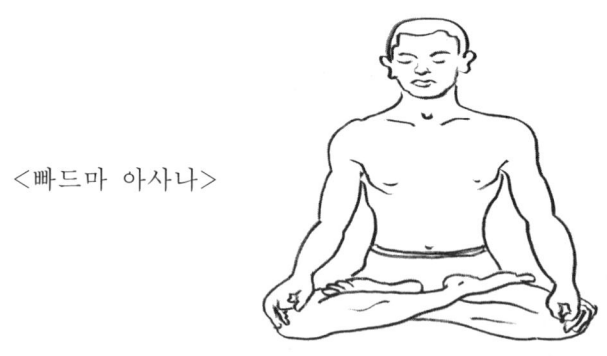

<빠드마 아사나>

1-47절

이담 빠드마사남 쁘록땀 사르와 뱌디 위나사남.
두를라밤 예나께나삐 디마따 라바떼부위.

한글옮김;

　이것을 모든 질병을 제거해주는 빠드마 아사나라고 부르며. 한편으로는 아무나 성취해 줄 수 있는 것이 아니라, 세상에서 단지 몇몇 능력 있는 사람만이 성취해 줄 수 있다.

빠스짜둑땀 맏스엔드라맛담.

한글옮김;
뒤에(45/46절) 설명한 것이 맏스엔드라의 견해이다.

1-48절

끄르뜨와 삼뿌띠따우 까라우 드르다따람 받드와 뚜 빠드마사남 가
담 박사시산니디야 찌부깜 댜얀스짜따쩨따시.
와람 와라마빠나 무르드왐 아닐람 쁘로뜨사르얀 뿌리땀.
문짠(얀짠) 쁘라나무 바이띠 보다마 뚤람 삭띠 쁘라바완나라.

한글옮김;
빠드마 아사나의 자세를 확실하게 취하고, 두 손을 각각의 다
리 위에 올려놓고 손바닥을 통해 구멍을 만든다. 그리고 턱으로
가슴을 압박하면서 반복적으로 아빠나바유는 끌어 올리고 들이마
신 쁘라나는 내뱉어 주면서 실체에 대한 명상을 하는 요기는 비길
데 없는 지고 한 실체에 대한 지혜를 얻게 될 것이다.

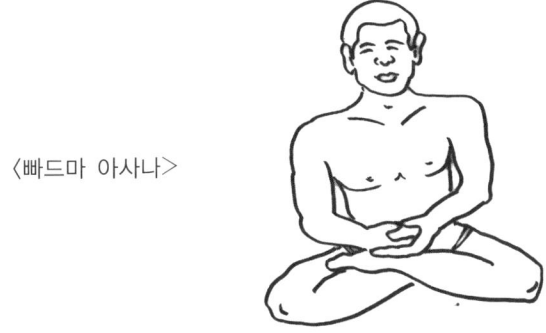

〈빠드마 아사나〉

해설;
이 구절은 빠드마 아사나의 변형으로 손에서 만들어내는 무드

라 만 다를 뿐이다. 물라다라 반다를 취해서 괄약근 조이기를 반복하여 아빠나 바유는 위로 상승시키고, 들숨(Puraka) 후 잘란다라 반다를 취하고서, 쁘라나 바유는 아래로 끌어내려 이 두 바유의 결합을 유도하여 결국 이 두 바유의 결합을 통해 쿤달리니는 위로 상승하게 된다.

1-49절
빠드마사내 스티또요기 나디드와레나 뿌리땀.
마루땀 다르예 드야스뚜 사 묵또 나뜨라삼사야.

한글옮김;
　빠드마 아사나로 앉아 들이 마신 공기를 머금고 있을 수 있는 요기는 머지않아 의심 할 여지없이 확실하게 해탈을 얻을 것이다.

해설;

　묵따(Muktta)란 '해탈'이란 뜻으로 완전한 해탈이라기보다는 살아서 이루는 지완묵띠(jivan-mukti)를 뜻한다. 삼사야(Samsaya)란 '의심'이란 뜻이다.

1-50절
아타 싱하사남
굴 파우 짜 브르사나 스야다 시완야 빠르스와요 치빼뜨.
닥시내 사브야 굴팜 뚜 닥사 굴팜 뚜 사브야께.

한글옮김;
　싱하아사나
　두 발목을 음낭과 항문사이 회음 부위에 두는데, 왼쪽 발목을 오른쪽 발 위에 오른쪽 발목은 왼쪽으로 향하게 한다.

1-51절

하스따우 뚜 잔보 삼스타빠 스완굴리 삼 쁘라사르야 쨔.
뱌따 박뜨로 니릭세 따 나사그람 뚜(수) 사마히따.

한글옮김;
  그리고 나서 두 손바닥을 무릎 위에 올려놓고 손가락들은 펴 준다. 그리고 입은 크게 벌리고, 시선은 코끝을 응시하면서 잘 집중해 준다.

해설;
  싱하(Singha)란 '사자'란 뜻이다.

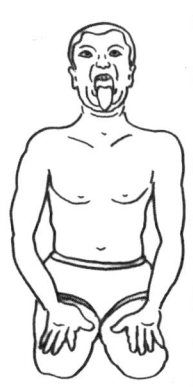

〈싱하 아사나〉

1-52절

싱하 사남 바웨데 따뜨 뿌지땀 요기 뿐가 외이.
반다뜨리따야 산다남 꾸루떼 짜 아사노따맘.

한글옮김;
  이것이 뛰어난 요기들에 의해 숭배되는 싱하 아사나이며, 세 가지반다를 수련해주기에는 최고의 아사나이다.

해설;
 싱하(Singha) 아사나를 수련 할 때 시선을 양 눈썹 사이에 고정해 주는 것이 중요한데 이것을 Bhrumadhyadrsti라고 한다. '브르'는 '눈썹'이고 '마드야'는 '중간'이라는 뜻으로 미간 사이를 집중해 준다라는 뜻이다.

1-53/54절
아타 바드라사남.
굴빠우짜브르스나 스야다 시완야 빠르스와요 크시뻬뜨.
사브야 굴빰 따타 사브예닥사 굴빰 뚜 닥시네. (-53절)

빠르스와빠다우 짜 빠니밤 드르담 받드와 수니스짤람.
바드라사남 바웨데따뜨 사르와 뱌 디위나 사남.
고락샤아사나 미뜨야 후리담 와이 싯다요기나. (-54절)

한글옮김;
바드라아사나
 오른 뒤꿈치는 오른쪽, 왼쪽 뒤꿈치는 왼쪽 회음 부위, 음낭 아래에서 서로 맞닿게 하고서 손으로 발을 잡는다. 그리고 안정감 있게 멈추어준다. 이것이 모든 질병을 제거해주는 바드라 아사나이며, 이것을 요가 선인들은 고락샤 아사나라고 불렀다.〈그림 3-1〉

해설;
 게란다 상히따에는 다양한 바드라 아사나의 종류를 설명해 주고 있는데, 게란다는 여기서 말하는〈그림 3-1〉을 고락샤 아사나라고 부르지 않는다.

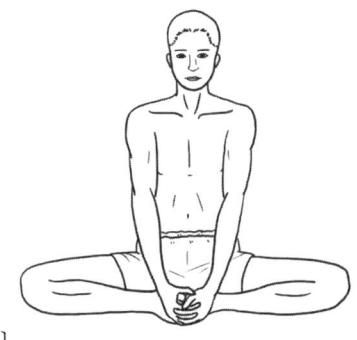

〈바드라 아사나 그림 3-1〉

게란다가 말하는 고락사 아사나는 〈그림 3-2〉와 같다.

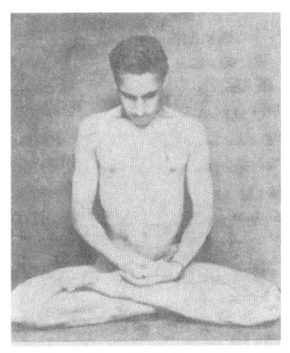

〈그림 3-2 게란다 고락사 아사나〉

한편 아엥가 선생은 고락사 아사나를 빠드마 아사나에서 무릎을 세우고 합장한 〈그림 3-3〉과 같이 나타내고 있다.

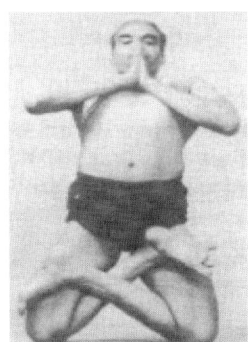

〈그림3-3. 아엥가 선생 고락사 아사나〉

1-55절
예왐 아사나 반데수 요긴드로 위가 따스라마.
아뱌 센나디까 숫딤 무드라 디빠와나끄리얌.

한글옮김;
　요가 아사나 수련으로 피로함을 극복한 고도로 단련된 요기는 쁘라나와 무드라 수련을 촉진시켜 나디들을 정화시키는 수련을 해 주어야 한다.

해설;
　나디를 정화시키고 쿤달리니를 각성시키기 위한 수행법으로는 아사나를 수련한 다음 쁘라나야마와 무드라 수련이 권장된다. 이 구절에서 말하는 쁘라나는 쁘라나야마를 줄인 말이다.

1-56절
아사나 꿈바깜 찌뜨람 무드라캽 까라남 따타.
아타 나다 누산다남 아브야사 아누끄라모 하테.

한글옮김;
　아사나와 다양한 꿈바카, 무드라, 나다누산다나의 수련이 하타 요가를 순서적으로 바르게 수련해 주는 것이다.

해설;
　앞에서 여러 가지 아사나 수련을 설명한 후에 앞 55구절에서는 쁘라나와 무드라의 수련을 해서 나디들을 정화하라고 하고 있다.
　그리고 쁘라나의 수련은 호흡법을 말하는 것으로 호흡법을 통해 나디들을 정화하라는 의미이고, 무드라 역시 봉함과 호흡이 같이 들어가기 때문에 여기서는 나디를 정화하기에 적합한 수련으로 취급되고 있다.

이 구절에서는 쁘라나 라는 말 대신 꿈바카를 사용했고, 그 다음으로 무드라, 나다누산다나를 최종적으로 수련하라고 했는데, 나다누산다나는 집중이나 명상을 통해 얻어지는 신비한 소리를 뜻하고, 따라서 여기서의 나다누산다나는 명상 수련을 의미한다.

요가 수트라에는 8단계(아스탕가)로 설명하고 있지만, 스와뜨마라마가 말하는 요가수련의 단계는 4단계라고 이해하면 된다.

나다누산다나는 보통 아나하따 챠크라(심장)에서 형성되는 내적 소리라고 한다. 줄여서 나다(Nada)라고 한다.

1-57절
브라흐마짜리 미따하리 뜨야기 요가 빠라야나.
아브다두르드왐 바웨뜨 싯도 나뜨라 까르야 비짜라나.

한글옮김;
금욕 수행과 적절한 식이요법 그리고 자신의 행위에 대한 결과를 거부하면서 요가수련에 헌신하는 수행자는 1년 내지 그 이상 더 수행을 하게 되면 요가적 성취를 이루어줄 수 있다. 이 말은 더 이상 의심할 여지가 없다.

해설;
브라흐마짜리는 '금욕'을 뜻하고, 미따하리(Mitahari)는 '적절한 식이요법', 뜨야기는 '거부한다'는 뜻이다. 따라서 여기서의 거부는 자신의 행위에 대한 결과에 대한 기대에 대한 거부를 뜻한다. 이것을 우리는 까르마요가(Karmayoga)라고 한다.

한 편 현실세계와의 지나친 접촉은 요가수련에 장해가되기 때문에 세상과의 접촉을 거부하는 것일 수도 있다.

1-58절

수스니그다마두라하라스짜뚜르탐사 비와르지따.
부즈야떼 시와삼쁘리뜨야이 미따하라 사우쯔야떼.

한글옮김;
　달콤하고 기름진 음식을 먹을 때에는 절대자에게 먼저 공양을 받치고, 항상 자신의 양의 4분의 3만 먹고 4분의 1은 빈속으로 남겨 놓아야 한다. 이것을 미따하라 즉 적절한 식이요법이라고 한다.

해설;
　인도 문화에서 음식을 먹는 것은, 자기 자신이 아닌 신이 먹는다고 생각하면서 음식을 먹어야 한다고 믿는다. 그래서 항상 신에게 먼저 예를 올리고 음식을 먹는 것을 볼 수 있다. 이 구절에서 음식은 위장이 4분의 3만 차도록 먹는다고 하였는데 실지로는 위의 4분의 2는 음식으로, 4분의 1은 물로 채워서 음식과 물이 합해져서 4분의 3이 되는 것이다. 그리고 나머지 4분의 1은 공기가 통하도록 비워 놓는 것이다.

1-59절

까트와믈라띡차나 라와노스나하리따사까 사우비라 따일띨 사르사빠 마드야맏스얀. 아자디 맘사 다디따끄라 꿀랃타꼬올 삔야까 힝굴라 수나 드야마빠타마후.

한글옮김;
　시고, 쓰고, 자극성 있고, 짜고, 맵고, 푸른 야채, 쉰 죽, 기름, 겨자, 참깨, 술, 생선, 고기, 요거트, 버터밀크, 콩, 딸기, 깻묵, 아위, 마늘 등은 요가 수행자들에게는 좋지 않다.

해설 ;
　아위는 인도, 파키스탄, 이란, 아프가니스탄 등에서 나는 나무에서 추출한 나무기름 즉 수지(樹脂)로서 향신료의 일종이다.
　푸른 야채는 푸성귀를 말하고, 이 밖에 대추, 빈랑열매와 잎, 타마린드, 까렐라(Karela), 설탕 특히 사탕수수로 만든 자연산 설탕 자그리(jaggery) 등은 요가 수행자가 피해야 할 음식들이라고 한다.

1-60절
보자나마히땀 비드야뜨뿌나라쁘유(스요)스니끄르땀 룩삼.
아띨라와나마블라육땀 까다사나사꼬뜨까탐 와르즈얌.

한글옮김 ;
　음식을 다시 데우게 되면 건조해지고, 더 짜지거나 시어지기 때문에 소화가 잘 되지 않는다. 따라서 데운 음식은 피하고, 그리고 지나치게 많은 야채는 건강에 좋지 않으므로 피해야 한다.

해설 ;
　음식을 다시 데우게 되면 시어지고 짜지는 것도 있지만 영양소도 파괴된다.

1-61절
와흐니스뜨리 빠티세와나마다우 와르자나마짜레뜨.

한글옮김 ;
　불(햇볕)을 가까이 쬐고, 여자와 교제를 하고, 긴 여행을 하는 것은 요가수행을 시작하는 과정에는 피해야 한다.

해설 ;
　불을 가까이 하지 말라는 것은, 불을 가까이 하면 게을러지는 것도 있고 이산화탄소의 흡입이 늘어나기 때문이다. 또 긴 여행은 피로하게 하기 때문으로 여겨진다.

1-62절
따타히 고락사 와짜남.
와르자에드 드르자나 쁘란땀 와흐니스뜨리빠티세와남.
쁘라따스나 노 빠와사디까와끌레사 위딤 따타.

한글옮김 ;
　그래서 고락사 또한 말하기를. 사악한(좋지 못한) 장소, 불을 가까이하고, 여자와 교제를 하고, 긴 여행, 아침 일찍 목욕을 하고, 단식 그리고 신체적인 과로 등의 불편함의 원인이 되는 것들은 피해야 한다고 고락사는 말하고 있다.

해설 ;
　이 구절에서 말하는 금기 사항들은 특히 수련기간 중에는 삼가라는 것이다.
　불을 가까이 하는 것은 특히 겨울에 해당하는 말이다.

고두 마샬리야와사스티까 소바난남.
크시라즈야칸다나와니따시따마두니.
순티 빠톨라까 팔라디까빤짜사깜.
무드가디디바 무다깜 짜 야민드라빠트얌.

한글옮김 ;
　좋은 곡식 - 밀, 쌀, 보리, 우유. 기, 설탕, 버터, 사탕, 꿀, 말린 생강, 오이 그리고 잎이 다섯 갈래인 야채들이 좋으며, 녹두, 좋은 물 등은 수행이 깊은 요기들에게 건강에 좋은 음식으로 간주된다.

해설;
　이밖에 강낭콩, 잎이 다섯 갈래인 야채들은 데쳐먹기 좋은 채소류다 예를 들면 시금치와 같은 것들이다. 그리고 좋은 물이란 태양이 마가, 음력으로 10번째 성좌(별자리)일 때 모은 빗물을 의미한다. 인도 달력으로 마가는 보통 양력으로 2월에 온다. 인도의 2월은 건기로서 비가 오기 힘들고 빗물을 모으기가 쉽지 않다.

1-63절
뿌스탐 수마두람 스니그담 가뱜 다뚜쁘라뽀사남.
마노빌라시땀 요그얌 요기 보자나 마짜레뜨.

한글옮김;
　요기들은 음식을 먹을 때, 소젖으로 만든 음식과 자신들의 체질에 맞는 영양가 있고, 달콤하고, 기름진, 음식을 선택하여 먹어야 한다.

해설;
　여기서 음식을 선택해서 먹어야 한다는 것은, 아유르베다에 따른 카파, 삐따, 바타의 체질에 따른 것이며, 또한 영양가 있고 기름진 음식을 먹어야 하는 이유는 쁘라나야마의 수련을 위한 것이다.
　또 다뚜스(Dhatus; 유미, 살, 혈액, 뼈, 골수, 지방, 정액, 2-29절 참조)에 좋은 음식이어야 한다. 그러나 과식은 금물이다. 다뚜스란 우리 몸을 구성하고 있는 구성 요소들을 이르는 말이다.

1-64절
유와 브릇도 띠브릇도 와 뱌디또 두르발로 삐와.

아브야삿 싯디마프노띠 사르와요게 스와딴 드리따.

한글옮김 ;

불굴의 의지를 가지고서 요가 수련을 해 주는 사람은, 젊든지, 늙었든지 병이 들었든지, 허약하고 노쇠하였든지를 불문하고 어떠한 형태로든 요가의 정수를 성공적으로 얻을 수가 있다.

해설 ;

요가를 체질에 따라서 체질에 맞게 해주어야 한다면서 여러 가지로 나누는 경우가 많은데, 요가는 남녀노소 체질에 관계없이 누구에게나 언제 어디서나 수련을 할 수 있는 것이 요가이다.

단지 중요한 것은, 가르치는 사람이 어떻게 가르치느냐 하는 방법이 중요하고, 가르치는 사람의 능력이 중요한 것이다. 좋은 선생은 후유증을 남기지 말아야 한다.

1-65절

끄리야 육따스야 싯디 스야다끄리야스야 까 탐 바웨뜨.
나 사스뜨라 빠타마뜨레나 요가 싯디 쁘라자야떼.

한글옮김 ;

요가를 성취한다는 것은, 요가를 수행하는 사람에게만 오는 것이다. 요가 수련 없이 어떻게 성취할 수 있겠는가? 요가의 성취는 단지 경전과 같은 믿을 만한 책만 읽는다고 이루어지는 것이 아니다.

해설 ;

책만 읽고 실질적으로 실천 수련의 노력을 하지 않는 수행자에게 무슨 요가의 성취가 있겠는가? 무엇보다 중요한 것은 실천적 수련과 수행에 있다는 것을 강조하고 있다.

1-66절

나 웨사 다라낭 싯데까라낭 나 짜 따뜨까타.
끄리야이 와 까라낭 싯데 사뜨야 메딴나 삼사야.

한글옮김;
　특이한 옷을 입고 말로만 요가를 논한다고 요가를 성취하는 것은 아니다. 그리고 요가는 혼자서 해야 한다. 이것은 의심할 바 없는 진실이다.

해설;
　많은 책을 읽고 여기저기서 수집한 잡다한 지식으로 자신의 내면을 채웠다고 해서 그것들로 인해 지혜 있는 현자가 될 수는 없다. 그것은 단지 얕은 머리로만 이해한 것에 불과하다. 물론 전혀 그러한 노력을 하지 않은 사람보다는 지식인임에는 분명하겠지만 그것으로 자신이 다 알고 있는 양 말로 요가를 논한다는 것은 잘못된 것이다. 그리고 특이한 옷을 입고, 특이하게 머리를 기르고, 수염을 길게 길렀다고 해서 참다운 요가 수행자가 되는 것이 아니다. 이 구절에서는 그러한 사람은 저급한 사람이라고 말하고 있는 것이다.

1-67절

삐타니 꿈바까 스찌뜨라 디브야니 까라나니 짜.
사르완야삐 하타뱌세 라자요가 팔라와디.

한글옮김;
　여러 가지 아사나들과 꿈바카, 무드라 같은 모든 하타요가의 수련을 그 결과가 나올 때까지 수행을 해야 한다. 그 결과란 예를 들면 라자요가를 성취 하는 것이다.

해설;
　라자요가란 몸과 마음이 결합하고 우주적인 자아와 소우주적인 내가 일치되는 것을 깨달아 진정한 자신의 주인이 되어 자유인이 되는 것을 의미한다.

　육체적인 수련인 하타요가는 아사나와 쁘라나야마의 수련에 주안점을 두었다면 라자요가에서는 정신적인 수련에 집중을 한다.

　따라서 이 책에서는 라자요가를 성취하기 위한 과정으로 무드라와 반다, 나다누산다나에 집중을 해주는데 반해 빠딴잘리의 요가 수트라에서는 쁘라나야마까지를 제외한 하타 요가를 넘어선 단계인 쁘라뜨야하라 에서부터 시작한다.

　그러나 분명히 알고 넘어가야 할 것은 하타요가와 라자요가는 요가 수행을 완성할 때까지는 병행해야 하는 것이라고 이 책의 서문과 1장 1절에도 나와 있다. 하타요가의 완성도가 높아지면 그 결과 라자요가에 가까워지면서 라자요가의 성취로 이어지는 것이다. 그러나 수련을 하면서도 성공에 대한 결과에 집착하지 말라고 한다. 이것이 ≪바그바드 기따≫에서 말하는 까르마 요가이기도 하다.

끝나는 말

이띠 사하즈아난다 산따나 찐따마니 스와뜨마라마요긴드라 비라찌따얌 하타쁘라디피카 야마사나 비디까타남 나마 쁘라타 모빠데샤.

한글옮김;
　사하즈아난다의 빛나는 후예 스와뜨마라마 요긴드라가 쓴 하타쁘라디피카 제 1장 아사나 수련에 관한 서술을 마친다.

해설;
　사하즈아난다란 사하자는 사마디라는 뜻이고, 아난다란 사마디를 통해 환희를 느끼는 것이다. 따라서 사마디의 환희를 느끼는 것은 요가의 가장 높은 경지를 얻은 요가의 성인들에게서나 가능한 일로서 스와뜨마라마 역시 사마디의 환희를 느끼는 성인들의 반열에 들어선 사람이라는 뜻이다.

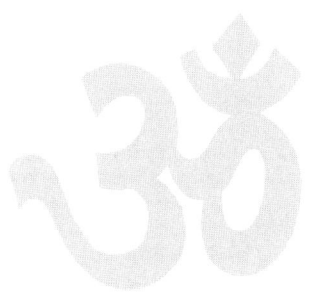

쁘라나야마(Pranayama), 반다(Bandhas), 사뜨까르마(Satkarmas)

제 2 장 드위띠우빠데샤

Dvitiyopadesah

제 2장에는 쁘라나야마의 수련 방법과 그에 대한 설명 그리고 쁘라나야마를 잘못 수련하는 것에 대한 경고, 반다(Bandha)와 꿈바카(Kumbaka)에 대한 설명, 사뜨까르마(Satkarmas)와 같은 정화법들이 나오고 8가지 쁘라나야마 수련법에 대하여 설명하고 있다.

2-1절

아타사네 드르데 요기 와시 히따미따사나.
구루 빠디스타마르게나 쁘라나야만 사마 뱌세뜨.

한글옮김;
　아사나들을 잘 숙련한 후에 요기는 자신의 감각기관을 조절하고, 알맞고 적당한 음식을 먹으며 구루의 조언에 따라 쁘라나야마를 수련해 주어야 한다.

해설;
　쁘라나야마(호흡법)를 수련하는 사람들을 보면, 가끔 성급하게 호흡법부터 수행하는 사람들을 볼 수 있는데, 이 구절에서 밝히듯이 쁘라나야마는 아사나 수련을 어느 정도 마스터 한 후에 수련해 주어야 한다. 그렇지 않으면 잘못된 쁘라나야마 수련으로 인한 부작용도 경고하고 있다.

2-2절

짤레바떼 짤람찌땀 니스짤레 니스짤람 바웨뜨.
요기 스타누 뜨와 마쁘노띠 따또 바윰 니로다 예뜨.

한글옮김;
　호흡이 작용하고 있는 동안에는 마음이 결코 안정 될 수가 없다. 따라서 호흡이 안정될 때 마음도 고요해지고, 요기는 완전한 고요(평화)를 얻을 수 있다. 따라서 자신의 호흡을 억제할 수 있어야 한다.

해설;
　마음은 하나의 나무와 같고 호흡은 바람과 같다. 바람을 볼 수는 없지만 나무가 흔들리는 것을 보고서 바람이 분다는 것을 알 수 있듯이, 마음도 이와 같이 호흡이 거칠어지면 마음도 흔들려 한곳에 오래 머물 수가 없다.

여기서 호흡이라고 한 것은 쁘라나를 의미한다. 쁘라나는 모든 생명이 있는 것이던 없는 것이던 만물을 존재케 하는 생명에너지를 말한다.

이 쁘라나는 우리의 호흡을 통해 흡입된다. 따라서 호흡활동은 쁘라나를 흡입하고 있다라는 말을 내포하고 있는 말이기도 하다. 이와 같이 마음과 쁘라나는 상호작용하고 있으면서 내외적 영향으로 쁘라나가 영향을 받으면 마음도 안정되지 않는 것이다.

2-3절

야와드바유스티또 데헤 따와즈지와나 무짜떼.
마라남 따스야 니스 끄란띠스따또 바윰 니로다 옛뜨.

한글옮김;
우리 몸속에 생명에너지가 작용하고 있는 한 살아 있다는 것이고, 생명 에너지가 정지하게 되면 죽음을 의미한다. 따라서 호흡은 최소한의 호흡 활동으로 통제되고 조절되어야 한다.

해설;
앞 2절에 보면 바타와 바유가 나오는데 쁘라나와 같은 동의어로 여기서는 우리가 호흡할 때 들이쉬고 내어 쉬는 공기라는 뜻으로 사용되었고 쁘라나(생명에너지)라는 의미도 내포되어 있다.

고대인도 사람들은 외적 생명활동 뒤에는 살아있는 존재들에게 더욱 중요하게 작용하는 은밀한(내적) 생명활동에 대한 것도 인지하고 있었다. 따라서 그들의 마음속에는 외적 호흡활동만큼 내적 은밀한 생명 활동도 있다고 했다. 이것이 쁘라나(Prana) 인 것이다. 호흡의 조절은 지친 생명활동을 완화 시켜주며 생명도 연장 시켜주는 것으로 추천하고 있으며, 천천히 깊게 하는 호흡이 생명의 소진과 쇠퇴를 늦추어 준다고 했다. 사미라나(Samirana)도 바유, 쁘라나와 같은 의미로 쓰인다.

2-4절
물라꿀라수 나디수 마루또 나이와마댜가.
까탐스야 둔마니바와 까르야싯디 까탐바웨뜨.

한글옮김;
만약에 나디들이 불순물로 가득차 있으면 마루따가 중앙의 수슘나 나디를 통과할 수가 없다. 그렇게 되면 어떻게 운마니를 성취할 수 있을 것이며, 어떻게 자신의 목적을 달성할 수 있겠는가!

해설;
여기서 마루따란 쁘라나 혹은 빠와나와 같은 동의어이고, 중앙을 통과한다는 말은 수슘나 나디를 통과한다는 말로서, 에너지 즉 쿤달리니가 깨어나 수슘나 나디를 타고 머리꼭대기까지 올라가는 느낌을 말한다.

그러나 나디들이 탁한 음식이나 술, 담배로 인해 맑게 정화가 되어 있지 않은 상태라면, 요가수련의 목적인 하(Ha)와 타(tha)의 결합이 이루어지지 않아서 쁘라나가 수슘나 나디로 들어가지를 못한다.

따라서 요가수련의 목적인 사마디를 이룰 수가 없다. 이 구절은 나디들의 정화를 강조하고 있다. 운마니(Unmani) 상태는 사마디(삼매) 상태를 말한다.

2-5절

숫디메띠 야다 사르왐 나디짜끄람 말라(마하)꿀람.
따다이와 자야떼요기 쁘라나 상그라하네 크샤마.

한글옮김 ;
　일반적으로 불순물과 노폐물로 가득찬 모든 나디들이 깨끗하게 정화가 되었을 때 요기는 쁘라나의 조절을 제대로 할 수 있게 된다.

해설 ;
　나디들은 쁘라나야마를 통해 정화 할 수 있다. 나디가 정화가 되지 않은 상태에서는 쁘라나가 수슘나로 들어갈 수가 없다. 따라서 요가를 통해 얻을 수 있는 생리적 효과는 정화작용이다.

2-6절

쁘라나야맘 따타 꾸르얀니 뜨얌 사뜨위까야디야.
야타 슈슘나나디스타 말라숫딤 쁘라얀띠 짜.

한글옮김 ;
　순수한 마음을 가진 요기는 규칙적인 쁘라나야마의 수련을 해야 한다. 그렇게 하면 수슘나 나디에 있던 불순물들이 깨끗하게 정화가 된다.

해설 ;
　순수한 마음을 가진 요기란 사뜨와, 라자스, 타마스 세 구나 중 사뜨와 구나로 마음이 안정된 상태의 수련자를 말한다.

2-7절

받다 빠드마사노 요기쁘라남 짠드레나 뿌르예뜨.

다라이뜨와 야타샥띠 부야 수르예나 레짜예뜨.

한글옮김;
요기는 빠드마 아사나를 취하고 찬드라(이다)를 통해 들이쉬고 자신의 능력에 맞게 멈추었다가 수르야(핑갈라)를 통해 내어 쉬어야 한다.

해설;
찬드라(이다)는 왼쪽 콧구멍을 뜻하고, 수르야(핑갈라)는 오른쪽 콧구멍을 의미한다. 따라서 왼쪽 콧구멍으로 들이 쉬고 오른쪽 콧구멍으로 내어 쉬라는 것이다.

2-8절

쁘라남 스르예나 짜끄르스야 뿌라예두드람 샤나이.
비디와뜨 꿈바깜 끄르뜨와 뿌나스 찬드레나 레짜예뜨.

한글옮김;
그리고 나서 다시 수르야(오른쪽 콧구멍)를 통해 흉강을 가득 채우고, 다시 자신의 능력에 따라 꿈바카를 행해주고 나서 찬드라를 통해 내어 쉰다.

해설;
정확하게 무슨 쁘라나야마라고 이름을 말하고 있지는 않으나 "나디 소다나(Nadi Sodhana)" 쁘라나야마를 설명하고 있다.

2-9절

예나 뜨야제때나 삐뜨와 다라예다 니로다 따.
레짜 옛짜 따똔 예나 샤나이레와 나 베가따.

한글옮김;

수행자는 숨을 내어 쉰 코로 들이쉬고, 꿈바카를 해줄 때 숨을 내어 쉬고 싶은 충동을 억제 해 주는 것 없이 호흡을 멈추어 줄만큼 멈추어 주었다가 다른 쪽 코로 결코 서두르지 말고 천천히 내어 쉬어야 한다.

해설;
어느 쪽이던지 내어 쉰 콧구멍으로 들이쉬고 멈추어준 상태에서 자신이 참을 수 있는 능력의 최대한의 한도까지 멈추어 주었다가 천천히 내어 쉬어야 한다. 코를 막아 줄때에는 아래 그림과 같이 손가락을 이용하여 막아준다.

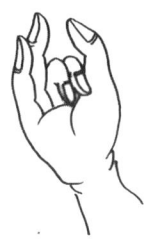

2-10절
쁘라남 째디다야 삐벤니야미땀 부욘야야 레짜예뜨.
삐뜨와 핑갈라야 사미라나마토 받드와 뜨야제드와마야.
수르야 찬드라마소라네나 위디나 브야 삼사다 딴와땀.
숫다 나디가나 바완띠 야미남 마사뜨라야 두르드와따.

한글옮김;
숨을 들이 쉴 때는 이다(왼쪽)를 통해 들이쉬고 멈추어 쿰바카를 행해준다. 그리고 나서 오른쪽 핑갈라로 내어 쉬고, 다시 숨을 들이 쉴 때는 오른쪽 (핑갈라)으로 들이쉬고 꿈바카를 행해준다. 꿈바카 후에는 왼쪽(이다)으로 내어 쉰다. 이러한 방법으로 반복적으로 꾸준히 수련해 주면서 늘여나가면 3개월 내지 좀 더 걸릴지라도 요가 수련자의 모든 나디들은 깨끗하게 정화 될 것이다.

해설 ;
　까이발야다마의 영어 번역본에는 6/10절까지 설명하고 있는 쁘라나야마가 아눌로마-빌로마 쁘라나야마라고 말하고 있으나 원 경전에는 정확하게 무슨 쁘라나야마라고 이름은 말하고 있지는 않다.
　그러나 아엥가 선생에 따르면 이 쁘라나야마는 나디소다나 쁘라나야마라고 한다.
　나디(nadi)는 우주적 에너지, 생명에너지, 생식에너지 등 모든 에너지를 뜻하는 쁘라나를 운반해 주는 통로 혹은 관이라 한다. 소다나(sodhana)는 '정화'라는 뜻으로 나디소다나 쁘라나야마는 나디 즉 에너지 통로를 소다나 정화해 주는 쁘라나야마(호흡법)인 것이다.
　수르야베다나와 찬드라베다나 쁘라나야마를 합쳐놓은 이 호흡법은, 우리 뇌의 양 반구를 두 통로 핑갈라와 찬드라를 통해, 우리 뇌의 두 반구와 전두부와 후두부에 새로운 활력과 생기를 불어 넣어 주고, 뇌의 모든 부분에서 일어나고 있는 활동을 고루 관찰해주면서 조절과 통제가 가능하게 해서 평화와 고요, 조화로움을 느끼게 된다고 아엥가 선생은 설명하고 있다.
　따라서 이 쁘라나야마의 수련은 계속적이고 빈틈없는 주의력과 확고한 의지로 수련해야 한다. 그 결과 호흡과 몸과 마음, 의식이 정화될 수 있기 때문이다.
　따라서 이 나디소다나 쁘라나야마가 쁘라나야마 중에서 가장 섬세하고 예민하게 자기관찰이 필요한 쁘라나야마이다.

이 쁘라나야마 수련은 다라나(집중력)을 향상시키고 나아가 드야나(집중) 속으로 인도하게 한다. 그러나 단순히 나디의 정화만 가지고 우리가 지향하는 요가의 최고 경지에 오르기는 힘들다고 하는데, 그 배경에는 야마(Yama)와 니야마(Niyama)라는 도덕적 윤리적 밑바탕이 확고하게 형성되어 있어야 한다.

2-11절
**쁘라따르마드얀디네 사야마르다라뜨레 짜 꿈바칸.
사나이라시띠빠르얀땀 짜뚜르와람 사마뱌세뜨.**

한글옮김;
요가를 수련하는 사람은 하루에 4번은 꿈바카를 수행해주어야 한다. 아침, 점심, 저녁 그리고 한밤중. 꿈바카의 횟수는 점점 늘여서 80회까지 늘여 주어야 한다.

해설;
여기서 말하는 꿈바카는 쁘라나야마를 의미한다.

쁘라나야마를 하기 가장 좋은 시간 때는 아침 6시, 낮 12시, 저녁 6시, 밤 12시로 하루 네 차례 수련 하면서 한번 할 때 80회 해 주는 것이 가장 이상적이다. 그러나 80회라는 횟수는 초보자에게 쉬운 횟수가 아니다. 따라서 10회에서 15회가 초보자에게는 적당하며, 밤 12시 수련은 없애고, 하루 세 차례만 수련 하다가 그 횟수와 시간은 점점 늘여나갈 것을 권하고 있다. 수련 중에는 짜고 자극성인 음식은 피하고 기름지고 영양가 있는 음식을 섭취할 것을 권장한다. 물론 과식은 금물이다.

2-12절

까니야시 바웨뜨스베다 깜뽀바와띠 마드야메.
웃따메 스타나마쁘노띠 따또바윰 니반다예뜨.

한글옮김;

    쁘라나야마의 수행으로 느낄 수 있는 가장 하위의 체험은 열기이며, 중간 단계는 떨림이며, 그리고 이러한 모든 집약적인 상태 속에서 쁘라나야마로 누구나 원하는 쁘라나를 뇌의 최상승 중심 부위에 위치하고 있는 브라흐마란드라까지 쉽게 상승시키는 것이다. 따라서 요가 수행자는 쁘라나야마 수련을 하지 않으면 안 된다.

해설;

    쁘라나야마를 수행하다보면 일정기간이 지나면서 제일 먼저 몸에서 열기가 나고, 두 번째 단계로는 몸에서 떨림이 온다거나, 열기가 몸에 불이 붙은 듯한 뜨거움으로 나타나기도 하고, 때로는 의식이 없는 기절을 하기도 한다.

    그리고 세 번째 최상의 경지에서는 사람마다 다르게 현상은 나타나지만 열기나 땀, 떨림이 멈추고 내면적인 고요와 안정감, 평화로움, 황홀감 등과 함께 척추의 진동을 느끼거나 빛이나 색깔 등이 함께 보이기도 한다.

2-13절

잘레나 스라마자떼나 가뜨라마르다나 마짜레뜨.
드르다따 라구따 짜이와 떼나 가뜨라스야 자야떼.

한글옮김;

    과도한 쁘라나야마의 수련으로 땀이 나면 온몸을 문질러 주라! 그러면 몸은 다시 원기를 회복하고 가볍게 될 것이다.

해설 ;

첫 번째 단계로 열이 나면서 땀이 난다. 땀이 나면 수건이나 그 외의 어떤 것으로도 닦아내지 말고 손으로 문질러 주기를 바란다. 왜냐하면 이 땀은 일반적인 불순물을 함유하고 있는 땀이라기보다는 우리 몸 내부의 자기적 에너지를 담고 있는 액체 쁘라나(Prana)라는 것이다. 따라서 이것을 수건이나 그 외의 어떤 것으로 닦아내 버리면 아까운 농축 에너지를 버리는 것과 같다는 것이다.

2-14절

아브야사깔레 쁘라타맘사스땀 크시라즈야 보자남.
따또 뱌세 드르디부떼 나 따드른 니야마그라하.

한글옮김 ;

요가 수련의 초기에는 우유와 기가 풍부한 음식을 섭취해 줄 것을 충고하며, 차후에 수련이 안정되면 이러한 규칙을 준수할 필요가 없게 된다.

해설 ;

여기서 말하는 요가 수련은 쁘라나야마 수련을 말한다. 따라서 쁘라나야마의 수련 초기에는 우유와 기(ghee)로 만든 기름지고 영양가 있는 음식을 과식하지 말고 적당하게 먹으면서 수련할 것을 충고 한다. 그리고 짜고 자극성 있는 음식도 피해야 한다.

2-15절

야타싱호 가조 브야그로 바웨드와스야 샤나이 샤나이.
따따이와 세위또 와유란야타 한띠 사다깜.

한글옮김;
  사자, 코끼리, 호랑이를 서서히 길을 들이듯이 호흡법 또한 점차 조절할 수 있어야 한다. 그렇지 않으면 수행자에게 해가 될 수 있다.

해설;
  쁘라나야마의 수련은 본문과 같이 맹수를 길들이듯이 아주 서서히 수련해 나가야 한다. 그렇지 않으면 해가 될 뿐만 아니라 심지어 수행자를 죽음에 이르게 할 수도 있다고 한다.

2-16절

쁘라나야(마디)메나 육떼나 사르(왐)와로각사요 바웨뜨.
아육따브야사요게나 사르와 로가사무드바와.

한글옮김;
  제대로 된 쁘라나야마의 수련은 모든 질병들이 근절되지만, 한편 잘못된 쁘라나야마의 수련은 모든 질병을 야기시킬 수도 있다.

해설;
  적절한 식이요법과 제대로 된 쁘라나야마의 수행은 모든 질병들이 제거되지만, 잘못된 쁘라나야마의 수련은 오히려 모든 질병을 얻게 된다고 경고하고 있다.

2-17절

힉까 스와사스짜 까사스짜 시라 까르낙시베다나.
바완띠 비비다로가 빠와나스야쁘라꼬빠따.

한글옮김;
  잘못된 쁘라나야마의 수련은 빠와나의 혼란으로 딸꾹질, 천식,

기침, 두통, 눈, 귀 등에 다양한 통증을 유발 할 수도 있다.

해설;
　인도 전통 의학인 아유르베다에 따르면 쁘라나야마를 잘못된 방법으로 수련 해 주게 되면 세 도사 중 바따도사적 질병에 걸리게 된다고 한다.
　바따 도사적 질병은 주로 신경계 계통의 장애로 발생하는 질병이다. 그러나 실지로 잘못된 쁘라나야마의 수련은 횡격막이나 호흡기 계통의 근육에 이상을 가져와 본문에 열거한 여러 가지 질환을 초래하게 된다고 한다. 빠와나는 쁘라나의 동의어이다.

2-18절
육땀 육땀 뜨야제드와윰 육땀육땀 짜 뿌르예뜨.
육땀 육땀짜 바드니야데왐 싯디마왑누야뜨.

한글옮김;
　수행자는 규칙적인 들숨과 날숨, 정지(꿈바카)를 통해 쁘라나야마를 수련해 주어야 하고 이러한 방법으로 수련을 함으로써 쁘라나야마를 성취할 수 있다.

해설;
　쁘라나야마의 수련 방법은 기본적으로 들숨(puraka), 날숨(rechaka), 정지(kumbhaka)로 구성되어 있다. 그러나 쁘라나야마는 서둘지 말고 능력에 맞춰 들숨, 날숨, 꿈바카를 천천히 하면서 서서히 발전시켜 나가야 한다.

2-19절
야다 뚜 나디수디 스얏따(타)다 찌흐나니 바흐야따.

제 2 장 Dvitiyopadesah

까야스야 끄르샤따 깐띠 스따(다)타 자예따 니스찌땀.

한글옮김;
　나디들이 정화가 되면 외부(겉)로부터 표시가 나는데, 확실하게 몸이 가늘어지고 윤택이 난다.

해설;
　요가를 수련하면서 가장 먼저 겉으로 표시가 나타나면서 느낄 수 있는 것은 몸이 가늘어지고 피부가 윤택해지면서 생기를 느끼는 것이다. 이러한 현상은 나디들이 정화되고 요가 수련이 숙달이 되면서 일어나는 현상이고, 또한 몸과 마음이 가벼워 지면서 모든 신체적인 기능들이 원할 해 지기 때문이다.

2-20절
야테스타다라남 와요라 날라스야 쁘라디빠남.
나다삐브약띠 라로감 자야떼 나디소다나뜨.

한글옮김;
　나디들의 정화로 수행자는 쉽게 호흡을 보유할 수 있게 되고, 위장의 소화력이 활발해지면서 내면으로부터 소리(나다)가 생성되는 것을 경험하게 되면서 좋은 건강이 보장된다.

해설;
　나디가 완전하게 정화되는 것도 어렵지만, 내면의 소리를 듣기까지는 오랜 수련과 집중력 훈련이 필요하다. 내면에서 나는 신비한 소리를 나다(Nada)라고 한다. 원래는 나다누산다나(Nadanusandana)라고 하는데 줄여서 나다라고 한다. 깊은 집중 상태에서는 나다만 들리는 것이 아니고 빛이나 색깔이 보이는 경우도 있다.

2-21절

메다슬레스마 디까 뿌르왐 사트까르마니 사마짜레뜨.
안야스뚜 나짜레따니 도사남 사마바와따.

한글옮김;

　지방이나 담즙이 지나치게 많은 사람은 꿈바카를 수련해 주기 전에 여섯 가지 정화 운동(사뜨까르마)을 해주어야 한다. 세 가지 기질(체액, dosas)이 안정된(균형)상태에 있는 사람은 사뜨까르마를 수련해줄 필요가 없다.

해설;

　세 가지 기질을 도사(Dosas)라고 하는데, 도사(Dosas)란 우리 인간이 태어나면서부터 가지고 태어나는 개개인의 기질을 말한다. 이것을 트리도사(tree dosas)라고 한다. 트리 도사는 바따, 삐따, 카파라고 하는데 바따(vata)는 작은 키에 신체는 허약체질이고, 피부와 몸, 눈이 건조하며, 손바닥 발바닥이 거칠다. 그래서 팔다리 등 피부에 갈라짐이 많으며 머리카락이나 수염이 적다. 따라서 머리카락 끝도 잘 갈라지고 색도 갈색이 많다.

　삐따(pitta)는 바따와 비슷하게 체격이 마르고, 머리숱이 적고 갈색이며, 피부가 건조하다. 그러나 삐따는 열이 많고 신경질적이다.

　까파(kapha)는 부드럽고 기름기가 많아 매끄럽고 살지며 뚱뚱하고 체격이 크다. 근육은 단단하고 관절도 튼튼하다. 그러나 피부는 약하다. 머리는 곱슬이 많고, 속눈썹은 짙으며 눈가는 불그스름하고 눈이 희고 크다.

　사뜨까르마(Satkarmas)는 다음 구절 22절에서부터 설명이 나온다.

2-22절

다우띠르바스띠스따타 네띠스트라타깜 나울리깜따타.
까빨라바띠스짜이따니사트까르마니 쁘라짜크사떼.

한글옮김;
  6가지 정화법은 다우띠, 바스띠, 나울리, 네띠, 트라타카, 그리고 까빨라바띠이다.

해설;
  위의 여섯 가지 외에도 여러 가지 정화법들이 있다. 그 중에 쿤잘, 상캬 쁘락찰라나 등이 있다. 쿤잘은 많은 물을 마셔서 다시 토해 내는 것이다. 상캬쁘락찰라나는 많은 물을 마셔서 항문으로 배출해 내는 것이다.

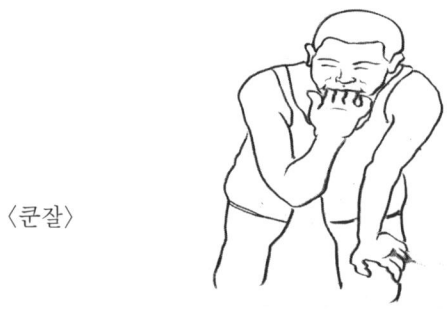

〈쿤잘〉

2-23절

까르마사뜨까미땀 고빰 가타소다나 까라깜.
위찌뜨라구나 산다이 뿌즈야떼 요기 뿐가와이.

한글옮김;
  몸을 정화시키는 이러한 여섯 가지 소중한 과정은 놀라운 결과를 만들어내며, 뛰어난 요기들이 아주 소중이 여기는 것들이다.

해설;
　지금 설명하고 있는 여섯 가지 정화법들은 일반인들에게 쉽게 가르쳐 줄 수 있는 부분이 아니기 때문에, 전문 요가 수행자들에게만 권장된다. 물론 필요할 때에는 누구에게나 적용할 수도 있겠으나, 전문가의 지도하에 실행해 주어야 한다.

2-24절

따뜨라다우띠.
짜뚜랑굴라 위스따람 하스따빤짜 다샤야땀.
구루빠디스타 마르게나 식땀 와스뜨람사나이르그라세뜨.
뿌나 쁘라뜨야하레 짜이따두디땀 다우띠까르마 따뜨.

한글옮김;
　다우띠
　요기(수련자)는 스승의 가르침에 따라 3인치(손가락 4개) 너비에 15자 길이의 젖은 천을 천천히 삼켰다가 다시 그것을 끄집어낸다. 이것을 다우띠라고 한다.

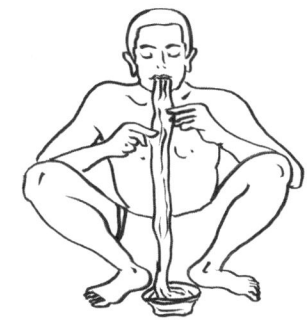

<다우띠>

해설;
　1자는 보통 30.3cm정도이다. 따라서 15x30.3 = 495cm이

다. 초보자들은 처음부터 이것을 다 삼킬 수는 없다. 따라서 처음에는 30cm 정도만 삼켰다가 다음날 다시 연습하고 수련하면서 서서히 적응해 가면서 삼키는 길이를 늘여나간다.

이외에 물을 마셨다가 토해 내는 다우띠가 있는데 이것을 바마나 다우띠(Vamana dhauti)라고 한다.

바마나 다우띠는 충분한 식사 후 3-4시간이 지난 다음 소금물을 마셔 목구멍까지 채웠다가 토해 내는 것이다. 이렇게 해주면 카파도사(kapha dosa)로 받는 고통이 사라진다.

2-25절

까사스와사쁠리 하꾸스탐 까빠로가스짜 빔사띠.
다우띠까르마 쁘라바웨나 쁘라얀뜨예와 나 삼사야.

한글옮김;

다우띠의 수련 결과로 천식과 비장의 질병 그리고 피부질환, 담즙의 과잉으로 발생한 20가지 질병들이 의심할 여지없이 치유가 된다.

해설;

20가지의 질환들이 구체적으로 어떤 것들이 있는지 명시되어 있지는 않다. 이 말은 그만큼 많은 질환들에 치유효과가 있다는 것을 말하는 것으로 보인다. 피부질환 중에는 문둥병에도 치유효과가 있다고 말한다.

2-26절

아타 가자까라니.
우다라가따빠다르타 무드와만띠.

빠와나마빠나 무디르야 깐타날레.
끄라마빠리짜야 와스야 나디 짜끄라 가자 까라 니띠 니가 댜떼 하
타즈나이.

한글옮김;
　가자까라니
　단계적으로 차근차근 괄약근을 조절해 주는 수련의 결과로 요기들은 아빠나 바유를 목구멍까지 끌어올려서 위장에 남아 있는 음식물들을 토해 낸다. 이 방법을 하타요가에 채택해 주게 되면 가자까라니가 된다.

해설;
　가자까라니(Gajakarani)는 앞 22절에 나열한 사뜨까르마에 속하는 것은 아니지만, 대부분의 경전에 나오는 정화법으로 연동운동에 반하는 작용으로 위장을 청소하는 정화법이다.
　연동운동을 통해 밖으로 배출해 주는 작용을 하는 아빠나 바유를 괄약근을 반복적으로 조여주면서 아빠나 바유를 역으로 끌어올려 결국은 구토를 유도해 내는 것이다.

2-27절

아타 바스띠.
나비다그나잘레 빠윤야 스따날로뜨까타사나.
아다라꾼짜남 꾸르야뜨크살라남 바스띠까르마따뜨.

한글옮김;
　바스띠
　항문을 통해 튜브를 삽입하고서 물이 배꼽까지 찬 곳에서 웃카타아사나를 수행한다. 이러한 수축 운동을 통해 내장을 깨끗하게 씻어주는 것을 바스띠라고 한다. 튜브를 제거한 후에 휴식을 취한다.

해설;
　바스띠(Basti)는 현대의학의 관장과 같은 원리이다. 여기서는 물로 하고 있지만 오일(oil)을 항문으로 주입하여 장을 청소해 주는 오일(oil) 바스띠도 있다.

2-29절

굴마쁠리 호다람 짜삐 와따삐따까포드바와.
바스띠까르마 쁘라바웨나 크시얀떼 사깔라마야.

한글옮김;
　바스띠의 수련 결과로 비장 및 다른 분비샘들의 결함으로 발생한 질병들과 그리고 바따, 삐따, 카파의 결함으로부터 발생한 부종 등의 모든 질환들이 치유가 된다.

해설;
　바스띠의 적당한 수련은 감각기관(인드리야, Indriyas)과 내적 기관(안따까라나, Antakarnas) 등 신체적인 구성요소들을 정화한다. 따라서 이러한 수련은 소화력을 증강시키고, 피부를 윤택하게 하고, 신체의 구성요소들이 가지고 있는 모든 결함들을 제거해 준다.

2-29절

다뜨빈드리얀따 까라나쁘라사담 다드얏짜 깐띰 다하나 쁘라딥띰.
아세샤도 소빠짜얌 니한야다 뱌샤 마납 잘라 바스띠 까르마.

한글옮김;
　잘라 바스띠의 수련은 다뚜스들과 감각기관, 내장 기관들에 생기를 불어넣고, 웰빙을 가져다주고, (피부)윤택함을 부여해 주고 소화기관을 자극시키고, 축적되어 있던 모든 질병을 완전히 소멸시켜 준다.

해설;
　27절부터 바스띠를 설명해 주고 있는데, 이것을 잘라 바스띠라고 한다. 잘라(jala)는 말은 '물'이란 뜻으로, 물로 하는 관장법을 말하는 것이다. 이와 달리 오일을 항문을 통해 주입하게 되면 오일(oil) 바스띠가 된다.
　다뚜스(Dhatus) : 아유르베다에서 우리 신체는 7가지 물질로 구성되어있다. 그 7가지는 1) 라사(Rasa, 유미 혹은 암죽), 2) 락타(Rakta, 혈액), 3) 맘사(Mamsa, 살, 근육조직), 4) 메다스(Medas, 지방질), 5) 아스띠(Asthi, 뼈, 골 조직) 6) 맛자(Majja, 골수) 7) 슈크라(Shukra, 정액 내지 체액)로 구분하고, ≪요가수트라≫의 빠딴잘리는 이 7가지를 피부, 혈액, 살, 섬유, 뼈, 골수, 정액으로 구분 하고, 이 각각의 다뚜들은 질병을 일으킨다. 라고 했다. 따라서 이 다뚜스의 관리를 어떻게 하는가에 따라 건강이 달라진다.

2-30절
수뜨람 위따스띠 수스니그담 나사날레 쁘라웨사예뜨.
무칸니르가마 옛짜이샤 네띠 싯다이르니가드야떼.

한글옮김;
　네띠
　9인치 길이의 매끄러운 실을 코를 통해 삽입해 넣어서 입을 통해 끄집어내야 한다. 이것을 가지고 요가 수행자들은 네띠라고 한다.

해설;

네띠(Neti)에도 수뜨라 네띠가 있고, 잘라 네띠가 있는데, 여기서 설명하는 것은 수뜨라 네띠로 실로 만든 것을 말한다.

잘라 네띠는 물을 좌우 콧구멍을 통해 빼내면서 코 안을 청소해 주는 것이다.

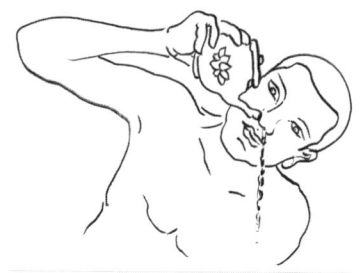

<잘라 네띠>

수뜨라(sutra)는 '천'이라는 뜻이고, 잘라(jala)는 '물'이란 뜻이다. 한 편 요즘에는 천 대신 고무줄을 이용하기도 한다.

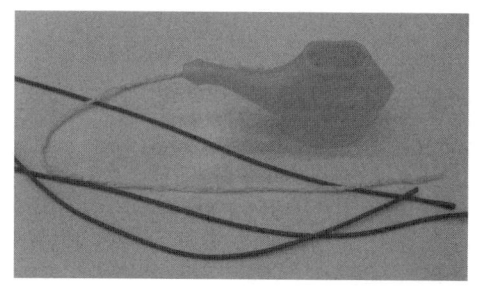

<수뜨라 네띠,
잘라 네띠 용기>

2-31절

까빨라 소다니짜이와 디브야 드르스티쁘라다이니.
자뜨루르드와자따로가우담 네띠라수니한띠 짜.

한글옮김;

네띠는 전면의 부비동을 깨끗하게 해주며, 완전한 시각을 부여해 주고, 어깨 위쪽에서 발생하는 다양한 질병들을 제거해준다.

해설;
　네띠는 두개골 전면의 부비동을 깨끗하게 청소해 주고, 시각을 좋게 해 준다. 주의 사항으로는 잘라 네띠 후에는 코 속에 남아있는 물기가 없도록 완전히 빼 내주는 것이 중요하다.

2-32절

아따 트라타까.
니리크센니스 짤라드르사 숙스마락스얍사마히따.
아스루삽빠따 빠르얀따 마짜르야이 스뜨라타깜 스므르땀.

한글옮김;
　트라따까
　수행자는 하나의 작은 물체에 눈을 단단히 고정시키고 눈물이 나올 때까지 주의 깊게 계속 응시하는 것을 요가 선생들이 트라타까라고 부른다.

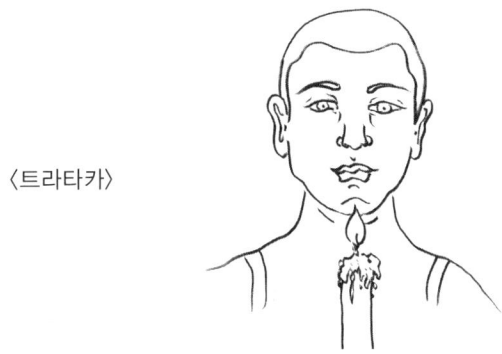

〈트라타카〉

해설;
　트라타카 수련자는 하나의 작은 물체 혹은 점에 시선을 고정시키고 눈을 깜박이지 않고 계속적으로 응시하면서 눈물이 나올 때까지 집중해서 바라보는 것이다.

2-33절

모짜남 네뜨라로가남 딴드라디남 까빠타깜.
야뜨나 따스트라타깜 고쁘얌야타 하타까뻬타깜.

한글옮김;
　　트라타까는 눈 질환들을 치료해 주고 나태함을 막아준다. 이 수련은 하나의 보물 상자처럼 가치 있게 소중히 보존해야 한다.

해설;
　　트라타카는 보통 1.5m 정도 앞에 촛불을 놓고 집중을 많이 한다. 이로 인해 촛불명상으로 많이 알려져 있다. 그 밖에 여러 가지 사물이나 옴 같은 글자 등을 이용해서도 많이 해 준다.

2-34절

아따 나울리.
아만다바르따웨게나 뚠담 사브야 빠사브야따.
나땀소 브라마예데샤 나울리 싯다이 쁘라짝스야떼.

한글옮김;
　　나울리
　　수련자는 어깨를 앞으로 숙이고 오른쪽 왼쪽으로 물살이 빠르게 소용돌이 치듯이 복부를 회전시키는 것이다. 이것을 숙달된 요기들은 나울리라고 불렀다.

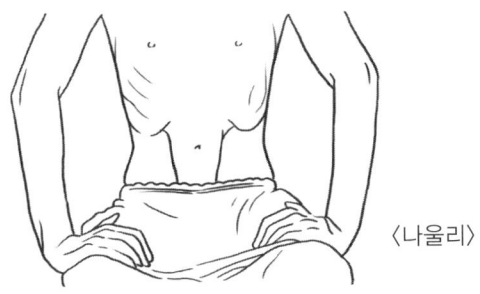

〈나울리〉

해설;
　나울리(Nauli)를 수련하는 사람은, 고개(어깨)를 앞으로 약간 숙이고, 다리도 약간 굽힌 상태에서 시도한다.
　나울리를 보는 사람은 복부가 좌에서 우로 혹은 우에서 좌로 소용돌이 치듯이 빠르게 회전하는 것처럼 보이지만 실지로는 복직근을 좌우로 빠르게 바꾸어 주면서 수축시키는 것이다. 나울리를 라울리키(Lauliki)라고도 부른다.

2-35절
만다그니 산디빠나빠짜나디 산다이(삐)까 난다까리 사다이와.
아세사도샤마야소사니 짜 하타끄리야 마울리얌 짜 나울리.

한글옮김;
　하타요가의 극치인 집약적인 나울리의 수련은, 약한 소화력을 좋게 회복시켜주고, 반드시 웰빙감을 가져다주고, 모든 질병과 장애를 완전하게 제거해 준다.

해설;
　나울리의 수련은, 활기 없는 위장에 소화력을 증가시키고, 활력을 생산하고 모든 질병과 체액의 장애를 없애 준다.

제 2 장 Dvitiyopadesah

2-36절

아타 까빨라바띠.
바스트라왈로 하까라스야 레짜뿌라우 사상 브라마우.
까빨라바띠르비크야따 까파도샤비소샤니.

한글옮김;
까빨라바띠
대장장이가 빠르게 풀무질을 하듯 빠른 들숨과 날숨의 수행을 까빨라바띠라고 하며, 가래나 담즙으로 생기는 질환들을 제거해 주는 것으로 잘 알려져 있다.

해설;
일반적으로 까빨라바띠와 바스트리카의 수련을 혼동하는 경우가 많은데, 이 구절에서 말하는 까빨라바띠는 빠르고 강하게 동일한 타이밍으로 들이쉬고 내어 쉬는 것처럼 보인다. 심지어 바스트리카(Bhastrika, 2-61절 참조)를 설명하면서도 까빨리바띠와 별 차이가 없이 동일한 방법으로 설명을 하고 있어서 혼동은 더욱 크다.

그러나 B. K. S 아엥가 선생은 까빨라바띠와 바스트리카를 정확하게 설명하고 있다.

까빨리바띠는 날숨(puraka)을 강하게 내어 쉬고, 들숨(rechaka)은 천천히 깊게 들이쉬는 것으로 설명한다. 반면 바스트리카(Bhastrika))는 동일한 타이밍으로 강하고 빠르게 풀무질하듯이 하라고 설명하고 있다.

이 구절은 까이발야다마의 번역본에 따른 것이나 아엥가 선생에 따르면 까빨라는 두개골이란 뜻이고 바띠란 '빛'이란 뜻이다.

따라서 까빨라바띠의 수련은 두개골에 광택이 나게 해 준다는 의미인데, 이로 인해 간, 비장, 췌장, 복부 근육들을 자극시켜 소화력을 향상시키고, 부비동을 건조시키고, 눈을 시원하게 해주며 원기가 회복된다고 하였다.

2-37절

사트까르마 니르가따 스타울랴까파도샤말라디까.
쁘라나야맘 따따 꾸르야 다나야세나 싯드야띠.

한글옮김;
수련자는 이러한 여섯 가지 정화법으로 비만과 담즙으로 인한 질병과 그 외 다른 불순물들을 다 제거한 후 쁘라나야마를 수련해야 한다. 이렇게 하면 요기는 큰 어려움 없이 요가를 성취 할 수 있을 것이다.

해설;
지금까지 여섯 가지 정화법(Satkarmas)은 다우띠, 바스띠, 나울리, 네띠, 트라타카, 그리고 까빨라바띠를 설명하였다.

이 여섯 가지의 정화법을 통해 가래와 점액질과 같은 탁한 불순물로 가득찬 우리 몸을 정화한 다음 쁘라나야마를 수련하게 되면 쁘라나야마의 수련이 용이해지고 그 결과도 더욱 좋다는 뜻이다.

가래와 담즙과 같은 점액질이 많은 체질을 까파 도사적 체질이라고 한다.

2-38절

쁘라나야마이레와 사르베 쁘라수스얀띠 말라이띠.

아짜르야남 뚜 께산찌단야뜨까르마 나 삼마땀.

한글옮김 ;

몇몇 스승들은 모든 불순물들은 쁘라나야마 하나만으로도 제거할 수 있다고 하면서 다른 정화법은 별 의미가 없다고 말한다.

해설 ;

이 말은 쁘라나야마 자체가 우리 몸을 정화시켜주는 작용이 있기 때문에 굳이 다른 정화법이 필요하지 않다는 의미이다.

그러나 체질에 따라 사뜨까르마가 필요한 사람도 있다. 특히 까파 도사적인 체질은 먼저 사뜨까르마로 정화를 해 준 다음 쁘라나야마를 수련하게 되면 더욱 효과적이라는 것이다.

2-39절

브라흐마다요 삐 트리다샤 빠와나 뱌사따뜨빠라.
아부완난 따까 바야뜨 따스마뜨 빠와나 마뱌세뜨.

한글옮김 ;

심지어 죽음을 두려워한 브라흐만이나 그 외의 신들도 쁘라나야마의 수련에 헌신하였다. 따라서 수련자들 또한 쁘라나야마를 열심히 수련해주어야 한다.

해설 ;

창조주인 브라흐만이나 그 외의 신들조차도 죽음이라는 공포로부터 자유롭기 위해 쁘라나야마를 수련해 주었다는 것이다. 왜냐하면 쁘라나야마의 수련으로 수명을 연장시킬 수도 있지만 그보다 나디나 차크라를 정화시키고 쿤달리니를 각성시키게 되면 영원히 살고 윤회로부터 벗어날 수 있다고 믿기 때문이다.

2-40절

야와드밧도 마룻데헤 야왓찌땀 니라꿀람.
야와드르스티르 브루보르 마드예 따와뜨 깔라바얌 꾸따.

한글읊김 ;
　마음의 평정심과 함께 미간사이에 있는 내면(아즈나챠크라)을 응시하면서 호흡을 보유하는 수련에 집중하고 있는 한, 죽음에 대한 두려움이 없어진다.

해설 ;
　호흡을 보유하고 있다. 라는 말은 쁘라나가 수슘나에 들어가 있다는 의미이고, 내면을 응시한다는 말은, 육체적인 눈 뿐 만 아니라 내면의 마음의 눈까지도 양미간사이에 집중이 되어 있다는 의미이다. 이렇게 되면 의식이 한곳에 모이게 되고 다른 어떠한 생각도 일어나지 않게 된다. 이러한 집중 속에서는 죽음에 대한 공포가 사라지면서 의식의 확장으로 죽음까지도 초월하게 된다.

2-41절

위디와뜨, 쁘라나 산야 마이르나디 짜끄레 위소디떼.
슈슘나 와다납 비뜨와 스카드위사띠 마루따.

한글읊김 ;
　쁘라나야마의 규칙적인 수련은 모든 종류의 나디들이 정화되고, 마루따는 슈슘나의 입을 관통하여 쉽게 이 나디를 따라 움직이게 된다.

해설 ;
　마루따(Maruta)는 '생명에너지'라는 말로 바유, 빠와나, 쁘라나와 같은 의미이다. 모든 나디들이 정화되어 마루따가 나디를 따라 움직이게 된다는 말은, 수슘나 나디를 따라 올라간다는 말이다.

2-42절

마루떼 마드야산짜레 마나스타이르얌 쁘라자야떼.
요마나 수서티리 바와 사이와 와스타 마논마니.

한글옮김;
　마루따가 수슘나를 통해 진행되어 나아갈 때 마음은 안정감을 얻게 된다. 이러한 마음의 안정된 상태를 마논마니 상태라 한다.

해설;
　마논마니(Manonmani)는 사마디와 동의어이다. 따라서 사마디를 이루었다는 말이다.

2-43절

따뜨싣다에 위다나 즈나스찌뜨란 꾸로완띠 꿈바깐.
위찌뜨라 꿈바까 브야사 드위찌뜨람 싯디 마쁘누야뜨.

한글옮김;
　마논마니의 성취를 위해서, 전문가들은 여러 가지 종류의 꿈바카를 수련을 해 주어야 한다. 여러 가지 쁘라나야마의 수련을 통해 수행자는 마논마니를 비롯하여 여러 가지 다른 범상치 않은 힘을 얻게 된다.

해설;
　싣다(siddha)는 요가를 완전하게 숙달한 요기를 일컫는 말이다. 따라서 완전하게 요가를 숙달한 요기는 오랜 요가 수련의 결과로 때로는 초자연적인 힘을 얻기도 한다. 이러한 초자연적인 힘을 싣디(Siddhi)라고 한다.

 요가 수련의 목적이 이러한 초자연적인 능력을 얻기 위한 것은 아니지만 쉽게 얻어지는 것이 아니다. 지난 생에 뿌려놓은 선근(善根)에 의해 그리고 종교적인 금욕생활과 만뜨라 등 다양한 요가수련을 통해 얻어진다고 한다.

2-44절

아타 꿈바카베다.
수르야베다나 무즈자이 시뜨까리 시딸리 따타.
바스트리까 브라마리 무릇짜 플라비니 뜨야스타 꿈바까.

한글옮김;
꿈바까의 종류
 꿈바카의 종류는 8가지가 있는데, 즉 수르야 베다나, 웃자이, 시뜨까리, 시딸리, 바스뜨리까, 브라마리, 무르짜, 플라비니 등이다.

해설;
 여기서 꿈바카의 종류라는 것은 쁘라나야마의 종류라는 뜻이다. 이 책의 저자 스와뜨마라마는 쁘라나야마를 꿈바카라고 표현하고 있고 원문의 '베다'는 종류를 의미한다.
 앞으로 8가지의 쁘라나야마를 설명하면서도 모두 꿈바카로 쁘라나야마를 표기하고 있다.

2-45절

뿌라깐떼 뚜 까르따브요 반도 잘란다라비다.
꿈바깐떼 레짜까다우까르따브야 스뚜드디얀까.

제 2 장 Dvitiyopadesah · 97

한글옮김 ;

완전한 뿌라까(들숨)의 끝에 수행자는 턱 잠굼이라는 잘란다라 반다를 수행해 주어야 하고, 우디야나까는 꿈바카의 끝에 레차카(날숨)를 시작하면서 실행해주어야 한다.

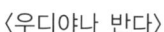

〈우디야나 반다〉

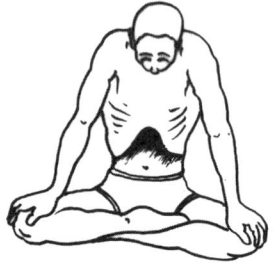

해설 ;

일반적으로 우디야나반다는 날숨(레차카)을 완전하게 한 다음 숨을 멈추고 복부를 끌어당겨 실행해 주는 것이다.

그러나 여기서 설명하는 것은, 들숨(뿌라카)을 한 후 꿈바카(안따라 꿈바카)를 하는 동안 잘란다라반다를 해 주고, 날숨(레차카)을 시작함과 동시에 아랫배에 힘을 주면서 우디야나를 해 준다고 하는데 이것은 완전한 우디야나 반다가 아니고 아랫배를 약간 수축시키는 것에 불과하다. 따라서 계속해서 완전하게 숨을 내어 쉰(레차카) 다음 숨을 멈추고(꿈바카) 약간 아랫배를 수축시킨 것에 불과하던 것을 완전한 우디야나 반다를 시도해서 마무리를 하는 것이다.

그리고 우디야나 반다는 잘란다라 반다와 물라다라 반다를 하다 보면 자연스럽게 이루어지는 것으로 여기는 요가 수행자들도 있다. 특히 날숨을 하다보면 우디야나 반다가 자연스럽게 이루어진다. 위에서 설명한 것과 같은 원리이다. 따라서 굳이 우디야나를 임의로 해 주지 않는 요기들도 있다. 우디야나까(Uddiyanaka)는 우디야나 반다(Uddiyana Bandha)를 의미한다.

2-46절

아다스따뜨 꾼짜네나수 깐타산꼬짜네 끄르떼.
마드예 빠스찌마 따네나 스야뜨 쁘라노 브라흐마나디가.

한글옮김;
　골반부위의 (물라반다)와 목(잘란다라 반다)을 동시에 수축시키고, 그리고 복부를 등 쪽(우디야나까)으로 수축 하게 되면, 쁘라나는 곧 브라흐마나디(슈슘나 나디)를 통해 나아가기 시작한다.

해설;
　골반의 수축은 괄약근수축이고, 잘란다라 반다는 목구멍의 수축이며, 우디야나는 배꼽을 등 쪽으로 수축 해 주는 것이다.

2-47절

아빠나 무르드와 무뜨타빠 쁘라남 깐타다도 나예뜨.
요기 자라 위묵따 산 소다샵디바야 바웨뜨.

한글옮김;
　아빠나는 위쪽으로 끌어 올려주고, 쁘라나는 목에서부터 아래고 끌어내리게 되면, 요가 수행자는 16살 먹은 소년과 같이 되면서 나이로부터 해방된다.

해설;
　잘란다라 반다로 날숨을 방해하면 목구멍에서부터 등을 따라 뭔가가 내려가는 느낌을 느낄 수가 있다. 이것이 이 책에서 말하는 쁘라나이며, 물라다라 반다에 의해 아빠나는 아래에서부터 올라오는 느낌이다.

 요가 수련자는 이 둘의 느낌을 서로 융합하여 줄 것을 제안하고 있다. 아빠나를 위로 끌어올려주는 수련은 바즈롤리 무드라 수행법과 동일하다. 바즈롤리 무드라 수련방법은 뒤에 나온다.(3-82절)

2-48/49절

아사내 수카데 요기 밧드와 짜이와사남 따따.
닥사나드야 사마끄르스야 바히스탐 빠와남 샤나이. (-48절)
아께샤다나 카그랏짜 니로다와디 꿈바예드.
따따사나이 사브야나드야 레짜예뜨 빠와남 샤나이. (-49절)

한글옮김;

수르야 베다나

 편안하고 안정감 있게 앉아 아사나를 취하고, 오른쪽 콧구멍을 통해 바깥공기를 천천히 들이마시고, 꿈바카를 해주는데 요기가 머리끝에서 부터 손끝에까지 호흡을 보유하고 있다는 느낌을 느낄 때 까지 수련을 해야한다. 그렇게 한 다음 천천히 왼쪽 콧구멍을 통해 내어 쉰다.

해설;

 수르야(Surya)는 태양으로 오른쪽 콧구멍을 의미하고 베다나(bhedana)는 관통하다. 라는 뜻이다. 따라서 수르야베다나는 오른쪽 콧구멍을 열어 활성화시키기 위한 쁘라나야마이다. 수르야는 핑갈라 즉 오른쪽을 의미한다. 따라서 수르야 베다나의 수련은 반듯이 오른쪽으로 들이마시고 왼쪽으로 내어 쉬어야한다.

 한 편 여기서 아사나를 취한다는 말은, 아사나의 의미가 무엇인가를 보여주는 대목이다. 일반적으로 아사나란 자세나 동작으로 알고 있으나, 여기서는 호흡법이나 명상을 하기위한 좌법(座法)의 의미를 나타내고 있다. 이 말은 중요한 말로서 아사나를 어느 정도 마스터를 해야 만이 쁘라나야마나 명상을 위한 좌법이 비로소 이루어지는 것을 뜻한다. 그리고 꿈바카(정지)를 할 때 최대한 자신의 능력에 맞춰서 꿈바카를 해 주어야한다.

2-50절
까빨라소다남 바따도사그남 끄르미도사흐르뜨.
뿌나 뿌나리담까르얌 수르야 베다나 뭇따맘.

한글옮김 ;
　이 훌륭한 수르야베다나 수련은 연습하고 또 해야 한다. 이것은 전두동을 깨끗하게 해주고. 바따의 장애와 기생충 때문에 발생하는 질병을 제거해 준다.

해설 ;
　전두동은 상악, 사골동과 더불어 축농증이 발생하는 곳이다.
　수르야 베다나의 수련은 이러한 뇌를 맑게 정화시켜준다.
　바따는 바람의 성질을 가지고 있어서 차갑고 이동성의 성질을 가지고 있고 모든 신경기능을 조절한다.
　따라서 아유르베다에서 말하는 세 가지 체질 중 바따적 체질이 원인이 되어 발생하는 질환들은 감기, 천식, 기관지염, 귀, 코, 눈, 목과 관련된 질환들에 걸리기 쉽다.
　따라서 수르야베다나는 이와 같은 바따와 관련된 질환에 효과적이라는 말이다.

2-51절

무캄 삼야마 나디 뱌마그르스야 빠와남 샤나이.
야타라가띠 깐 탓뚜 흐르다야 와디사스와남.

한글옮김;
웃자이
　입을 다물고, 수행자는 양쪽 콧구멍을 통해 천천히 공기를 들이 마시면서 소리를 낸다. 이런 방법으로 목구멍에서 가슴까지 공기가 가득찬 느낌을 가져야 한다.

해설;
　숨을 들이 마시면서 소리를 낸다라고 했는데, 구체적으로 어떤 소리라고는 나와 있지가 않다. 따라서 일반적으로 들이 마시면서 '소', 내어 쉬면서 '함'이라는 소리를 낸다.
　그리고 요가를 수련하면서 복식호흡을 많이들 강조하는데, 경전 상에는 흉식 호흡으로 설명을 하고 있고, 인도에서도 호흡법은 흉식으로 가르치고 있다.

2-52절

뿌르와와뜨 꿈바예뜨 쁘라남 레짜예디댜 따타.
슬레스마도사하람 깐테데하날라위와르다남.

한글옮김;
　앞(수르야베다나)에서처럼 꿈바카를 수행 한 후, 왼쪽 콧구멍을 통해 천천히 내어 쉬면, 소화력은 향상되고 담즙에 의한 목 질환이 제거된다.

해설;
　들이쉬기는 두 콧구멍으로 들이쉬고, 내어 쉬기는 왼쪽 콧구멍

하나로 내어쉰다. 여기서 왼쪽 콧구멍으로 내어 쉴 때 어떻게 하는지가 중요하다. 검지와 중지를 구부리고 엄지로 오른쪽 콧구멍을 살짝 눌러 막아주고 엄지로 바람의 강약을 섬세하게 조절해 주면서 왼쪽 콧구멍으로 내어 쉬는 것이다.

 손 모양은 2-9절 그림 참조

2-53절
나디잘로 다라다뚜가따도사 위나사남.
갓차따 띠스타따 까르야 뭇자이야 깝 뚜 꿈바깜.

한글옮김;
 그것은 또한 나디에 발생하는 모든 질병과, 수종 그리고 다뚜스에 발생하는 질환을 제거해 준다. 따라서 수행자는 움직이든 휴식을 취하든지 웃자이이라 부르는 이 꿈바카를 수련해 주어야 한다.

해설;
 사람의 인체는 일곱가지의 구성요소로 태어난다고 한다. 그것을 다뚜(Dhatus)라고 한다. (2-29절 참조)
 한편 웃자이 쁘라나야마는 수행하기가 용이해서 언제 어디서나 수행이 가능하기 때문에 걸어가면서도 앉아서도 서서도 쉬면서도 수행이 가능한 쁘라나야마이다.

2-54절
아타 시뜨까리.
시뜨깝 꾸르얏따따 와끄뜨레 그라내나이와 위즈럼비깜.
에왐아브야사요게나 까마데보 드위띠야까.

한글옮김;

시뜨까리

입을 통해서 '쉬'하는 소리를 내면서 숨을 들이쉬고, 내어 쉴 때는 소리 없이 코로 내어 쉰다. 이러한 방법으로 부지런히 수련해 주다보면 수행자는 다시 젊음을 얻게 된다.

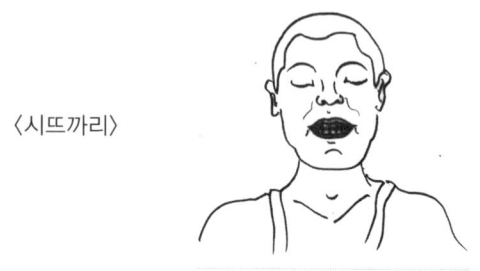

〈시뜨까리〉

해설 ;

시딸리는 혀를 둥글게 말아서 내밀었지만 시뜨까리는 말지 않고 입을 약간 벌려준 상태에서 혀끝을 살짝만 앞니 쪽에 붙이고 숨을 들여 마신다.

시뜨까리는 시딸리(2-57절 참조)의 일종으로 우리 몸을 차게 식혀주는 효과가 있으며, 갈증은 나는데 물을 구할 수가 없을 때, 시딸리나 시뜨까리를 수행해 주게 되면 갈증을 일으키는 중추신경에 습한 공기로 자극을 주게 되어 갈증이 어느 정도 해소가 된다고 한다. 그러나 주의해야 할 것은 시뜨까리가 시딸리 보다 더 강한 긴장감을 느끼기 때문에 고혈압환자는 수련을 피해야 한다.

2-55절

요기니짜끄라 삼만야 스르스티 상하라까라까.
나 크수다 나 뜨르샤 니드라 나이왈라스얌 쁘라자야떼.

한글옮김 ;

그는(수행자) 많은 요기니들에 둘러쌓여 찬양을 받게 되고, 우주의 질서를 창조하고 파괴하는 능력을 얻게 되면서, 결코 게으르거나, 배고픔, 목마름, 졸음 등을 느끼지 않게 된다.

해설;
　요기니(Yogini)는 여성 요가수행자들을 일컫는 말이다.
　쁘라나야마의 꾸준한 수련은 그 수행자에게서 충만한 에너지를 느끼게 하고, 젊음을 유지할 수 있게 하기 때문에 여성들에게 매력적으로 보일 수밖에 없다. 한 편으로 음식과 갈증을 느낄 때 쁘라나야마의 수련은 배고픔과 목마름을 잠시 잊게 해 준다.

2-56절
바웨뜨스왓짠다데하스뚜 사르보빠드라와 와르 지따.
아네나 위디나 사뜨얌 요긴 드로 부미만 달레.

한글옮김;
　이러한 방법으로 수련해 주는 요기는 의심할 여지없이 자신의 몸에 대한 완전한 통제력을 얻게 되고, 모든 재난으로부터 자유롭게 되며, 세상에서 가장 훌륭한 요기가 된다.

해설;
　요가 수련자들은 웃자이나 시뜨까리와 같은 쁘라나야마 수련을 통해 에너지는 충만하고 젊음을 유지하고, 갈증과 배고픔, 모든 근심 걱정으로부터도 자유롭게 되면서 요가 수련자들 사이에서도 매력적이고 존경받는 요가 수행자가 된다는 것이다.
　물론 요가 수행자가 매력적이고 존경받으려고 수련을 하는 것은 아니다. 따라서 이 구절은 요가 수련을 유도하기 위한 구절이다.

평소에 쁘라나야마의 수련을 다양하게 수련해 놓아야겠지만 주로 수련해 주어야 하는 쁘라나야마는 웃자이나 나디소다나와 같은 부드럽고 섬세한 쁘라나야마들이다. 왜냐하면 그 외의 쁘라야야마인 경우에는 그 쁘라나야마가 필요한 경우가 있어서 필요할 때만 해주게 되기 때문이다. 예를 들면 시딸리나 시뜨까리는 갈증이 나고 나태해 졌을 때, 이를 해소하기 위해 수련해 주는 것이다. 따라서 이러한 쁘라나야마들은 덜 중요하다고 말할 수 있다.

2-57절

아타 시딸리.
지와야 바유마끄리스야 뿌르와와뜨 꿈바사다남.
사나까이르그라나란드라밤 레짜예뜨빠와남수디.

한글옮김 ;

시딸리
앞에서와 (시뜨까리)같이 혀를 조절해서 내밀고 숨을 들이쉰다. 그리고 꿈바카를 수행해 준다. 그런 다음 현명한 사람은 양쪽 콧구멍을 통해 천천히 내어쉰다.

해설 ;

혀를 둥글게 말아 입술사이로 내밀고 둥글게 만 혀의 구멍으로 숨을 들이 쉬면 '쉬'소리가 난다. 이렇게 하면 혀와 입안이 냉각되면서 우리 뇌에 있는 갈증을 관장하는 중추신경에 자극을 주어 갈증을 잊게 해 주는 것이다.
시딸리란 차게 냉각시킨다는 뜻이다.
한편 고혈압 환자는 안타라 꿈바카를 삼가야 하고 심장질환이 있는 사람들은 다른 쁘라나야마로 단련을 한 후 어느 정도 숙달이 되고나면 이 쁘라나야마를 수련해야 한다.

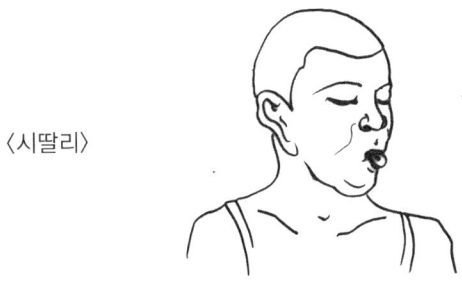

〈시딸리〉

2-58절
굴마플리하디깐 로간 즈와람 삐땀 크슈담뜨르샴.
비샤니 시딸리 남 꿈바꼬얌 니한띠짜(히).

한글옮김;
　이 꿈바카(쁘라나야마)를 시딸리라고 부르며, 내분비선들의 비대나 비장 질환, 열, 담즙 장애, 배고픔, 갈증, 그리고 어쩌다 마신 독까지도 제거해 준다.

해설;
　좀 과장된 구절이긴 하나, 이 쁘라나야마의 수련으로 복부질환과 독사와 같은 뱀에 물렸을 때에도 효과가 있다고 한다.

2-59절
아타 바스트리까
우르보루빠리 상스타빠 수베 빠다딸레 우베.
빠드마사남 바웨데따뜨 사르와빠빠쁘라나사남.

한글옮김;
　바스트리카

모든 나쁜 것들을 제거해 주는 빠드마아사나는 두 발바닥을 각각의 반대편 양쪽 허벅지 위에 단단히 놓고 행하여 준다.

해설;

바스트리카(Bhastrika)를 수련해 주기 전에 자세를 먼저 설명해 주고 있다.

빠드마아사나(Padmasana)는 연꽃자세 혹은 연화좌, 결가부좌라 한다. 바스트리카라는 말은 풀무라는 뜻이다. 결가부좌자세로 앉아 바스트리카를 실행하여 주는 것이다.

2-60/61절

삼약빠드마사남 받드와 사마그리보다랍 수디.
무캄 삼야먀 야뜨네나 쁘라남그라네나 레짜예뜨. (-60절)
야타 라가띠 흐르뜨깐테 까빨라와디 사스와남.
웨게나 뿌라옛짜삐 흐르뜨빠드마와디 마루땀. (-61절)

한글옮김;

빠드마아사나로 자리를 잡고 현명한 사람은 목과 몸을 똑바로 세우고 입은 다물고 임의적으로 소리를 내면서 코를 통해 내어 쉰다. 그렇게 하면서 날숨을 가슴, 목구멍 그리고 두개골 상부까지 느껴야 한다. 그리고 나서 빠르게 들이마셔서 공기가 심장부위까지 와 닿는 것을 느껴야 한다.

해설;

바스트리카를 수련하는 동안에는 척추와 목을 똑바로 세워야하고, 들숨과 날숨의 주기가 동일하게 이루어질 수 있도록 한다. 강하고 빠르게 내어 쉬고 빠르게 들이쉰다.

반면 까빨라바띠는 내어 쉬는 것은 강하고 빠르게 내어 쉬나

들이쉬는 것은 천천히 들이쉰다.(2-36절 참조)
바스트리카와 수르야베다나, 웃자이는 열을 생산하기 때문에 추운 지방에서 수련하게 되면 도움이 된다. 반면 더운 지방에서는 열을 식히는데 시딸리나 시뜨까리가 도움이 된다.

2-62절
뿌나르위레짜예따드와뜨 뿌라옛짜 뿌나 뿌나.
야타이와로하까레나 바스트라 웨게나 짤야떼.
따타이와 스와사리라스탐 짤라예뜨 빠와남 디야.

한글옮김;
공기를 대장장이가 풀무질을 하듯이 빠르게 들이쉬고 내어 쉬어야 한다. 요기는 이러한 방법으로 들이쉬고 내어 쉬기를 반복해 주어야 한다.

해설;
이 호흡법을 해 줄 때에는 단지 복벽만을 움직여서 해 주는 것이다. 그리고 귀나 눈 질환을 가지고 있는 사람이나 폐기능이 약한 사람은 삼가야 하고, 고혈압이나 저혈압인 사람도 삼가야한다.

2-63절
야다 스라모 바웨데헤 따다 수르예나 뿌라예뜨.

한글옮김;
(이렇게 수련을 하다가) 수행자가 육체적으로 지치게 되면 오른쪽 콧구멍으로 숨을 들이쉬어야 한다.

해설;

바스트리카는 에너지 소모가 상당히 많은 호흡법이다. 따라서 지치기도 쉬운데 지쳤을 경우에 왼쪽 콧구멍을 막고, 오른쪽 콧구멍으로 천천히 들이쉬고, 왼쪽으로 천천히 내어 쉬면서 호흡을 조절해 준다.

그리고 사와 아사나로 휴식을 취해준다. 이렇게 하면 소진 되었던 에너지가 다시 재충전되는 효과를 가져 올 수 있다.

2-64절

야토다랍 바웨뜨 뿌르남 빠와네나(닐레나) 따타라구.
다라엔나시깜 마드야따르자니밤 위나 드르담.
비디와뜨 꿈바깜 끄르뜨와 레짜예디디아 닐람.

한글옮김;
공기를 빠르게 흉강 가득 채우고, 손가락으로 코를 막고, 꿈바카를 수행해준 다음, 왼쪽 콧구멍을 통해 내어 쉰다.

해설;
손가락으로 콧구멍을 막아줄 때 검지와 중지는 사용하지 않고 엄지와 약지만을 사용한다. (2-9절 그림 참조)

위의 두 구절 63/64는 수르야 베다나 쁘라나야마를 설명하고 있는데, 수르야 베다나 쁘라나야마는 원기 회복에 좋은 호흡법이다.

2-65절

바따 삐따슬레스마하랍 사리라그니 위와르다남.

한글옮김;
이 바스트리까의 수련은 바따, 삐따, 카파로 인한 질환들을 치료해주고, 소화력을 증가시켜준다.

해설;
　슬레스마는 원래의 뜻은 점액질을 의미하는데, 이 구절에서는 점액질이 많은 체질인 카파라는 의미로 쓰였다.
　그리고 슬레스마와 까파는 동의어로도 쓰인다.

2-66절
쿤달리보다깜 크시쁘람 빠와남 수카담 히땀.
브라흐마나디 무케 상스타카파드야르갈라나시남.

한글읊김;
　바스트리카는 곧 쿤달리니를 각성시키고, 요가 수행자는 정화가 되면서 수행자에게 얼마나 이로운 것인가를 증명하면서 가래나 담즙 같은 장애물들을 제거하고, 브라흐마나디(수슘나)의 입구에 안착하게 한다.

해설;
　요가에서 말하기를 인간에게는 누구나 잠재되어 있는 에너지(힘)가 있다고 믿는다.
　그것은 뱀이 똬리를 3바퀴 반 틀고 있는 형태로 골반부위에 잠들어 있듯이 잠재되어있는 에너지라고 믿고 있다. 이것을 쿤달리니 혹은 쿤달리니 샥띠라고 한다.
　그것은 요가적 수행(아사나, 쁘라나야마, 반다와 무드라 등)에 의해 그 잠에서 깨어나 작용이 일어날 수 있는데, 뭔가가 등을 따라 매우 풍부하고 집약적이면서 복합적인 감각이 머리까지 올라가는 느낌을 요가 수행자는 인지하게 된다고 한다. 이것을 두고 쿤달리니가 각성되었다라고 하는데 이렇게 깨어난 쿤달리니를 위로 상승시켜 브라흐마란드라(Brahmarandra)라고 하는 머리 정수리 부위까지 끌어올려 그곳에서 정지시켜 우주 의식과 일치를 시키게 되면, 요가의 최상경지에 이르는 것이 된다고 한다.

우주의식과의 일치를 통해 의식의 확장이 일어나 결국은 우주의 이치나 섭리, 진리를 알아 깨달음을 이루어 각자(覺者)가 되어 대 자유인이 되는 것이 요가의 최상 목표인 것이다. 이렇게 쿤달리니가 각성되면서 여러 가지 초자연적인 현상까지도 접하고 실행할 수 있는 능력도 생긴다고 하는데 이것을 싣디(Sddhis)라고 하고 이러한 능력을 갖춘 성자들을 싣다(Siddha)라고 부른다. 이렇게 쿤달리니를 각성시키는 과정을 쿤달리니 요가라고 부른다.

2-67절
삼약가뜨라 사무드부따 그란티 뜨라야비 베다깜.
비세세나이와 까르따밤 바스뜨라캄 꿈바깜 뜨위담.

한글옮김;
바스트라라고 부르는 호흡법에 특별히 주의를 기울여야 한다. 이 호흡법은 우리 몸 수슘나 나디 속에 있는 세 개의 매듭을 실제로 잘라 내 줄 수 있기 때문이다.

해설;
요가를 하는 사람들은 쿤달리니 혹은 쁘라나가 각성되어 브라흐마란드라 까지 상승하는데 있어서 장애물이 존재한다고 믿고 있다. 이것을 그란티(Granthi)라고 하는데 수슘나 나디 속에 존재한다.

그란티는 세 개가 있다. 이 그란티들이 쁘라나 혹은 쿤달리니의 상승을 방해한다. 쁘라나(Prana)와 아빠나(Apana)가 결합이 되면 물라다라 차크라에 존재하고 있던 브라흐마 그란티(Brahma Granthi)가 타파되면서 쿤달리니가 각성된다고 한다.

그리고 수련을 거듭하면서 마니뿌라 차크라에 존재하는 비스누 그란티(Vishnu Granthi)가 타파되고, 마지막으로 양 미간사이 아즈나 차크라에 존재하는 루드라 그란티(Rudra Granthi)가 타파되면서 쁘라나가 브라흐마란드라까지 상승할 수가 있게 된다.

이 세 그란티를 타파하는데 있어서 바스트리카 쁘라나야마가 효과적이라고 한다. 그란티(Granthi)라는 말은 '장애 혹은 매듭'이라는 뜻이다.

2-68절

아타 브라마리
웨가드 고샴 뿌라깜 브른가나담.
브른기나담 레차깜 만다 만담.
요긴드라나 메왐 아브야사요가뜨.
찌떼 자따 까찌다난달릴라.

한글옮김 ;
브라마리
빠르게 숨을 들이마시면서 숫 벌이 윙윙거리는 소리를 만들어 내고, 그리고 잠시 꿈바카의 수행 후 천천히 내어 쉬면서 매우 낮은 소리의 암컷벌이 윙윙거리는 소리를 만들어 낸다.
이것은 뛰어난 요기의 마음속을 형언 할 수없는 환희로운 경험으로 가득 채워 줄 것이다.

해설 ;
브라마리란 검은 벌이란 뜻이다. 이 구절에서는 들이쉬면서도 소리를 내라고 했는데, 보통 브라마리의 수련을 해 줄때에는 숨을 들이쉬고 천천히 내어 쉬면서 '음'하는 소리를 만들어낸다. 이와 같이 벌이 나는 것과 같은 윙윙거리는 소리는 불면증에 효과가 있다.

2-69절
아타 무르짜
뿌라깐떼 가다따랍 받드와 잘란다랍 샤나이.
레짜옌무르차나케얌 마노무르챠 수카 쁘라다.

한글옮김;
무르차
뿌라카의 끝 즉 숨을 들이쉬고 나서 수행자는 잘란다라 반다를 확실하게 해 주었다가 천천히 내어 쉰다. 이것을 무르짜 꿈바카라고 하고, 이것은 모든 자각으로부터 멀리하고 수행자에게 즐거움을 가져다준다고 한다.

해설;
좀 더 자세하게 설명을 해보면 들숨 후에 안따라 꿈바카를 해 준 다음 천천히 숨을 내어 쉬어 준다.

안따라 꿈바카란 들이쉬고 나서 해 주는 꿈바카를 그렇게 부른다. 무르차의 말뜻은 혼수 혹은 마비, 무감각이란 뜻이다.

따라서 이 말의 의미와 같이 무르짜를 수련해 줄때에 깊게 들여 마시고 깊고 오랜 꿈바카의 수련으로 정신이 혼미할 정도로 해 주면서 무르짜란 말뜻과 같이 모든 자각으로부터 멀어지면서 정신적인 활동이 줄어드는 상태가 될 수 있도록 수련해 주어야 한다.

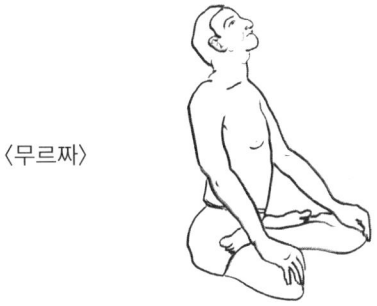

〈무르짜〉

2-70절

아타 플라비니
안따 쁘라바르띠또다라 마루따 뿌리또다라.
빠야스야가데삐 수카뜨 플라와떼 바드마빠뜨라와뜨.

한글옮김;
플라비니
많은 양의 공기를 입과 식도를 통해 흡입하여 배 가득 채워 주면 요기는 깊은 물속에서도 연꽃잎처럼 쉽게 뜰 수가 있다.

해설;
공기로 복부와 폐를 가득 채워 팽창시키게 되면, 요가 수행자는 깊은 물에서도 연잎과 같이 물위를 떠서 움직일 수 있다는 것이다. 플라비니(Plavini)란 말은 '뜨다'라는 뜻이다.

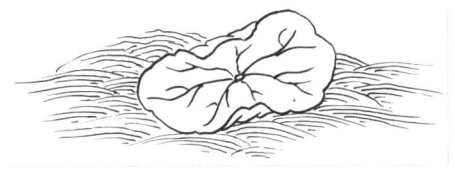

2-71절

제 2 장 Dvitiyopadesah · 115

쁘라나야마스트리다 쁘록또 레짜뿌라까 꿈바까이.
사히따 께발라 스쩨띠 꿈바꼬 드위위도 마따.
야와뜨 께발라 싯디 스야뜨 사히땀 따와다브야세드.

한글옮김;
　쁘라나야마는 3가지 진행과정으로 구성되어 있다. 즉, 레차카(날숨), 뿌라카(들숨), 그리고 꿈바카(정지). 꿈바카에는 사히따와 께왈라 라는 두 가지가 있는데, 사히따는 께왈라 꿈바카를 얻을 때까지 수련해주어야 한다.

해설;
　쉽게 말해서 호흡법은 들숨(Puraka)과 날숨(Rechaka), 그리고 정지(Kumbhaka)로 구성되어 있는데, 정지에는 들이 마신 후에 정지해 주는 것을 안따라(antara) 꿈바카, 내어 쉬고 나서 해 주는 정지를 바야(Baya) 꿈바카라고 한다. 이러한 두 꿈바카는 단순하게 임의로 하는 기교나 테크닉으로 이것을 사히따(Sahita) 꿈바카라고 한다. 이러한 임의로 하는 사히따 꿈바카를 오래도록 수련을 하게 되면 무의식적으로 자연스럽게 꿈바카가 이루어지는 단계가 깨왈라(Kevala) 꿈바카 라고 한다. 더 자세한 설명은 다음 구절에 이어진다.

2-72절
아타 사히따
레차까 뿌라까 까르야 사 와이 사히뜨 꿈바까.

한글옮김;
　사히따
　쁘라나야마를 날숨(레차카)과 들숨(뿌라카)으로 해 주는 것을 사히따 꿈바카라고 한다.

해설;
　사히따 꿈바카는 쁘라나야마를 처음 시도하는 초심자들에서부터 어느 정도 숙달이 된 수행자들까지 누구나 일반적으로 해 주는 임의적인 꿈바카 수행법이다. 이것이 숙달이 되면 께왈라 꿈바카로 이어진다.

아타 께왈라
레차깜 뿌라깜 묵뜨와 수캄 야드와유다라남
쁘라나야모 야미뜨육따 사 와이 께왈라꿈바까.

한글옮김;
　깨발라
　쁘라나야마를 수련 해 주면서 들숨이나 날숨과 같은 아무런 노력 없이 호흡을 보유해 줄 수 있을 때를 께왈라 꿈바카라고 한다.

해설;
　앞에서 이미 설명을 하였듯이 사히따 꿈바카 수련이 숙달이 되어 들숨과 날숨을 느낄 수 없는 상태로 꿈바카가 이어질 때 께왈라 꿈바카가 이루어지는 것이다. 사히따는 임의로 호흡을 조절해 주는 것이고, 께왈라는 호흡을 조절해 줄 필요가 없이 호흡이 정지상태가 되는 것이다. 호흡이 정지가 된다라는 것은 깊은 몰입 상태를 의미한다. 이러한 과정을 통해 사마디 상태로 나아가게 된다.

2-73절
꿈바께 께발레싯데 레짜뿌라까와르지떼.
나 따스야 두를라밤 낀찌뜨뜨리술로께수 위드야떼.

한글옮김;

들숨과 날숨을 조절해 주는 것 없이 께왈라 꿈바카라는 상태를 해 줄 수 있을 때 요기는 삼계(三界)에 걸쳐 얻지 못할 것은 아무 것도 없다.

해설;

께왈라 꿈바카를 이루었다는 것은, 요가의 모든 것을 이루었다는 의미이다.

께왈라 꿈바카는 그냥 이루어지는 것이 아니다. 오랜 수련으로 이루어 줄 수 있는 요가의 최상경지로 가는 길목의 깊은 명상 속에서 사마디에 이르기 직전에 이루어지는 현상이다. 이때 수슘나 나디도 모든 장애로부터 벗어나 쿤달리니도 각성되고 이때 요가 수트라에서 말하는 '찌따 브르띠 니로다'가 이루어지는 것이다.

쿤달리니를 각성한 요기는 하타요가의 완성을 의미하는 것이기도 하면서, 하타요가의 완성은 라자요가의 완성을 의미한다.

따라서 해탈(moksa)를 이룬 요기로서 욕계(欲界), 색계(色界), 무색계(無色界)라는 삼계(三界)를 통해 얻지 못할 것은 없이 원하는 모든 것을 얻고 이룰 수 있다는 의미이다.

2-74절

식따 께왈라 꿈베나 야테스탐 바유 다라나뜨.
라자 요가 빠담 짜삐 라바떼 나뜨라 삼사야.

한글옮김;

원하는 때에 언제든지 호흡을 멈추고 께왈라 꿈바카를 해 줄 수 있는 사람은 능력 있는 요기이고, 그 사람은 틀림없이 라자요가의 경지에 오른 사람이다.

해설;
 깨왈라 꿈바카는 이미 앞 구절에서 설명하였다. 깨왈라 꿈바카의 성취는 하타요가의 완성을 의미하고, 하타요가의 완성은 라자요가를 성취하였다는 말과 같다. 따라서 결국은 하타요가와 라자요가가 둘이 아닌 하나라는 의미가 형성되는 것이다.

2-75절
꿈바카뜨 쿤달리 보다 쿤달리 보다또 바웨뜨.
아나르갈라 수슘나 짜 하타싯디스짜 자야떼.

한글옮김;
 쁘라나야마의 수련으로 쿤달리니가 깨어나 상승하고, 수슘나 통로에 있는 모든 장애물들이 깨끗이 정화되었다는 것은, 하타요가를 성공적으로 성취한 것이 된다.

해설;
 쁘라나야마의 수련은 나디들을 정화하는데 효과적이고 나디들의 정화는 쿤달리니를 성공적으로 각성시킬 수 있다.
 쿤달리니의 각성은 하타요가의 완성을 의미하고 하타요가의 완성은 라자요가를 성취하였다는 의미이기도 하다.

2-76절
하탑 비나 라자요고 라자요감 비나하타.
나 싯드야띠 따또 유그마마니스뻣떼 사마브야세뜨.

한글옮김;
 하타요가는 라자요가 없이 완성할 수가 없고, 라자요가는 하타요가의 수련 없이 완성 할 수가 없다. 따라서 수행자는 이 두 가지를 니스빠띠(nispatti)의 상태에 이르기까지 수련을 해야 한다.

해설 ;
　이 구절은 하타요가든지 라자요가든지 한 가지에만 수련하는 것이 아니고 둘 다 수련을 해 주지 않으면 요가의 최상경지에 오를 수 없다는 것을 강조하고 있다.
　아사나와 쁘라나야마, 명상 등을 요가의 최상경지(니스빠띠)에 오를 때까지 같이 수련을 해 주라는 것이다.
　니스빠띠(Nispatti)란 요가를 수련해 주다보면 4단계가 나타난다고 하는데 그 중에 제일 마지막 단계로, 1) 아람바(arambha, 요령소리), 2) 가타(ghata, 주전자 딸그락거리는 소리), 3) 빠리짜야(paricaya, 북소리), 4) 니스빠띠(nispatti, 비나소리)가 들리는 4단계가 나타나는데 이것을 짜뚜스타야(Cathustaya)라고 한다.(4-69절 참조)

2-77절
꿈바카 쁘라나로단떼 꾸르야 찌땀 니라 스라얌.
에왐아브야사요게나 라자요가 빠담 브라제뜨.

한글옮김 ;
　꿈바카로 인해 호흡이 정지된 상태에서는 의식은 어떤 대상도 인지하는게 없어야 한다. 이와 같은 방법으로 수행자가 수련해 주면 라자요가의 최상 경지를 얻을 수 있다.

해설 ;
　여기서 말하는 꿈바카는 께왈라 꿈바카를 의미한다.
　께왈라 꿈바카는 사마디와 같은 상태이기 때문에 어떠한 의식작용도 일어나지 않는다. 그래서 인지되는 것이 없다.

2-78절

와뿌 끄르사뜨왐 와다네쁘라산나따 나다스푸타뜨왐 나야내 수니르말레.
아로가따 빈두자요그니디빠남 나디비숫디르하타싯디(요가) 락사남.

한글옮김;

  몸은 가늘어지고, 얼굴은 빛이 나며, 목소리는 명쾌하고, 눈은 빛이 나며, 정액의 사정을 조절해 줄 수 있으며, 위장의 소화력이 증가하고, 모든 질병으로 부터 해방이 되고, 나디들은 모두 깨끗이 정화되는 것이 하타요가를 성취 했다는 표시이다.

해설;

  수슘나를 포함한 모든 나디들은 깨끗이 정화되고, 눈은 맑고, 얼굴은 윤택이 나며, 목소리는 설사 문법적으로 정확하지 않더라도 명쾌하면서도 힘이 넘치고, 위장은 소화력이 향상되기 때문에 섭취하는 모든 음식물을 완전하게 소화시키게 되면서 몸은 가늘어지고, 조금은 과장되지만 독극물 까지도 소화가 가능해 진다고 한다.
  또 남자 같으면 정액을, 여자 같으면 여성 분비물을 불필요하게 밑으로 배출시켜 낭비하는 에너지 소모를 막아준다는 것이다.

끝나는 말

이띠 사하자난다 산따나진따마니 스와뜨마라마요긴드라비라찌따얌 하타쁘라디피카얌 쁘라나야마비디까타남 나마 드위띠요빠데샤.

한글옮김;

여기까지 사하자아난다(Sahajananda)의 후손 스와뜨마라마에 의하여 쁘라나야마의 기교를 설명한 장이라 이름 붙여진 하타(요가)쁘라디피카 2장을 마친다.

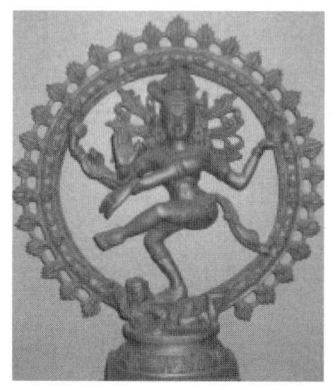

무드라(Mudra)와 쿤달리니(Kundalini)

제 3 장 트르띠우빠데샤

Trtiyopadesah

제3장에는 무드라와 반다의 수련으로 나디들의 정화와 쿤달리니의 각성과 쿤달리니 요가에 대한 전반적인 설명을 하고 있다.

3-1절

사사일라와나다뜨리남 야타다로히니야까.
사르외삼 요가 딴뜨라남 따타다로 히 쿤달리니.

한글옮김

뱀들의 제왕이 산과 숲으로 이루어진 이 땅을 떠받치고 있듯이, 모든 요가 수련 또한 쿤달리니가 지탱해 주고 있다.

해설;

인도신화에 따르면 지구는 후드(머리덮개)를 셀 수 없이 많이 가진 커다란 뱀, 세사나가(Sesanaga)의 머리덮개 밑에서 안전하게 휴식을 취하고 있다고 말한다.

물론 일반인들에게는 믿기 어려운 일이기는 하지만 옛날 인도인들은 세상이 이렇게 뱀의 후드 속에서 안전하게 유지되고 있었다고 믿었던 것을 상징적으로 설명하고 있다. 이 뱀은 세상을 유지하는 주재신으로서의 비쉬누 신의 화신이기에 가능한 일이다.

쿤달리(Kundali)의 의미는 모든 요가 수련의 지지를 받고, 분명한 것은 모든 요가적 수련은 인간에게 잠재되어 있는 이 힘을 일깨우는 것을 목적으로 하고 있다.

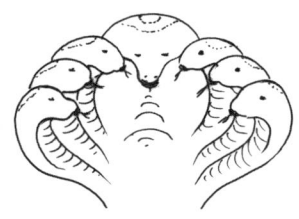

3-2절

숩따 구루 쁘라사 데나 야다 자가르띠 쿤달리.

따다 사르와니 빠드마니 비드얀떼 그란타요 삐짜.

한글옮김;
　스승의 은총으로 잠재된 쿤달리니 삭띠가 활동을 위해 상승하게 되면 모든 연꽃(차크라)과 매듭(장애물)들이 쁘라나에 의해 뚫리게 된다.

해설;
　여기서 연꽃은 차크라들을 말하고, 매듭은 그란티(Granthi)를 말한다. (그란티는 2-67절 참조) 차크라는 일반적으로 우리 몸을 관장하는 에너지 센터 혹은 신경총으로서 일곱 개가 있다고 한다. 이 차크라들은 모든 나디들의 중심 나디인 수슘나 나디 위에 존재하면서 제일 아래 회음에서부터 머리꼭대기 까지 차례대로 올라오면서 1)물라다라차크라(Muladhara chakra), 1)스와디스타나 차크라(Svadistana chakra), 3)마니뿌라 차크라(Manipura chakra), 4)아나하따 차크라(Anahata chakra), 5)비수다 차크라(Visuddha chakra), 6)아즈나 차크라(Ajna chakra), 7)사하스라라 차크라(Sahasrara chakra)로 되어있다.

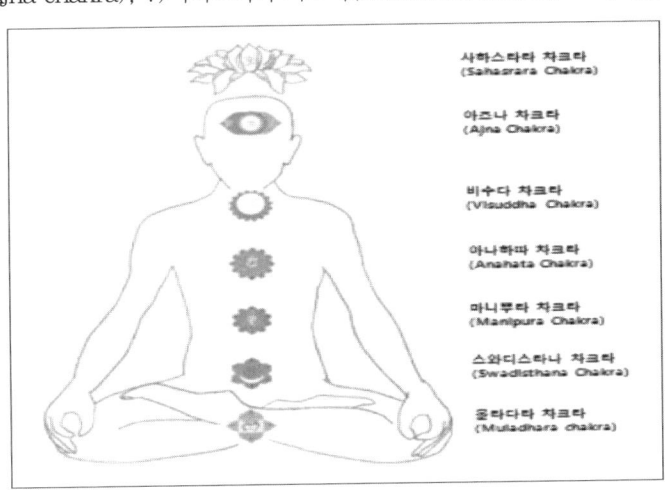

3-3절

쁘라나스야 순야 빠다위따다(타) 라자빠타야떼.
따다 찌땀 니랄람밤 따다 깔라스야 반짜남.

한글옮김;

그렇게 되면 수슘나 나디는 쁘라나가 지나갈 수 있는 대로가 되면서, 마음은 목적의식이 없어지며 죽음까지도 피할 수 있게 된다.

해설;

수슘나 나디에 장애물과 매듭이 다 뚫어지고 정화가 되면 쁘라나가 수슘나를 통과하는데 무리가 없어진다. 이때 마음은 세사(世事)에서 멀어져 사마디 상태가 된다.

목적의식이 없어진다는 말은, 이미 어떠한 의식이나 인식 작용이 일어나지 않고 까르마의 법칙과는 무관해 지기 때문에 까르마 요가가 실행된다.

한편 죽음을 피할 수 있다. 라는 말은, 지금 현재의 살아있는 이 생명을 의미하는 것이 아니라 윤회설에 따른 생사(生死)에서 해방된다는 의미이다.

3-4절

수슘나 순야빠다위 브라흐마란드람 마하빠타.
스마사남 삼바위 마드야 마르가 스째뜨예까와짜까.

한글옮김;

수슘나, 순야 빠다위, 브라흐마란드라, 마하빠타, 스마사나, 삼바위, 그리고 마드야마르가 등은 비록 항상 같은 의미로 전달되는 것은 아니지만 종종 동의어로 쓰인다.

해설 ;

　　수슘나를 비롯한 여러 용어들이 본문에 열거 되어있는데, 이 용어들은 궁극적으로 사마디를 상징적으로 나타내는 동의어들이다.

　　물론 각각의 용어들은 그 말들이 가지고 있는 제 각각의 뜻과 의미를 가지고 있긴 하지만, 이 구절에서는 궁극적으로는 사마디와 같은 말로 쓰였다.

　　예를 들면 쁘라나가 수슘나에 이르게 되면, 수행자는 아무것도 인식할 수없는 무아(無我) 내지는 공(空)의 상태가 된다. 이 말은 바로 사마디 상태가 된다는 의미이고, 이것이 바로 절대적인 공, 위대한 공의 상태라고 하는 순야빠다위가 되는 것이다.

　　이와 같이 앞에 열거한 말들을 하나하나 풀어보면 그 의미들이 하나같이 상징적으로 사마디를 내포하고 있는 것들이기 때문에 같은 의미인 동의어로 쓰였다는 것을 알 수 있다.

　　순야빠다(Sunyapadavi) : 순야 빠다위는 말로 설명할 수 없는 절대적정(絶對寂靜)의 공 혹은 위대한 공(空)의 상태라고 한다. 순야(Sunya)는 공이라는 뜻이고 빠다위(Padavi)는 위대한 이란 뜻이다.

　　수슘나는 다른 나디와는 달리 절대적인 공(空, Sunya)의 상태를 얻을 수 있도록 도와준다. 따라서 여러 나디들에 흩어져 흐르던 쁘라나가 수슘나에서 결합이 되면 그것이 바로 사마디와 연결이 되기 때문에 결국 수슘나는 궁극적으로 절대적정의 공, 사마디에 이르도록 해줌으로 사마디와 동의어로 쓰인 것이다.

　　브라흐마란드라(Brahmarandhra) : 브라흐마의 뜻은 절대의 경지(물론 브라흐마의 뜻 중에 절대자 신이라는 의미도 있다.) 그리고 란드라는 '길'또는 '통로'라는 뜻이다.

따라서 절대경지로 이끄는 길 혹은 브라흐마로 통하는 길이 브라흐마 란드라인 것이다. 그러나 이 브라흐마 란드라도 수슘나의 끝에 위치하고 있고, 결국 브라흐마란드라도 수슘나를 통해서 브라흐마란드라에 이르게 되어 있다. 따라서 수슘나 역시 브라흐마로 통하는 길이라는 함축적 의미를 지니고 있고, 쁘라나가 수슘나를 통해 브라흐마란드라에 이르게 되면 이것 역시도 사마디와 연결이 된다.

마하빠타(Mahapatha) : 마하란 높은 혹은 위대한이란 뜻이며 빠타란 '길'이란 뜻이다. 따라서 마하빠타란 절대의 경지(브라흐마)로 끌어주는 최상의 길이란 뜻으로 브라흐마란드라와 같은 의미이다. 따라서 절대경지에 이르는데 있어서 중요한 것은 오로지 수슘나 나디 하나 뿐 이다. 따라서 이 말은 수슘나를 상징하며, 이 또한 결국 사마디와 연결된다.

스마사나(Smasana) : 원래의 뜻은 공동묘지란 의미이다. 그러나 인도에는 화장을 하기 때문에 공동묘지란 없다. 따라서 화장터를 의미한다. 인도 신화에 따르면 시바를 화장터(Smasana)에 사는 부타나타(Bhutanatha)라고도 부른다. 죽은 사람을 태운 재를 온몸에 바르고 수행을 하였는데 그 재는 지난 과거의 업(Samskara)을 모두 태워 없앤 재이기 때문에 그것을 몸에 바르고 수행을 하는 것이다.

하타요가의 수행으로 쁘라나가 수슘나로 들어가게 되면 모든 업이 태워 없어진다고 믿는다. 따라서 사마디를 이룬 위대한 요기들은 윤회에서 벗어나는 것이다.

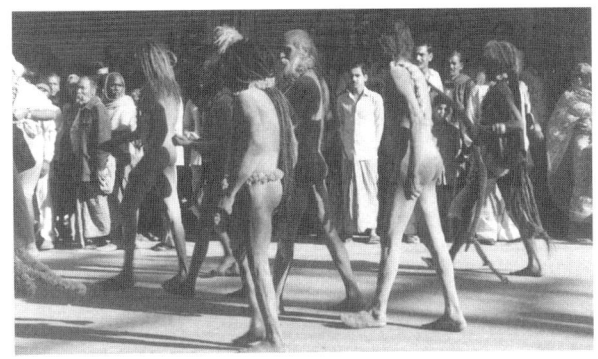

〈온몸에 재를 바른 수행자들이 나체로 이동하고 있다.〉

삼바위(Sambhavi) : 삼바위는 삼부(Sambhu, 시바)에게 인도해 주는 것을 말하는데, 하타요가에서 쿤달리니는 여성적인 힘을 가지고 있다. 이것을 쿤달리니 삭띠(Kundalini-Shakti) 라고 하는데, 이것이 각성되어 상승을 하게되면, 시바가 머무는 아즈나 차크라(Ajna Chakra)에 이르러 남성적인 힘을 가진 쿤달리니 삭띠의 배우자인 시바와 결합을 하고 브라흐마란드라를 통해 절대 경지를 얻어 우주 의식과 합일을 이루게 되는 것이다.

따라서 하타요가의 목적은 이와 같이 삼부와 쿤달리니 삭티가 하나로 결합하는 것으로 이 둘의 결합을 이루어주는 통로가 바로 수슘나이다. 따라서 삼바위란 수슘나를 통해 삼부에 인도해 주는 의미를 지니고 있으니, 바로 수슘나를 의미하는 것이며, 삼바위와 수슘나는 같은 뜻이다. 이 또한 사마디와 연결이 된다.

제 3 장 Trtiyopadesah · 129

마드야 마르가(Madyamarga) : 하타요가에 따르면 많은 나디(Nadi)들이 우리 인간에게 존재한다고 하는데 그 나디들 중 이다, 핑갈라, 수슘나 나디가 가장 중요한 나디라고 했다.

수슘나는 이다와 핑갈라의 중간에 있으면서 하타요가의 최상의 목표에 이르려면, 이다와 핑갈라를 포함한 모든 나디들의 작용을 멈추고 수슘나의 작용만이 남고 모든 다른 나디들의 작용은 정지되어야 한다고 했다. 왜냐면 인간의 모든 희로애락과 삶, 죽음, 윤회 등의 세속적인 삶에서 극복해야 할 모든 생사고락이 나디들의 작용 특히 이다와 핑갈라의 작용에 기인한다고 믿고 있다. 따라서 모든 나디들의 작용은 멈추고 중도(Madyamarga)를 채택해야 하는데 이것을 마드야마르가 라고 부른다. 이 중도가 바로 수슘나고 수슘나가 바로 마드야 마르가인 것이다.

3-5절

따스마뜨 사르와 쁘라야뜨네나 쁘라보 다이 뚜미 스와림.
브라흐마 드와라 무케 숩땀 무드라브야삼 사마짜레뜨.

한글옮김;
따라서 수행자는 브라흐마 드와라(수슘나)의 입구를 막고, 잠자고 있는 여신(쿤달리니)을 깨우기 위해 최선을 다해 무드라의 수련에 전념해야 한다.

해설;
브라흐마 드와라에서 브라흐마는 수슘나를 뜻하고 드와라(dvara)는 문이라는 뜻이다. 따라서 브라흐마의 입구는 바로 수슘나의 입구를 의미하고 이것은 물라다라 차크라를 의미한다.

물라다라 차크라에 잠들어 있는 쿤달리니를 깨워 상승을 시켜야 하는데 쿤달리니를 각성시키기 위해 무드라 수련을 열심히 하라는 뜻이다. 따라서 이제부터 무드라에 대한 것을 설명할 것이다.

3-6절

마하 무드라 마하반도 마하베다스짜 케차리.
우디야남 물라반다스타토(스짜) 잘란다라 비다.
까라니 비빠리따캬 바즈롤리 삭띠 짤라남.

한글옮김 ;
　마하 무드라, 마하반다, 마하 베다, 케차리, 우디야나, 물라 반다, 잘란다라반다, 비빠리따 까라니, 바즈롤리, 그리고 삭티찰라나.

해설 ;
　이 구절에서 열거하고 있는 것들은 모두 열 가지로 무드라와 반다를 나타내고 있다. 무드라(Mudra)는 봉합이라는 뜻이고, 반다(Bandha)는 잠그다라는 뜻이다. 쿤달리니를 각성시키고 사마디를 얻기 위해서는 쁘라나의 흐름과 의식의 집중을 한곳으로 모아야 한다. 의식이나 에너지를 원치 않는 곳으로 흐르는 것을 막고 한곳으로 모으기 위해서 무드라와 반다를 수행해 주는 것이다.

3-7절

이답히 무드라 다사깜 자라마라나 나사남.
아디나토디땀 디브야 마스타이 스와르야 쁘라다야깜.
왈라밤 사르와 싯다남 드를라밤 마루따마삐.

한글옮김 ;
  이 훌륭한 열 가지 무드라들은 아디나타에 의해 설해 졌고, 늙음을 예방하고, 죽음을 늦추어 주며, 8가지의 초자연적인 힘을 부여해 준다. 따라서 모든 싣다들이 가장 좋아하는 것이지만 수행하는 것은 신들조차도 힘들다.

해설 ;
  아디나타(Adinatha)는 시바신이다.
  싣다(Siddhas)는 고도로 숙련된 요가 수행자들이며, 싣디(Siddhis)는 이 싯다들이 얻은 초자연적인 힘을 뜻한다.
  신들조차도 힘들다는 것은, 그 만큼 실천을 해서 그러한 경지를 얻기가 힘들다는 것이다. 요가 수련의 목적이 초자연적인 힘을 얻기 위한 것이 되어서는 안 되지만 그러한 능력은 요가 수행 중에 생겨 날 수도 있다고 했다. 그러나 거기에 탐닉을 하게 되면 금방 사라지면서 요가 수행자도 파멸시킬 수도 있다고 했다. 여덟 가지 초능력에 대해서는 구체적으로 밝혀놓지 않았다.

3-8절
고빠니얍 쁘라야뜨네나 야타 라뜨나까란다깜.
까스야찐나이와 박따밤 꿀라스트리수라땀 야타

한글옮김 ;
  정숙한 여자가 자신이 즐긴 성적 쾌락을 아무에게도 말하지 않고 감추듯이, 무드라에 관해서도 그 누구에게도 말하지 말고 보석 상자와 같이 비밀을 지켜야 한다.

해설 ;

무드라의 수련이 무엇이 그렇게 대단한 수련이라고 감추라는 것인가 하면 그것은 아니다. 진리와 보석은 숨겨져 있는 것을 찾는 것이다. 따라서 그것을 함부로 발설을 해버리면 모든 것이 수포로 돌아 갈 수 있기 때문이다.

한편으로 무드라의 수련이 대단한 비법을 가지고 있어서가 아니라 제일 중요한 것은 배우고자 하는 사람의 자질 또한 중요하다. 요가에 대한 믿음이 확실한 사람과 의지가 있는 사람만이 요가의 최상경지에 오를 수 있기 때문에, 그러한 의지와 신념 없이는 결국 자신의 부족함은 모르고 오히려 요가의 가치를 떨어뜨릴 수 있기 때문에 아무에게나 진리를 전달한다는 것은 무리가 있다.

따라서 진리의 법을 전수해 줄만한 자질을 갖춘 수행자에게만 법을 전수 해주라는 것이다. 이것이 우빠니샤드인 것이다.

3-9절
아타 마하무드라
빠다물레나 와메나 요님 삼삐드야 닥시남.
쁘라사리땀 빠담 끄르뜨와 까라브얌 다라예드 드르담

한글옮김;
마하무드라
왼쪽 발뒤꿈치로 회음 부위를 압박하고, 오른쪽 다리는 쭉 뻗어 두 손으로 오른쪽 발을 단단히 잡아주어야 한다.

해설;
한 쪽 다리는 접어 뒤꿈치가 회음 부분에 닿게 하고, 반대쪽 다리는 쭉 뻗은 다음 두 손으로 뻗은 다리의 발끝을 잡고 척추를 곧게 세워 주어야 한다.

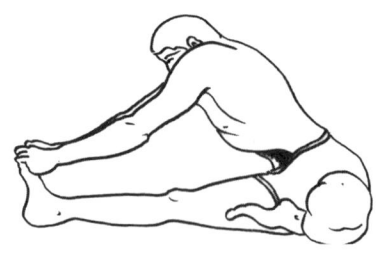

〈마하무드라〉

3-10절

야타단다하따 사르뽀 단다까라 쁘라자야떼.
르즈비부따 따타 삭티 쿤달리 사하사 바웨뜨.
깐테 반담 사마로빠 다라예드 바유 무르드바따.

한글옮김;

　목구멍에서 반다를 수행할 때 수행자는 바유를 계속해서 위로 올려주어야 한다. 이 무드라의 결과로 쿤달리니는 막대기에 맞아 쭉 뻗은 뱀처럼 쿤달리니 또한 이와 같이 곧게 뻗게 된다.

해설;

　목구멍에서 반다를 한다는 말은, 잘란다라 반다를 해 준다는 말이다.

　마하무드라(Mahamudra)를 수행할 때에는 잘란다라 반다(Jalandhara bandha, 목구멍 반다)도 같이 수행한다.

　잘란다라 반다를 통해 쁘라나의 흐름이 흩어지는 것을 막고 그리고 물라반다(Mula bandha)를 통해 아빠나 바유를 계속 상승시켜 준다.

3-11절

따다사 마라나 바스타 자야떼 드위 뿌타스라야.

한글옮김;
　이렇게 해주게 되면 두 나디 즉, 이다와 핑갈라의 활동이 멈추게 된다.

해설;
　이다와 핑갈라 활동을 멈추어 준다라는 것은, 쁘라나의 활동이 수슘나 한 곳으로 모여 결국 수슘나를 통해 쁘라나가 올라갈 수 있도록 하는 것이다.
　이것을 3-10절에서 갑자기 막대기에 맞은 뱀이 쭉 뻗은 것으로 표현을 했는데 두 나디가 활동을 멈추고 수슘나에 집중되었다는 것을 의미한다. 본문의 '마라나 바스타'는 죽은 상태라는 뜻이다.

3-12절
**따따 샤나이 샤나이레와 레짜옌나(이와) 뚜 웨가따
이얍 갈루 마하무드라 마하싯다이 쁘라다르싯다.**

한글옮김;
　그리고 나서 수련자는 결코 서두르지 않으면서 천천히 숨을 내어 쉰다. 이것이 실지로 위대한 수행자들에 의해서 상세하게 설명된 마하무드라이다.

해설;
　9절부터 마하무드라에 대한 설명을 해 주면서 뿌라카(들숨)에 대한 아무른 언급은 없지만 실지로는 뿌라카 후에 안타라 꿈바카를 수행해 줌과 동시에 잘란다라반다도 해주어야 한다.

3-13절

마하 클레샤 다요 도샤 크시얀떼 마라나다야.
마하 무드람 짜 떼나이와 와단띠 비부돗따마.

한글옮김;

　마하무드라는 죽음과 아비드야(Avidya, 무명)와 같은 불행을 제거해 준다. 이러한 이유로 위대한 현자들 사이에서 위대한 무드라라고 불리워진다.

해설;

　아비드야(Avidya, 무지, 무명)는 마하 끌레샤(Mahaklesh)의 다섯 가지 구성요소 중 핵심 되는 요소로서 아비드야가 모든 끌레샤들의 모체로서 우두머리 끌레샤라고 한다. 왜냐면 모든 끌레샤가 이 아비드야로 인해 발생하기 때문이다.

　끌레샤란 사람이 태어나면서 가지고 태어나는 것으로 다섯 가지 심리적인 기질이 있다고 한다. 1)아비드야(Avidya, 무명), 2)아스미따(asmita, 이기심), 3)라가(Raga, 집착), 4)드웨샤(Dvesa, 혐오), 5)아비니웨샤(Avbhinivesa, 삶에 대한 애착)이다.

3-14절

찬드란게 뚜 사마브야스야 수르얀게 뿌나라브야세뜨.
야와 뚤야 바웨뜨 상캬 따또 무드람 비사르자예뜨.

한글옮김;

　다시 반복해 보면, 먼저 왼쪽으로부터 시작해서 그리고 오른쪽을 해 주고, 이와 같이 양쪽을 똑같은 횟수로 반복 수련해 주고 나서 이완을 해준다.

해설;
　기본적이고 상식적인 말이기는 하나 어떤 동작과 무엇을 해주더라도 좌우 균형 있는 수련을 해주어야 한다는 것을 이 구절에서 강조하고 있다.

3-15절
나 히 빠트야마 빠 트얌 와 라사 사르웨삐 니라사.
아삐 북땀 위삼 고람 삐유사미 와 지르야띠.

한글옮김;
　그렇게 되면 마하무드라를 수련해 주는 수련자에게 있어서 즐길 수 없는 음식이나 먹지 못하는 음식이 없으며, 어떤 맛이 없는 음식도 그에게는 맛있게 되고 심지어 치명적인 독극물도 마치 감로와 같이 소화를 시킬 수 있다.

해설;
　좀 과장된 표현이기는 하나 마하 무드라의 수련은, 먹지 못하는 음식과 피해야 할 음식이 없어지고, 맛이 있고 없고 상관없이 어떤 음식도 먹어 소화 시킬 수 있으며, 심지어는 독극물까지로 감로수와 같이 소화시킬 수 있다고 한다.

3-16절
크사야꾸스 타구다와르따 굴마지르나 뿌로가마.
따스야 도샤 크사얌 얀띠 마하 무드람 뚜 요 브야세뜨.

한글옮김;
　폐병, 피부질환, 변비, 분비샘(선) 확장증, 소화불량 등과 같이 많은 질병들이 마하 무드라를 수련해주면 완전하게 퇴치가 된다.

해설;
　이 뿐만 아니라 나병과 복부질환 등에도 좋은 효과를 볼 수 있다고 한다.

3-17절

까티떼얌 마하무드라 마하싯디까리 느르남"
고빠니야 쁘라야뜨네나 나 데야 야스야 까스야 찌뜨.

한글옮김;
　그리고 마하무드라는 사람들에게 위대한 싯디들을 부여하여 준다고 설명 해 주고 있으며, 신중하게 비밀을 지켜야 하며 누구에게도 알려 주어서는 안 된다.

해설;
　마하무드라를 통해 싯디(초자연적인 능력)를 얻을 수 있다고 하는데, 이 때문에 마하무드라의 수련은 아무에게나 말하고 가르쳐서는 안 된다는 것이다. 왜냐하면 요가에 대한 신념과 확신이 없으면 이러한 사실을 믿지도 않을 뿐더러 믿음이 없는 상태에서의 이러한 수련들은 무의미 할 뿐 아니라, 설사 수련한다고 하더라도 절대로 목적하는 바를 성취할 수 없기 때문이다.

3-18/19절

아타 마하반다
빠르스님 와마스야 빠다스야 요니스타네 니요자예뜨.
와모루빠리 상스타쁘야 닥시남 짜라남 따타.
쁘라이뜨와 따또 바윰 흐르다에 찌부깜 드르담.
니스삐다 요니마꾼차 마노 마드예 니요자예뜨.

한글옮김 ;
마하반다
 왼쪽 발뒤꿈치를 회음에 고정시키고, 오른쪽 발은 왼쪽 허벅지 위에 올려놓는다. 숨을 들이쉬고 턱을 쇄골에 묻어 잘란다라 반다를 해 주고서 물라 반다도 해 준다. 마음을 중앙 나디(수슘나)의 꼭대기에 집중을 해 준다.

해설 ;
 본문의 설명대로라면, 싣다아사나(반가부좌)와 같은 자세로 앉아 잘란다라 반다를 해 주고 물라반다도 해주고 의식을 수슘나에 집중해 주는 것이다.

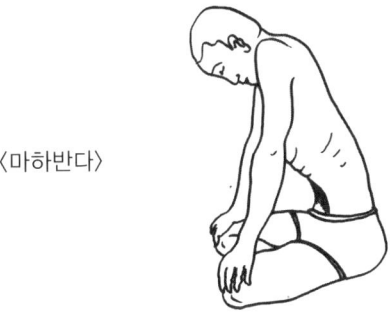

〈마하반다〉

3-20절

다라이 뜨와 야타 삭띠 레짜 예다 닐람 샤나이.
사브얀게 뚜사마브야스야 닥산게 뿌나라 브야세뜨.

한글옮김 ;
 공기를 능력껏 보유해 준 다음, 수행자는 천천히 숨을 내어 쉬어 주어야 한다. 왼쪽 수련이 끝나면 나머지 오른쪽도 반드시 해

주어야 한다.

해설;
꿈바카의 수련과 함께 다리를 바꿔서 좌우를 균형 있게 해주라는 뜻이다.

3-21절
마따마뜨라 뚜 께산찌뜨 깐타반담 위와르자예뜨
라자단따스타 지흐바야 반다 사스또 바웨디띠.

한글옮김;
이것과 연결해서 몇몇 사람들의 견해는 잘란다라 반다는 제외하고서, 혀로 앞 이빨을 압박해 주는 '혀 잠금'을 더 선호한다.

해설;
어떤 사람들은 잘란다라 반다를 수련해 주는 대신 혀를 앞 이빨의 뿌리부분에 대고 입천장을 따라 혀 바닥으로 입천장을 압박해 주면서 수련해 준다. 이것을 혀 잠금, 라자단타(Rajadanta) 혹은 지흐와 반다(Jihva bandha)라고 한다.

3-22절
아얌 뚜 사르와나디나 무르드와 가띠 니로다까.
아얌 깔루 마하반도 마하싯디 쁘라다야까하.

한글옮김;
이 마하반다는 모든 나디에 흐르는 쁘라나가 위로 이동하는 것을 막아 주고, 이것은 실지로 수행자에게 위대한 초자연적인 힘을 부여하여 준다.

해설;

마하반다를 통해 위로 흐르는 쁘라나의 흐름을 막아주는 모든 나디에서 수슘나 나디는 예외이다. 수슘나 만을 열어놓고 수슘나로 모든 흐름을 모아 위로 상승시켜야 하기 때문이다. 이렇게 되었을 때 초자연적인 힘도 주어진다는 뜻이다.

3-23절

깔라 빠샤 마하 반다 위모짜나 위짝사나.
뜨리 베니상가맘 닷떼 께다랍 쁘라빠옌마나.

한글옮김;

마하반다는 죽음이라는 올가미의 커다란 속박에서 벗어나게 하는 능력이 있으며, 세 가지 흐름 즉, 이다, 핑갈라, 수슘나의 합류을 가져다주고 마음은 께다라에 이르게 해 준다.

해설;

죽음의 속박에서 벗어난다는 것은, 윤회의 속박에서 벗어나는 것을 의미한다.

그리고 마하반다는 이다와 핑갈라 나디를 통해 흐르는 쁘라나의 흐름을 마하반다의 수련으로 멈추어 주면서, 수슘나 나디로 모아 양미간사이 아즈나 차크라에서 세 나디의 합류를 이루어준다.

께다라(Kedara)는 시바신의 제 3의 눈이라 하고, 시바가 머물고 있는 자리라고 하는 양미간사이 내면에 존재하는 공간으로 아즈나 차크라 라고 한다.

이곳을 과학에서는 보통은 송과체라 하는데, 송과체는 정신세계의 각성과 밀접하게 연관성이 있다고 고대철학자들이나 정신세계를 추구하는 사람들은 믿고 있는 곳이다.

3-24절

아타 마하베다.
루빨라 완야 산빤나 야타 스뜨리 뿌루삼 위나.
마하무드라 마하반다우 니스팔라우 베다 와르지따우.

한글옮김;
마하베다
남편이 부재중인 상태에서 아름답고 참한 부인이 봉사를 아무리 잘해도 아무런 의미가 없듯이, 마찬가지로 마하무드라와 마하반다가 마하베다를 동반하지 않는다면 아무런 의미가 없다.

해설;
아무리 아름답고 사랑스러운 여자가 남편이 출타를 하고 없는 상황에서 남편이 집에 있는 양 시중을 잘 들더라도 그것을 알아주는 남편이 없는데 그러한 시중이 무슨 소용이냐는 것이다.
이와 마찬가지로 마하무드라와 마하 반다에도 마하베다가 꼭 필요하고 마하베다가 없는 마하무드라와 마하반다의 수련은 의미가 없다는 말이다.

3-25절

마하반다 스티토 요기 끄르뜨와 뿌라까 메까디.
바유남 가띠마 브르뜨야 니브르땀 깐타 무드라야.

한글옮김;
마음을 집중하면서 마하반다로 자리를 잡은 요기는 뿌라카(들숨)을 실행 한 다음 호흡기능을 멈추고 깐타무드라로 레차카(날숨)를 정지해 주어야 한다.

해설;

수행자는 마하반다 자세를 취하고 마음을 호흡에 집중해서 들이쉰다. 그리고 잘란다라 반다를 해 주고서 쁘라나(호흡)가 오르락내리락 할 수 없게 고정을 시킨다. 깐타무드라(Kanta mudra)는 잘란다라반다를 뜻한다. 깐타란 '목'이란 뜻이다.

3-26절

사마하스타유고 부마우 스피짜우 산따다예짜나이.
뿌타드와야마띠 끄라먀 바유 스푸라띠마드야가.

한글옮김;

두 손바닥으로 바닥을 균형 있게 짚고 앉아서 부드럽게 뒤(엉덩이)로 바닥을 친다. 이렇게 하면 두 나디로 부터 바유가 새어나와 중앙에 있는 수슘나 나디로 도약하게 된다.

해설;

마하베다 자세를 취하고 두 손으로 바닥을 짚고 엉덩이를 들었다 놓았다 해 주면서 바닥을 가볍게 친다. 이것을 통해 이다와 핑갈라 등 다른 나디로 흐르던 쁘라나가 수슘나 나디로 합쳐지게 한다고 한다. 뿌타드와야(Putadvaya)는 수슘나의 양쪽에서 평형하게 흐르는 이다와 핑갈라 두 나디를 말한다.

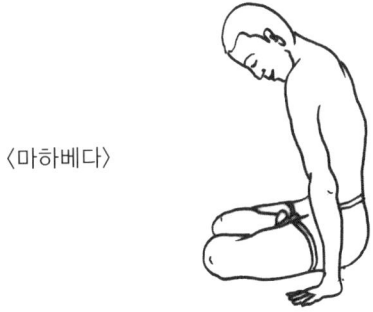

〈마하베다〉

3-27절

소마 수르야그니 삼반도 자야떼 짜므르따야 바이.
므르따바스타 사무뜨빤나 따또 바윰 위레짜예뜨.

한글옮김;

이것(마하베다)은 또한 불멸로 인도해 주는, 이다, 핑갈라, 수슘나의 융합을 이루어 준다. 그리고 므르따 바스타가 일어난 후 숨을 내어 쉰다.

해설;

마하베다의 수련으로 이다와 핑갈라 수슘나가 결합이 되면 앞 (3-23절)에서도 설명한 것과 같이 죽음을 피하는 불멸을 얻는다 고 했는데, 여기서 말하는 불멸성은 나고 죽음이 없어지는 윤회에 서 벗어남을 의미한다.

원문 소마, 수르야, 아그니는 이다, 핑갈라, 수슘나를 의미하는 데, 이다와 핑갈라는 달과 해로 상징되고 수슘나는 불로 상징된다. 따라서 이 책에는 달과 해, 불의 융합으로 표현되었다.

므르따 와스타(Mrtavastha)는 3-11절에 나오는 마라나 와스타 (Maranavastha)와 비슷한 말로 므르따와 마라나는 '죽다'라는 의 미를 가지고 있다. 와스타란 상태라는 뜻으로 두 단어를 연결하면 죽은 듯한 상태가 된다. 따라서 이 27절이던 3-11절이던 죽은 듯 한 상태가 되어야만 쁘라나가 수슘나 나디로 결합이 되고 불멸성 도 일어난다는 의미다. 따라서 이 말은 깊은 집중력에 몰입이 된 사마디 상태라고 하겠다.

야타삭띠는 자신의 능력에 따라 라는 뜻으로 자신의 능력 것 꿈바카를 실행 하다가 내어 쉬라는 뜻이다.

3-28절

마하베도 야마브야산 마하싯디 쁘라다야까.
왈리 빨리따웨빠가나 세브야떼 사다꼬따마이.

한글옮김;
　이 마하베다의 수련은, 노력하는 요기에게 위대한 성취를 이루어 주고, 최고의 수행자에게는 주름살과 백발, 흔들림(동요)을 예방하고 제거해준다.

해설;
　마하베다를 제대로 열심히 수련하면 초자연적인 힘을 얻을 수 있고, 나이 들어 생기는 주름살과 백발, 손발의 떨림 등이 없어진다고 한다.

3-29절

에따뜨 뜨라얌 마하구흐얌 자라 므르뜨유 비나사남.
바흐니 브르디까람 짜이와 흐야니마디구나 쁘라담.

한글옮김;
　늙음을 연장 시켜주고, 죽음을 제거 해 주며, 소화력을 증가시키고, 수행자에게 아니마와 그 외의 초자연적인 힘도 갖게 해주는 이 세 쌍의 무드라는 비밀을 유지하여야 한다.

해설;
　무드라의 수련은 여러 가지 초자연적인 힘이 형성될 수도 있다고 했는데, 구체적으로 어떤 것들인지 밝혀지고 있지 않지만 여기서 한 가지는 밝혀졌다.
　아니마(anima)는 자신의 몸을 작게 축소시키는 변신술이다.
〈나머지는 3-49절 참조〉

세 쌍의 무드라는 마하 무드라, 마하 반다, 마하베다를 일컫는 말이다.

3-30절
아스타다 끄리야떼 짜이와 야메 야메 디네 디네.
뿐야삼바라 산다이 빠빠우가비두람 사다.
삼약 식사와따메왐 스왈빰 쁘라타마사다남.

한글옮김;
　매일 매 3시간마다 8번을 수련하게 되면 변함없이 모든 미덕은 주어지고 나쁜 것들은 다 제거 될 것이다. 따라서 수련하라, 잘 숙련된 수련자에게도 근본적으로 중요하면서 쉬운 수련이다.

해설;
　매 3시간을 주기로 하루 8번 무드라 수련을 해 주면 선업이 쌓이고 모든 악업은 소멸하면서 원하는 바를 성취하게 될 것이며, 초심자나 잘 수련된 숙련자나 할 것 없이 누구에게나 쉬운 것이면서 중요한 수련이라는 것이다.

3-31절
아타 케차리.
까빨라 꾸하레 지흐바 쁘라위스타 비빠리따가.
브루보란따르가따 드르스티르무드라 바와띠 케차리.

한글옮김;
　케차리
　혀를 역(거꾸로)으로 돌려서 두개골 속에 있는 인두(강)속으로 삽입하고, 눈은 양미간 사이에 모으는 것을 케차리 무드라라고 한다.

해설;
　케차리(Khecari)는 '날으다'라는 뜻을 가지고 있고, 때로는 시바의 별명으로 쓰이기도 한다.

3-32절
체다나 짤라나도하이 깔랍 끄라메나 바르다옛따왓뜨.
사야와드 브루마드얍 스쁘르샤띠 따다 케차리 싯디.

한글옮김;
　케차리 무드라의 성공은 혀를 자르고, 이리저리 움직이고, 쥐어짜 내어서 점점 늘여 양 미간사이에 닿게 함으로서 얻어지는 것이다.

해설;
　혀를 자르는 것은, 혀 밑의 소대를 자르는 것으로 다음구절에 설명이 나온다.
　혀를 이리저리 움직이고 쥐어짠다는 것은, 혀를 잡아당겨 늘여주는 것을 말한다. 또 쥐어짜는 것은 소젖을 짜듯이 혀를 잡아 쥐어 짜면서 늘여 주는 것이다.

3-33절
스누히빠뜨라니밤 사스뜨람 수띡스남 수니그다 니르말람.
사마다야 따따스떼나 로마마뜨람 사무찌네뜨.

한글옮김;
　등대 풀 꽃잎을 닮은 날카로우면서도 깨끗하고, 기름칠이 잘된 칼로 혀 밑에 있는 소대를 털끝만큼 자른다.

해설;

소대는 혀 밑 뿌리부분으로 이 부분을 예리한 칼로 털끝만큼 잘라주는 것이다.

3-34절
따따 세인다와빠 트야 밤 쭈르니따 밤 쁘라가르사예뜨.
뿌나 삽따디네 쁘랍떼 로마마뜨람 사무치네뜨.

한글옮김;
　그리고 나서 건강에 좋은 암염 가루를 전체 혀에 발라 주고, 일주일 뒤에 다시 털끝만큼 잘라준다.

해설;
　혀 밑의 소대를 털 끝 만큼 잘라주었다가 일주일 뒤에 다시 잘라주기를 일주일을 주기로 반복해 준다. 그리고 잘라준 뒤에는 암염가루와 심황가루를 문질러 발라준다.

3-35절
에왐 끄라메나 산마삼 니뜨야 육따 사마짜레뜨.
산마사드라 사나 물라시라반다 쁘라나스야띠.

한글옮김;
　이러한 방법으로 체계적이고 규칙적으로 6개월 동안 시술을 하게 되면 6개월 내에 혀 밑에 붙어 있는 소대의 접힌 막이 분리가 된다.

해설;
　매주 혀 밑의 소대를 일주일 간격으로 6개월을 잘라주게 되면 결국 혀 밑의 소대가 잘려 혀는 분리가 되어 자유롭게 되면서 원하는 만큼 늘여주게 된다.

3-36절

깔람 빠라다 무립 끄르뜨와 뜨리빠테 빠리요자예뜨.
사 바웨뜨 케차리 무드라 뵤마짜끄람 따두쯔야떼.

한글옮김;
혀를 거꾸로 해서 인두 강 속으로 집어넣어야 한다. 이것을 케차리 무드라라고 하고, 또한 뵤마 차크라라고도 한다.

해설;
소대가 잘려 혀의 길이도 늘어나고 자유자재로 움직이게 된 혀를 입천장 속으로 거꾸로 집어넣어 세 나디 즉 이다, 핑갈라, 수슘나가 합쳐진다는 양미간사이인 아즈나 차크라까지 밀어 올려준다. 이것을 케차리 무드라라고 하고, 다른 말로는 뵤마 차크라(Vyomacakra)라고 한다.

3-37절

라사나무르드와갑 끄르뜨와 크사나르다마삐 띠스타띠.
위사이르비무쯔야떼 요기 브야디므르뜨유 자라디비.

한글옮김;
이러한 혀를 가진 요기가 잠시나마 그 혀로 위쪽을 향해서 유지를 해 줄 수 있다면, 요기는 독극물이나 질병, 늙음 뜻하지 않은 죽음까지도 극복할 수 있다.

해설;
입천장을 통해 거꾸로 혀를 밀어올려 양미간 사이인 아즈나 차크라에 대고 30분 정도 유지하게 되면 질병이나 늙음, 죽음도 연장시키고 물론 과장되기는 했지만 독극물로 부터도 자유롭다고 한다.

크샤나라는 말은 아주 짧은 시간적 순간을 말한다. 여기서는 30분이라고 설명하고 있으나 원뜻은 아주 짧은 순간 혹은 찰라라는 뜻이다.

3-38절

나 로고 마라남 딴드라 나 니드라나 크수다 뜨르사.
나 짜 무르짜 바웨따스야 요 무드람 베띠 케짜림.

한글옮김;
케차리 무드라를 마음대로 할 수 있는 요기는 질병이나 죽음, 피로, 잠, 목마름, 배고픔, 무감각과 같은 우리 인간이 가질 수 있는 결점들로부터 해방된다는 것을 안다.

해설;
혀끝이 양미간사이까지 닿게 되면 그곳에서 분비되는 감로를 흡입함으로 해서 우리 인간이 가진 죽음이나 잠, 피로, 배고픔 등과 같은 결점들로부터 자유롭게 될 수 있다.

3-39절

삐드야떼 나 사 로게나 리쁘야떼 나 짜까르마나.
바드야떼 나 사 깔레나 요 무드람 베띠 케차림.

한글옮김;
케차리 무드라의 수련을 성공적으로 마스터한 사람은 질병으로부터 고통을 받지 아니하며, 자신의 까르마의 결과에 의한 속박이나, 삶과 죽음에 대한 윤회의 주체가 더 이상 아니다.

해설;

케차리 무드라의 성취는 늙고 병들고 죽는 것으로부터 벗어날 수 있으며 시간에 속박을 받지 않는다고 한다. 이 말은 젊음을 유지 할 수 있다는 말이다. 또 자신이 행한 행동에 대한 까르마의 굴레에서도 벗어날 수 있다.

3-40절
찌땀 짜라띠 케 야스마 지흐와 짜라띠케가따.
떼나이사 케짜리 나마 무드라 싯다이르 니루 삐따.

한글옮김 ;
　전문가들은 그것을 케짜리(하늘을 날으는)라고 부른다. 왜냐면 마음은 빈 공간 안으로 들어가고 혀 또한 인두 강 속에 있는 빈 공간으로 들어가기 때문이다.

해설 ;
　6개월 동안 혀 밑의 소대를 자르고, 다시 3년간을 혀를 빼내는 수련을 거쳐서 혀가 입천장을 지나 아즈나 차크라에까지 닿았을 때 짜고, 시고, 쓰고, 떫고, 버터 맛, 기, 우유, 요거트, 꿀, 포도 쥬스와 같은 맛 등 여러 가지 맛을 느낄 수가 있다고 하는데, 이것이 바로 앞으로 많이 나오게 되는 빈두(bindu) 즉 신들의 음료인 넥타(감로)인 것이다.
　케차리 무드라를 통해 이러한 넥타 즉 감로를 마시게 됨으로서 요기는 질병으로부터 자유롭게 되고, 갈증, 피로, 나이가 들어 노쇠하거나 병들거나 죽음으로부터 자유로워지고 불에 타지도, 물에 빠지지도, 뱀이 물지도 못하게 되면서 사마디를 곧 성취해 주게 된다고 한다.
　케짜리의 어원은 '카(Kha)+짜리(Chari)'로서 카(Kha)는 양미간

사이에 있는 공간 아까샤(Akasha)라는 뜻이고, 짜리(chari)는 움직이다. 라는 뜻을 가지고 있다.

그래서 혀가 입천장을 통해 양미간사이에 들어가게 되면 마음도 양미간사이의 공간으로 집중하게 된다. 이때 그 느낌이 하늘을 나는 듯하기 때문에 하늘을 날으다. 라는 뜻을 가지고 있는 케차리 무드라라고 한다.

3-41절
케차르야 무드리땀 예나 위와람 랍비꼬르드와따.
나따스야 크사라떼 빈두 까민야슬레시따스야 짜.

한글옮김;
만약 요기가 케차리 무드라로 혀를 위로 틀어 올려 인두강의 윗부분을 압박해 주고 있다면, 젊은 여자를 품고 있다하더라도 자신의 빈두(정액)를 방출하지 않게 된다.

해설;
요가에서는 우리 목 뒤쪽의 공간(찬드라, Chandra)에서 흘러 내리는 액체가 있는데 이것을 빈두(bindu)고 한다. 다른 말로는 넥타라고도 하고 우리말로는 생명수인 감로라고 할 수 있다.

이 감로가 아래로 흘러 내려 배꼽에 있는 태양총에 의해 소진됨으로 인해 우리인간의 생명이 단축되고 결국에는 죽음에 이르게 된다고 한다. 이것을 케차리 무드라로 흡입을 하는 것이다.

한 편 빈두는 목 뒤쪽에 있는 찬드라에서만 생성 되는게 아니고 골반에서도 생성이 되는데, 고대 인도사람들은 성적인 흥분은 신경계의 어떤 자극과 함께 시작된다고 믿는다. 따라서 가장 먼저 우리 몸의 윗부분에서 액체가 분비되기 시작하면서 그것이 아래로 흘러내린다고 한다. 만약 이것이 조절되지 않고 골반까지 흘러내려서 골반에서 분비되는 분비물과 결합이 되어 정액이 되어 방출이 됨으로 하여 우리 생명에너지도 감소가 되어 생명을 단축한다는 것이다. 따라서 이것을 근원적으로 케차리로 예방을 하고 설사 이 감로가 아래로 흘러내렸다 할지라도 바즈롤리 무드라라는 요가행법으로 재 흡입을 할 수 있다. (바즈롤리는 3장 82-89절에 나온다.)

3-42절

짤리또삐 야다 빈두 삼쁘랍또 요니 만달람.
브라자뜨유르드왐 흐르따 삭뜨야 니받도 요니 무드라야.

한글옮김;

위로부터 골반부위로 흘러내리는 분비물은 '요니 무드라'로 다시 위로 올려 보낼 수가 있고 멈추어 있게 할 수가 있다.

해설;

하타쁘라디피카의 주석가 브라흐마아난다는 우리 몸에서 소마(soma)의 위치는 양미간사이에서 왼쪽에 위치해 있다고 한다.

소마는 찬드라라고 해서 달을 의미하고 이곳에서 흘러나오는 감로라고 믿는다.

이 찬드라로부터 소마(감로)가 끊임없이 흘러내려 배꼽부위에 있는 수르야에 의하여 소모되고 소진되는데, 케차리의 수련으로 이 감로가 소진되는 것을 막아 준다고 한다.

소마가 분비되는 위치는 아즈나 차크라의 뇌하수체 혹은 송과체가 아닌가 추측을 한다. 소마의 뜻은 여러 가지로 쓰이고 있는데, 이다(Ida)라고도 한다.

따라서 이다(Ida)는 달을 의미함으로 찬드라와 같은 뜻으로 쓰이기도 한다.

그러나 주로 찬드라에서 분비되는 넥타(감로)로 많이 쓰인다.

요니 무드라는 두 가지가 있다. 1) 손가락으로 눈, 코, 귀 입을 막고 물라반다를 하고서 빈두를 위로 끌어올리는 수련을 말하는데 이는 산무키 무드라(Shanmukhi mudra)와 같다. 2)는 손가락으로 요니 무드라 특유의 제스처(gesture, 손짓, 몸짓)가 있다. (그림참조)

요니(yoni)란 자궁 혹은 근원, 원천이라는 뜻이다. 한 편 바즈롤리 무드라를 요니 무드라라고도 한다.(바즈롤리 무드라는 3-82/89 참조)

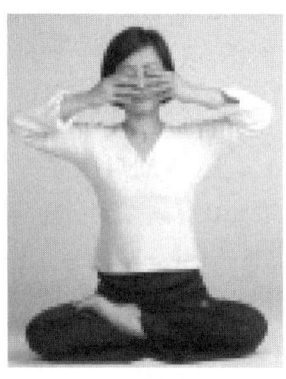

〈산무키 무드라〉

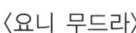〈요니 무드라〉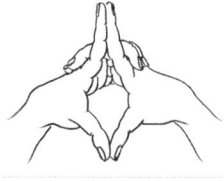

3-43절

우르드와 지흐와 스티로 부뜨와 소마빠남 까로띠야.
마사르데나 나 산데호 므르뜨윰 자야띠 요가 위뜨.

한글옮김;
　혀를 위로 말아 올려 찬드라에서 분비되는 감로를 안정감 있게 마실 수 있는 유능한 요기는 15일 안에 죽음을 확실하게 정복할 수가 있다.

해설;
　케차리 무드라로 빈두를 안정감 있게 흡입할 수 있는 요기는 죽음까지도 정복할 수 있다고 했는데, 죽음을 정복할 수 있다는 말은, 갑작스럽게 죽는 요절을 말한다. 케차리 무드라의 수련뿐만 아니라 요가의 수련은 어떠한 요절도 예방해준다.

3-44절

니뜨얌 소마 깔라 뿌르남 사리람 야스야 요기나.
딱사께나삐 다스따스야 비삼 따스야 나 사르빠띠.

한글옮김;
　소마(찬드라)로부터 흐르는 감로로 매일 자신의 몸을 채우는 요기는 딱사까라는 뱀에 물려도 그 독이 그의 몸에 아무런 영향을 주지 못한다.

해설;
　소마(Soma)의 뜻은 감로라는 뜻인데, 여기서는 찬드라와 같은 의미로 쓰였다.
　감로 즉 소마는 찬드라에서 생성된다. 딱사까(Taksaka)는 인도 신화에서 나오는 가장 맹독을 지닌 여덟 뱀 중의 왕을 말한다. 그러나 이 구절에서 의미하는 것은 딱사까라는 뱀에 물려도 영향을 주지 못한다고 하니, 좀 과장되긴 하나 어떤 뱀에 물려도 상관이 없다는 말이기도 하다.

3-45절

인다나니 야타 와흐니스따일라 와르띰 짜 디빠까.
따타 소마 깔라 뿌르남 데히데함 나 문짜띠.

한글옮김;
 연료 통속에서 불이 붙은 막대기나 기름에 푹 젖은 심지의 불꽃처럼, 우리의 영혼도 찬드라로 부터 흘러내리는 감로로 가득한 이 육체를 떠나지 않는다.

해설;
 심지에 기름이 있는 한 불꽃은 꺼지지 않고 우리 몸에 생명수가 가득한 이상 우리의 생명은 육체를 떠나지 않는다는 말이다. 그래서 항상 우리의 몸을 생명의 감로수로 가득 채우고 있어야 한다는 말이다.

3-46절

고맘삼 박사옌니뜨얌 삐베다 마라와루님.
꿀리남 따마함 만예 이(쩨)따레꿀라가따까.

한글옮김;
 항상 고맘사를 먹고 아마라 바루니를 마시는 사람은, 그의 가문에 있어서 소중한 후손으로 남을 것이며, 그렇지 못한 나머지는 그들 선조들에게 하나의 불명예로 남게 될 것이다.

해설 ;

　고맘사(Gomamsa)에서 고(go)는 소, 맘사(mamsa)는 고기란 뜻으로 소고기란 말이다. 특히 소 혀를 말한다. 항상 고맘사를 먹는다는 것은 케차리 무드라를 해 준다는 뜻이고 아마라바루니(Amaravaruni)를 마신다는 말은 빈두를 마신다는 뜻이다. 아마라바루니는 강한 독주라는 뜻이다. 그러나 여기서는 빈두 즉 감로수를 의미한다. 따라서 이 말은 고도의 요가를 성취해 준 수행자를 일컫는 말로써 이런 요기를 배출한 가문은 집안의 영광이라는 뜻이며, 그렇지 못한 집안은 불명예스럽다는 것이다. 고맘사와 아마라바루니에 대한 설명은 계속되는 구절에 나온다.

3-47절

고삽데노디따 지흐와 따뜨쁘라웨소 히 딸루니.
고맘사 박사남 따뚜 마하 빠따까나사남.

한글옮김 ;

　여기서 '고'라는 말은 '혀'를 뜻하며 딸루는 코인두강 속의 뿌리에 들어가는 것을 말하는데, 이것을 큰 죄를 속죄해 준다는 고맘사박사나라고 한다.

해설 ;

　'고'란 원래 '소'를 뜻하는 말인데 여기서는 혀를 말하고, 딸루는 코 인두 속 천장 즉 찬드라를 말한다. 혀로 찬드라에 들어감으로 인해 지금까지 지은 죄업을 정화시켜 결국 요가의 최상경지에 오르게 됨을 상징적으로 나타내고 있다.

3-48절

지흐와 쁘라웨사 삼부따와 흐니노뜨 빠디따칼루.
찬드라뜨 스라와띠야 사라사 스야다마라바루니.

한글옮김;

 아마라바루니는 혀를 인두 강 속으로 삽입하게 되면 그 열로 찬드라에서 생산되어 흘러내리는 감로(넥타)를 말한다.

해설;

 바루니의 원 뜻은 술이라는 뜻이다. 아마라바루니를 다른 말로 하면 빈두인데 빈두의 맛은 여러 가지로 나타난다. 다음 구절 참조.

3-49절

쭘반띠 야디 람비까그라마니삼 지흐와라사스얀디니.
식사라 까투까블라 두그다사드르시 마드와즈야뚤야 따타.
브야디남 하라남 자란따까라남 사스뜨라가모디라남,
따스야 스야다 마라뜨와마스타구니땀 싯당가나까르사남.

한글옮김;

 만약에 혀끝으로 끊임없이 구개 천장을 접촉하게 되면 혀는 짜고, 떫고, 시거나 혹은 우유, 꿀, 기 맛과 같은 감로를 계속해서 먹게 된다.
 그러면 모든 질병과 늙음이 사라지고 모든 무기로부터 받는 공격을 피할 수 있으며, 또한 영원히 8가지 초자연적인 힘을 얻을 수 있으며, 아름다운 여인을 끌어당길 수도 있다.

해설;

 케차리 무드라의 수련으로 소마 혹은 빈두를 계속 흡입을 하게 되면 금강불괴와 같은 몸이 된다.

8가지 초자연적인 힘은

1) 아니마(Anima) : 아주 작게 변신할 수 있으며,

2) 라기마(Laghima) : 아주 가벼워질 수 있으며,

3) 쁘랍띠(Prapti) : 어디든지 갈 수 있으며,

4) 쁘라깜야(Prakamya) : 원하는 것은 다 충족시킬 수 있으며,

5) 마히마(Mahima) : 아니마의 반대로 아주 크게 변신할 수 있다.

6) 이시뜨왐(Isitvam) : 우주의 제왕이 될 수 있으며,

7) 바시뜨왐(Vasitvam) : 모든 것을 통제할 수 있으며,

8) 까마바사이따(Kamavasayita) : 스스로를 통제할 수 있게 된다.

3-50절

우르드와(무르드나) 소다사 빠뜨라 마드야 갈리땀 쁘라나다 왑땀 하타뜨.
우르(두르)드와 스요 라사남 니야먀 위와레 삭띰 빠람찐따얀.
우뜨깔롤라 깔라잘랍 짜 위말람 다라마얌 아 삐베뜨 니르뱌디사 므르 날라 꼬말라와 뿌르요기 찌람 지와띠.

한글옮김;

얼굴을 위로 들어 올리고, 혀는 인두 강 속에 삽입을 하고서, 지고한 삭띠에 명상을 한다. 그리고 쁘라나의 압박을 이용하여 목 중앙에 있는 16개의 연꽃 밖으로 밀려나와 요동치는 순수한 물을 흡입하게 되는 요기는, 연꽃 줄기와 같은 부드러운 육체로 오래 살게 되며 모든 질병으로부터 벗어날 수가 있다.

해설;

케차리 무드라를 수행하면서 쿤달리니도 각성시켜 위로 끌어올리고 16개의 연꽃잎을 가진 비수다 차크라에서 빈두와 쿤달리니

를 결합시켜 그 효과를 극대화 시키는 동시에 소마 또한 꾸준히 마시게 되면 부드럽고 아름다운 육체로 질병 없이 오래 살수 있다는 것이다.

3-51절

아뜨쁘랄레얌 쁘라히따수시람 메루무르단따라스탐.
따스민스 따뜨왐 쁘라와디띠수디 스딴무캄 닙나가남.
찬드라뜨사라 스라와띠 와뿌사스뻬나므르뜨유르나라남.
따드와드니야뜨 수까라나마또 난야타 까르야 싯디.

한글옮김 ;

아뜨만은 나디들의 종착지이면서 지혜로운 장소인 머릿속 메루의 정상에 이슬을 머금고 있는 틈새에 새겨져 있다.

육체의 정수(精髓)는 달(목구멍)로부터 흘러내려 소진되어진 결과 인간은 죽게 된다. 따라서 사람들은 케차리 무드라와 같은 이로운 까라나를 받아들여야하고, 요가를 성취하는데 있어서 다른 방법으로는 이룰 수 없다.

해설 ;

메루의 정상이란, 메루는 척추를 말하고 그 정상은 뇌하수체와 간뇌를 포함한 코인두강 뒤편의 공간을 일컬음이다. 이 공간속에 아뜨만이 자리하고 있다는 말이고, 그 장소를 요가적 용어로는 찬드라라고 한다.

이 찬드라에서는 빈두 즉 낵타(감로)가 흐르고 이것이 아래로 흘러내려 배꼽에 있는 태양 총에 이르러서 소진이 되면서 우리 인간의 생명에너지도 소진이 되어 결국 죽음에 이르는 것이다. 이와 같이 소진되는 생명수인 감로를 케차리 무드라로 흡입하여 에너지화 시키면 우리의 삶은 분명 달라질 것이다. 물론 진정한 요가 수행자의 목적은 오래 사는 것이 아니라, 삶과 죽음에서 해방되는 것이라고 밝히고 있지만, 케차리 무드라를 통해 아름답고 다이야몬드 같은 견고한 신체를 가질 수 있다고 한다.

까라나는 수행하는 행위를 일컫는 말로써 케차리 무드라와 같은 요가 수련을 실행한다는 말이다.

3-52절
**수시람 즈나나 자나깝 빤짜스로따 사만위땀.
띠스타떼 케차리 무드라 따스민 순예니란자네.**

한글옮김;
　이 움푹 파인 구멍, 이곳은 사실 5가지 경로가 만나는 장소이면서 지혜의 원천이다. 그 순수한 빈 공간이 케차리 무드라가 안주하는 곳이다.

해설;
　5가지 경로란, 2개의 콧구멍과 2개의 귀 구멍, 1개의 입이 만나는 곳을 말한다. 이 공간을 또 다른 문헌들에 보면 삽따스로따라 해서 7가지의 신경경로가 만나는 곳이라고 한다. 앞의 5가지에 2개의 시각기능을 합쳐 7가지가 된다. 실지로 입천장 안쪽이면서 인두강 위에 존재하는 이 공간은 우리 인간의 모든 감각신경이 통합되면서 교차하는 곳으로 이곳의 기능을 자유자재로 조절할 수만 있다면 원하는 것은 무엇이나 이루지 못할 것이 없다고 한다. 따라서 요기가 이 무드라로 집중해 주는 그 장소가 바로 케차리 무드라의 자리라고 말하는 것이다.

3-53절

에깜 스르스티마얌 비자메까 무드라 짜 케차리.
에꼬 데보 니랄람바 에까와스타 마논마니.

한글옮김;
　유일하게 어디에나 두루 퍼져있는 비자 소리(성스러운 음절 옴)와, 오직 하나뿐인 중요한 무드라 케차리와 그리고 어떤 것에도 의지하는 것 없는 유일한 신과 하나뿐인 요가 적인 상태 마논마니가 있다.

해설;
　비자(Bija)란 씨앗이란 뜻으로 이 세상에 하나의 씨앗소리만이 존재 했었는데 그것은 바로 '옴'이라는 말이다. 이 씨앗의 소리로부터 세상이 창조되어 전개된 것이다. 그래서 성스러운 음절이라고 한다. 또 어떤 것에도 의지함이 없는 독존(獨尊)의 신은 바로 브라흐만을 의미하고, 마논마니(Manonmani)란 사마디를 일컫는 말로서 요가에서 말하는 가장 영적이고 정신적인 상태를 말한다.

3-54절

받도예나 수슘나얌 쁘라나스뚜디야떼 야따.
따스마드우디야나꺄얌 요기비 사무다 흐르따.

한글옮김;
　우디야나반다
　이 잠그는 수련으로 인해 쁘라나는 수슘나 나디에 한정되어 수슘나 나디를 따라 위로 올라가기 때문에 요기들은 이것을 우디야나라고 부른다.

해설;
　우디야나(Uddiyana)의 어원이 웃디(Uddi)위로 날아오르다에서 왔다. 따라서 우디야나 반다의 수련으로 쁘라나는 수슘나 한곳으로 집중이 되어 그 수슘나 나디를 통해 위로 상승하게 된다.

3-55절

웃디남 꾸루떼 야스마다 위스란땀 마하카가.
웃디야남 따데와 스야 따뜨라 반도 위디야떼.

한글옮김;
　위대한 새는 수슘나 나디를 통해 계속적으로 날아오르는 것을 우디야나라고 하고, 반다(잠금)는 다음 구절에 설명한다.

해설;
　여기서 위대한 새라는 것은 쁘라나를 일컫는 말이고, 이 쁘라나가 수슘나 나디를 통해 위로 올라가는 것을 우디야나라고 한다. 우디야나 반다(Bandha, 잠금)에 대해서는 다음 구절에 설명을 하고 있다.

3-56절

우다레 빠스치맘 따남 나베루르드왐 짜 까라예뜨.
우디야노 흐야사우 반도 므르뜨유 마땅가께사리.

한글옮김;
　복부 부위를 등 쪽으로 당기면서 배꼽 위까지 끌어올린다. 이것이 사자가 코끼리를 죽음에 이르게 한다는 우디야나 반다이다.

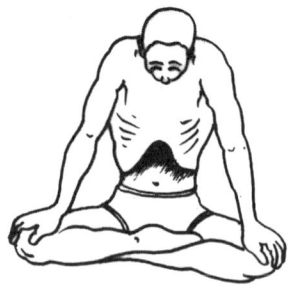

〈우디야나 반다〉

해설;

우디야나 반다 수련 방법은 먼저 숨을 다 내어 쉰 다음, 호흡을 멈춘 상태에서 배꼽 아래쪽에서부터 복부를 등 쪽으로 당기면서 위로 끌어올려 준다.

사자가 코끼리를 죽인다는 말은, 실지로 사자가 코끼리를 죽일 수는 없다. 그러나 사자가 죽일 수 없는 코끼리를 죽인다는 것은 불가능한 일을 가능하게 만든다는 의미로, 우디야나 반다의 규칙적인 수련을 통해 일반적으로 죽을 때가 되지 않았는데도 죽게 되는 피할 수 없는 갑작스런 죽음 즉 요절하는 것을 피할 수 있다는 말이다.

3-57절

우디야남 뚜 사하잠 구루나 까티땀 야타(사다).
아브야세뜨 사따땀 야스뚜 브릇도삐 따루나야떼.

한글옮김;

나이가 든 사람도 이 우디야나 반다를 스승의 가르침에 따라 꾸준히 습관적으로 수련을 하게 되면 남녀 모두 다시 젊어진다.

해설;
　우디야나 반다의 꾸준한 수련으로 우디야나 반다가 숙달이 되어 습관적으로 자연스럽게 이루어지면 빈두의 낭비를 막아주기 때문에 남녀 모두 젊어진다는 것이다.

3-58절
나베루르드와 마다스짜삐 따납 꾸르야뜨 쁘라야딴따.
산마삼아바쎈므로뜨윰 자야뜨예와 나 삼사야.

한글옮김;
　배꼽을 포함한 배꼽아래쪽과 배꼽위쪽을 등 쪽으로 끌어 당겨 주도록 노력을 해야 한다. 이 수련을 여섯 달 동안 하게 되면 틀림없이 죽음을 극복할 수 있다.

해설;
　우디야나 반다 수련을 6개월 동안 해주게 되면 6개월 내로 의심할 여지없이 죽음을 극복 할 수 있다는 것이다. 여기서 말하는 죽음은 뜻하지 않은 갑작스런 요절하는 것을 말한다.

3-59절
사르베사메와 반다 반다나무따모 휴디야나까.
우디야네 드르데 빗데 묵띠 스와바위끼 바웨뜨.

한글옮김;
　반다 중에 최고가 우디야나 반다이며, 만약 우디야나 반다가 완전하게 되면 해방(해탈)은 저절로 온다.

해설;
　우디야나 반다가 습관화 되어 쁘라나가 수슘나를 통해 브라흐마란드라까지 도달하게 되면 우디야나가 완성되고, 이러한 완성은 사마디를 성취하게 되고 사마디는 해탈에 이르게 한다.

3-60절
아타 물라 반다
빠르스니바게나 삼삐드야 요니마꾼짜예드구담.
아빠나무르드와 마끄르스야 물라반도비디야떼.

한글옮김;
물라반다
발뒤꿈치로 회음을 압박하고, 항문을 조여주면서 아빠나를 위로 올려 주는 것을 물라 반다라고 한다.

해설;
아빠나 바유는 원래 배설이나 배출을 관장하는 에너지 이다. 대소변을 배설하고 산모가 아기를 생산하는 것 등이 아빠나 바유의 기능이다. 그러나 물라 반다에서는 밖으로 배출해내는 아빠나 바유의 기능을 역으로 끌어올려준다. 이것은 배설이나 배출에 의한 에너지 소모를 거꾸로 끌어올려 에너지 효율을 극대화시키기 위한 수련이다. 물라(Mula)라는 말뜻은 '근원'이라는 뜻이다.

3-61절
아도가띠미빠남 와이(와) 우르드와감 꾸루떼 발라뜨.
아꾼짜네나 땀 쁘라후르 물라반담 히 요기나.

한글옮김;
아빠나 바유의 자연적인 흐름은 아래로 내려가는 것이나 항문을 수축하므로 해서 강제로 위로 향하게 해 주는 것을 '물라 반다'라고 한다.

해설 ;

아빠나 바유의 원래 기능은 밑으로 배출해 주는 것이지만 진행 방향을 거꾸로 끌어 올려줌으로 해서, 요가 수행자에게 있어서 수슘나 나디를 통해 무엇인가 등을 타고 올라가는 느낌을 갖게 한다.

이것을 경험해 본 요기는 '아빠나 바유'가 올라간다. 라고 하거나 쁘라나가 상승한다.라고 한다.

3-62절

구담 빠르스야 뚜 삼삐드야 요니(바유)마꾼짜예드 발라뜨.
와람 와람 야타 쪼르드왐 사마야띠 사미라나.

한글옮김 ;

발뒤꿈치로 항문을 압박하고 사미라나가 올라갈 때까지 계속해서 반복적으로 회음을 강제로 수축해야 한다.

해설 ;

3-61절과 같은 구절로 아빠나 바유가 역으로 상승할 때까지 계속해서 반복적으로 회음을 수축해주는 것이다.

사미라나(Samirana)는 아빠나 바유와 같은 말이다.

3-63절

쁘라나 빠나우 나다빈두 물라반데나 짜이까땀.
가뜨와 요가스야 삼싯딤 야차또 나뜨라 삼사야.

한글옮김 ;

쁘라나가 물라반다를 통하여 아빠나 바유와 나다, 빈두와 결합하게 되면 수행자는 요가의 완전함을 얻게 된다. 이것은 의심할 여지없는 진리이다.

해설;

물라 반다를 통해 아래로 배출되는 아빠나 바유를 위로 끌어올려 쁘라나 바유와 결합을 하고, 이것을 위로 상승하여 심장부위인 아나하따 차크라에 이르게 되면 나다(Nada)가 형성된다.

나다는 다시 쁘라나와 아빠나 바유와 결합이 되어 다시 상승하여 비수다 차크라에서 빈두와 결합을 하게 된다. 이렇게 결합된 나다, 빈두, 쁘라나, 아빠나가 모두 함께 머리 위로 상승하여 브라흐마란드라에까지 이르게 되면 요가를 완전하게 성취해 주는 것이 된다.

나다(Nada)는 나다누산다나(Nadanusandhana)의 줄임말로 아나하따 차크라에서 발생하는 신비한 내면의 소리이다.

3-64절

아빠나쁘라나 요라이끄얌 크샤요 무뜨라뿌리샤요.
유와 바와띠 브릇도 삐 사따땀 물라 반다나뜨.

한글옮김;

물라 반다의 꾸준한 수련은 소변과 대변의 배출량이 감소하고, 아빠나와 쁘라나가 결합되어 노인도 젊어진다.

해설;

바른 식이요법과 함께 반다와 무드라, 그리고 쁘라나야마를 수련하면, 요기들은 자신이 먹고 마신 대부분의 음식은 모두 소화를 시키기 때문에 대소변의 양이 줄어든다. 그리고 땀도 적게 나면서 몸에는 독소가 감소하고 젊어지게 된다.

3-65절
아빠네 우르드와게 자떼 쁘라야떼 바흐니 만달람.
따다 날라시카 디르가 자야떼 바유나 하따.

한글옮김 ;
　아빠나 바유가 위로 올라와서 배꼽부위에 이르면 바유에 의하여 송풍효과를 일으켜 불꽃이 더욱 타오르게 된다.

해설 ;
　쿤달리니가 각성되어 위로 올라가는 모습을 불꽃으로 나타내고 있다. 그런데 여기에 아빠나 바유와 쁘라나가 결합되어 위로 상승하면서 송풍효과를 일으켜 더 크고 밝은 불꽃으로 상승한다.

3-66절
따또 야또 와흔야빠나우 쁘라나무스나 스와루빠깜.
떼나뜨얀따쁘라딥따스뚜 즈왈라모 데하자스따타.

한글옮김 ;
　그리고 나서 위로 올라온 아빠나 바유와 그 자체로 따뜻한 열기를 가지고 있는 쁘라나와 결합을 하게 되면, 몸의 열기가 더욱 강하게 느껴진다.

해설 ;
　아빠나 바유와 쁘라나가 합쳐지면 열기는 더욱 강하게 느껴진다고 한다. 그리고 쁘라나 자체가 열기를 가지고 있다. 그래서 많은 요가 수행자들이 수련 중에 몸의 열기가 상승한다고 말한다. 그러나 이러한 열기는 육체적인 열기가 아니라 정신적인 열기이다.

3-67절

떼나 쿤달리니 숩따 산땁따 삼 쁘라부드야떼.
단다하따 부장기와 니 스와스야 르주땀 브라제뜨.

한글옮김;
이러한 수행으로 잠자고 있던 쿤달리니가 활동을 시작하고 깨어난다. 그리고 막대기로 한 대 맞은 뱀처럼 쉿 소리를 내면서 똑바르게 된다.

해설;
뱀은 물론 없지만 쿤달리니를 잠자는 뱀으로 나타내었고, 아빠나와 쁘라나가 결합되어 위로 상승하게 되면 똬리를 틀고 있던 형태가 막대기처럼 직선이 되면서 비활동적이던 것이 활동적으로 바뀌게 된다.
이러한 과정을 쿤달리니 요가 수련 구성 중의 하나로 쿤달리니를 각성시킨다라고 한다.

3-68절

빌람 쁘라위스테와 따또 브라흐마나드 안따람 브라제뜨,
따스만니뜨얌 물라반다 까르따뵤 요기비 사다.

한글옮김;
그리고 나서는 뱀이 뱀 굴로 들어가듯이 쿤달리니는 수슘나 나디 속으로 들어간다. 따라서 요기는 항상 물라 반다를 수련해야 한다.

해설;
이러한 현상이 수슘나 나디 전체에 걸쳐 머리 꼭대기까지 퍼지게 되면 쿤달리니 요가가 완성되는 것이다. 브라흐마나디를 다른 말로 수슘나 나디라고 한다.

3-69절

아타 잘란다라 반다.
깐타마꾼쯔야 흐르다에 스타빠에찌 부깜 드르담.
반도 잘란다라 크요얌 자라므르뜨유 위나사까.

한글옮김;

잘란다라 반다

목을 수축시키고 턱을 가슴에 단단히 고정시켜야 한다. 니스빠띠 아와스타를 얻기 전에 죽는 것을 파괴하는 잘란다라 반다라고 알려져 있다.

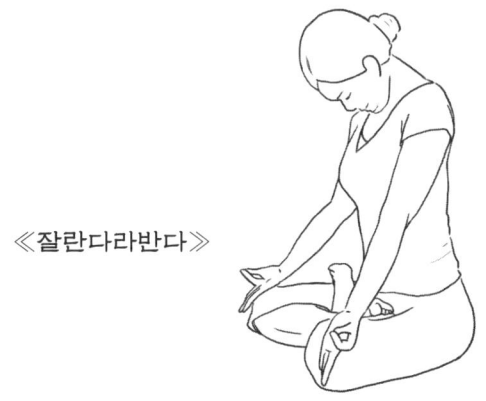

《잘란다라반다》

해설;

니스빠띠 아와스타(Nispattiavastha)는 요가 수행 중에 일어나는 4가지 단계 중의 최종 단계로 비나 소리가 들린다고 한다. (4-76절 참조)

니스빠띠 아와스타 단계를 얻기 전에 죽는다는 말은, 요가 수행자로서는 요가의 최종 목적지까지 가보고지도 못하고 죽는 것이니까 당연히 불명예스러운 것이다. 그래서 여기서는 요가 수행자로서의 요절을 뜻한다. 그러나 일반인들도 마찬가지로 천수(天壽)를 다하지 못하고 죽는 갑작스럽게 죽는 요절(夭折)을 잘란다라 반다로 피할 수 있다는 뜻이다.

3-70절

바드나띠 히 시라잘라마도가미나 보잘람.
따또 잘란다로 반다 깐타 두카우가나사나.

한글읊김;

　잘란다라 반다는 전체적인 통로를 막고, 위에서부터 아래로 흘러내리는 분비액(유동액)을 보호 하면서 목에서 발생하는 모든 종류의 통증을 없애준다. 이것은 목을 통해서 에너지 흐름을 위로 올려주는 잘란다라 반다, 즉 '턱 잠그기'라고 한다.

해설;

　잘라(jala)라는 말은 그물망을 뜻한다. 따라서 그물망과 같이 넓게 퍼져 있는 나디들을 한 곳으로 모아 아래로 흘러내리는 빈두를 더 이상 흘러내리지 못하게 멈추어 주는 효과가 있기 때문에 에너지 소진도 막아주고 목 부위에서 발생하는 질환도 치유해주는 효과가 있는 것이다.

3-71절

잘란다레 끄르떼 반데 깐타산 꼬찰락사네.
나 삐유삼 빠따뜨야그나우 나 짜 바유 쁘라꾸쁘야띠.

한글읊김;

잘란다라 반다를 하는 동안에는 목을 수축시키는 특성에 의하여 달에서 흘러내리는 넥타를 불 속에 떨어지는 것을 막아 유지시켜주고 바유의 방해도 제거해 준다.

해설;
넥타는 생명에너지인 감로를 말하며 이것이 불속에 떨어진다는 말은 태양총인 마니뿌라 차크라로 내려가는 것을 말한다. 그리고 바유의 방해라는 말은 다른 나디로 흩어지는 쁘라나를 수슘나로 집중시켜주는 효과가 있다는 것을 의미한다.

3-72절
깐타산 꼬짜네나이와 드웨 나드야우 스땀바웨드 드르담.
마드야 짜끄라미담 즈네얌 소다사다라반다남.

한글옮김;
목구멍을 수축해서 두 나디, 이다와 핑갈라를 완전하게 막아 주어야 한다. 이것이 생명에너지의 흐름을 조절 해 줌으로써 16 가지 아다라들을 통제해주는 마드야 차크라 라고 한다.

해설;
16개의 아다라(Adharas)란 우리 몸의 16군데의 급소를 일컫는 말이다. 1. 발가락, 2. 발목 3. 무릎 4. 허벅지 5. 회음 6. 생식기 7. 배꼽 8. 심장 9. 목 10. 목구멍 11. 혀 12. 코 13. 양미간 14. 이마 15. 두개골 16. 머리 정수리 등이다.

마드야 차크라(Madhyachakra)는 중간 길이라는 뜻으로 수슘나를 일컫는 말이다.

따라서 잘란다라로 목을 잠궈 주게 되면 이다와 핑갈라의 통로가 완전히 차단되면서 수슘나 나디로 에너지 흐름이 집중되어 16

개의 아다라의 조절이 가능하다. 이 말은 머리끝에서 발끝까지 에너지 흐름의 통제와 조절이 가능해진다는 말이다.

3-73절
물라스타남 사마꾼쨔 웃디야남 뚜 까라 예뜨.
이담 짜 핑갈람 받드와 와하예뜨 빠스치메 빠티.

한글옮김;
　항문을 수축시키고, 우디야나를 수행한다. 그리고 이다와 핑갈라를 닫고 쁘라나의 흐름을 뒤쪽(수슘나)통로를 따라 흐르게 해 준다.

해설;
　항문을 수축시키는 것은 물라반다를 의미하고, 동시에 웃디야나를 수행해준다. 그런 다음 다시 잘란다라 반다로 이다와 핑갈라를 잠궈 주게 되면 쁘라나는 수슘나로 흐르게 된다는 것이다.

3-74절
아네나이와 위디네나 쁘라야띠 빠와노 라얌.
따또 나 자야떼 므르뜨유르자라로 가디깜 따타.

한글옮김;
　오로지 이러한 수행으로 빠와나는 브라흐마란드라 속으로 흡수가 되어 지면서 죽음과 늙음, 질병 등이 발생되지 않는다.

해설;
　빠와나(Pavana)는 쁘라나의 동의어이고, 쁘라나가 수슘나로 들어가서 브라흐마 란드라에 머물게 되면, 늙고 병들고 죽음까지도 피할 수 있다는 말이다. 여기서 죽음을 피할 수 있다는 말은 요절을 막을 수 있다는 것을 의미한다.

3-75절

반다 뜨라야미땀 스레스땀 마하싯다이스짜 세위땀.
사르베샴 하타 딴뜨라 남 사다납 요기노 위두.

한글옮김;
　이것이 모든 위대한 요기들이 수행해 준 탁월한 3가지 반다이며, 요기들은 이 세 가지 반다를 통해 모든 형태의 하타요가 수련을 성취한다고 믿고 있다.

해설;
　잘란다라 반다, 물라다라 반다, 웃디야나 반다 등은 많은 요가서적들을 통해 전해져 내려오고 있고, 이것을 통해 하타요가를 완성해 줄 뿐만 아니라 싣디 즉 초자연적인 힘도 얻는다고 했다.

3-76절

아따 비빠리따까라니.
얏낀찌뜨 스라와떼 찬드라 다므르땀 디브야루삐나.
따뜨 사르왐 그라샤떼 수르야스뻬나 삔도 자라유따.

한글옮김;
　비빠리따 까르니
　모든 감로는 목구멍 안에 있는 웅장한 달에서 흘러내려 배꼽에 있는 태양에 의해 삼켜진다. 이것 때문에 육체가 늙는 것이다.

해설;
　앞에서도 설명이 되었지만 찬드라에서 흘러내린 감로는 태양총인 마니뿌라 차크라에서 소진된다. 이로 인한 에너지 소모로 우리 신체는 시들고 늙는다고 한다. 따라서 이렇게 흘러내리는 감로를 잠시나마 막아줄 수 있는 것은 비빠리따 까라니라는 것이다.

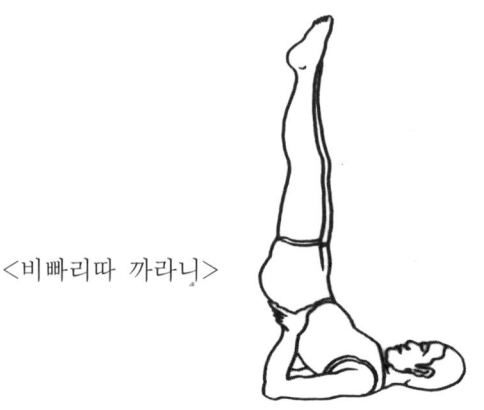

<비빠리따 까라니>

3-77절

따뜨라스띠 까라남 디브얌 수르야스야 무카완짜남.
구루빠데사또 즈네얌 나 뚜 사스뜨라르타꼬티비.

한글옮김;

이것은 달에서 흘러내린 넥타가 배꼽에 있는 태양의 입으로 들어가지 못하게 하는 훌륭한 수행이다. 이것은 오직 스승의 가르침에 의해 알 수 있는 것이지 수많은 논쟁만으로 되는 것이 아니다.

해설;

중요한 구절로서, 말로서만 수행하는 것이 아닌 실천수행을 강조하고 있다. 또 경전이나 다른 이론서로 배우는 것으로는 부족하고, 제대로 알고 있는 스승에게서 바로 직접 배워야 한다는 것을 강조하고 있다.

3-78절

우르드와 나비(베)라다스딸루(로)루르드왐 바누라다 사시.
까라니 비빠리따 캬 구루와께나 라브야떼.

한글옮김;
　이 수행은 배꼽이 위로 오고, 입천장은 아래로, 태양이 위로 달이 아래로 오는 거꾸로 하는 자세인 비빠리따 까라니라고 한다. 이 수행은 스승의 철저한 가르침에 따라 배워야 한다.

해설;
　이 자세는 해와 달이 정확하게 반대로 위치하게 된다. 따라서 잠시나마 태양에서 소진되는 빈두(감로)를 예방할 수 있다.

3-79절

니뜨얌 아브야숙따스야 자따라그니위와르드니.
아하로바훌라스따스야 삼빠드야 사다까스야 짜.
알빠하로 야디 바웨다그니르다하띠 따뜩사나뜨.

한글옮김;
　이 수련을 규칙적으로 하는 수행자는 소화력이 증가된다. 따라서 이 자세를 매일 수련 하는 수행자는 충분한 음식을 섭취하여야 하고, 만약 충분한 섭취를 하지 않으면 증가하는 열로 인해 자신의 몸을 소모시키게 될 것이다.

해설;
　이 구절에서 음식을 충분히 섭취해야 한다는 말은, 많이 먹는 것 보다는 영양가 있는 음식으로 위장을 보호하라는 것이지 많이 먹으라는 말은 아니다. 단식은 더욱 피해야 한다.

3-80절

아다 시라스 쪼르드와 빠다 크샤남 스야뜨 쁘라타메 디네.
크샤나짜 낀찌다디깝 아브야세짜 디네 디네.

한글옮김;
　이 수련의 첫째 날은 머리가 아래로 가고 발이 위로 가게 해서 아주 짧은 시간동안 유지 해주어야 한다. 따라서 이 수련의 지속 시간은 매일 매일 수련을 하면서 소요시간을 점차 늘려 나가야 한다.

해설;
　머리가 밑으로 가고 다리가 위로 가게 하는 거꾸로 하는 자세들은 모두 '비빠리뜨까라니'라고 한다. 가장 잘 알려진 동작들로는 시르사아사나(Sirasana, 물구나무서기)와 사르방가 아사나(Sarvangasana, 어깨로 서기)가 비빠리뜨 까라니의 그룹에 속한다.
　B. K. S 아엥가 선생은 비빠리뜨 까라니 라는 동작을 따로 분리해서 가르치기도 한다.(3-76절 그림 참조)

3-81절

왈리땀 빨리땀 짜이와 산마소르드왐 나 드르스야떼.
야마마뜨람 뚜 요 니뜨얌아브야세뜨 사 뚜 깔라지뜨.

한글옮김;
　하루 세 시간 규칙적인 수련으로 6개월 후에는 주름살과 흰머리가 사라지고 죽음까지도 극복할 수 있다.

해설;
　비빠리따 까라니 종류로는 대표적으로 세 가지가 있다. 시르사 아사나, 사르방가 아사나, 비빠리따 까라니, 이 세 가지 중 어느 것을 수련 해 주더라도 그 효과는 같다. 죽음까지도 극복 할 수 있다는 말은 요절을 예방 할 수 있다는 말이다.

3-82절
아타 바즈롤리
스웨차야 와르따 마노삐 요곡 따르니야마이르위나.
바즈롤림 요 위자나띠 사 요기 싯디바자남.

한글옮김;
바즈롤리
바즈롤리를 아는 요기는, 요가경전에서 정해 놓은 규칙을 따르지 않으면서 살더라도 요가적인 성취를 이루어 줄 수 있다.

해설;
바즈롤리(Vajroli)의 우수성을 규칙이나 계율을 지키지 않아도 바즈롤리만 알면 요가의 최상경지를 이루어줄 수 있다는 것은 과장된 구절이다.

물론 바즈롤리가 쉬운 것은 아니지만, 이 뿐만 아니라 때때로 경전에 따라 하타요가 수련을 과장되게 찬양을 하는 것을 볼 수 있다.

따라서 우리가 알아야 할 것은 그것에 대한 중요성을 강조하는 것이지 결코 글자 그대로 해석을 해서 자신의 수행에 적용시켜서는 안 된다는 것을 알아야 한다.

3-83절
따뜨라 와스뚜드와얌 왁스예 두를라밤 야스야 가스야찌뜨.
크시람 짜이깜 드위띠얌 뚜 나리 짜 와사와르띠니.

한글옮김;

누구에게나 두 가지를 안전하게 지키기가 힘든 것이 있다고 하는데, 그것은 크시라와 나디에 대한 통제이다.

해설;

크시라(ksira)는 목구멍 안에 있는 찬드라에서 흘러내리는 액체인데 빈두(Bindu)라고도 한다. 빈두를 소마라고 하면서 넥타 즉 감로라 풀이한다.

두 번째 여기서 말하는 나디는 일반적인 나디가 아니라 특정한 나디를 지칭한 말로서 찌뜨라나디(Citranadi)라는 것이다. 찌뜨라나디는 회음부분에 있는 나디로 흰 액체 즉 정액을 생산해내는 나디로 알려져 있다. 이 나디는 바즈롤리 무드라를 성취해주기 위해서는 이 나디에다 특히 중요성을 부여한다. 바즈롤리는 이 나디에서 생산되는 정액을 위로 끌어 올려 찬드라에서 생산되는 넥타(크시라)와 섞이게 해야 하기 때문이다.

찬드라에서 생산되는 크시라는 신들의 음료로 먹으면 늙지도 않고 생명은 연장되는 것으로 요기들은 믿고 있다.

따라서 이 크시라의 분비는 풍부해야하고 그리고 이 크시라를 잘 보존해야하는 것이 바즈롤리를 성취하는데 있어서 필수이다.

찌뜨라나디(Citra nadi)는 다른 말로 시와니 나디(Sivani nadi)라고도 하는데, 이 말은 '회음 나디'라는 뜻이다. 이 나디로 인해 골반부위의 기관이나 신경기능이 작용하고 그 지배를 받는다고 한다. 또 수슘나 나디와 같은 위치에 존재하다보니 실질적인 모든 수련의 목적상 수슘나 나디와 이 회음 나디의 결합은 중요하다.

3-84절
메하네나사나이 삼야 구르드와 꾼짜납 아브야 세뜨.

뿌루소빠타와 나리 바즈롤리싯디마쁘누야뜨.

한글옮김 ;
　남자들도 여성들과 마찬가지로 골반 부위에 있는 내부 기관들을 적절하게 수축시키는 것으로 골반 부위에서 생산되는 분비물을 위로 끌어올리는 기술을 획득한다면 바즈롤리를 성취할 수 있다.

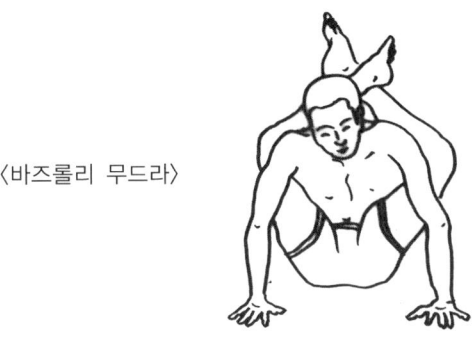

〈바즈롤리 무드라〉

해설 ;
　바즈롤리 무드라(Vajroli mudra)에 대한 정확한 자세는 이 책에는 나와 있지가 않고 여러 가지 설이 있어 정리하기가 힘들지만 게란다 상히따에 나오는 사진을 참고해 보면 1) 두 다리를 머리 뒤로 넘겨 머리 뒤에서 교차시키고 두 손으로 바닥을 짚고 일어선다.(그림 참조) 그리고 나서 물라다라 반다로 괄약근을 조여준다.
　이 자세를 아엥가 선생은 드위빠다 시르사아사나(Dwi pada sirsasana)라고 한다. 이 무드라를 수련하는 목적은 첫째, 물라 반다의 수련으로 쿤달리니를 각성시켜 해탈에 이르러 생사 윤회에서 벗어나기 위한 것이며 둘째, 물라 반다를 통해 골반에서 생성되는 빈두를 위로 끌어올리기 위한 것이다. 이것을 통해 생명(수명)을 연장시키는 것이다. 2) 두 번째로는 성행위를 한 후 사정한 정액을 다시 빨아들여 흡입하는 것을 바즈롤리 무드라라고 한다. 그러나 이경우의 바즈롤리 무드라 수련은 진정한 요가 수행자에게 있어서 좌우에 치우침이 없는 사뜨와적인 요가 수련이 아니어서 자칫 잘못하면 사도(邪道)로 빠질 수 있다는 염려로 인해 많은 주석가들이 하타쁘라디피카 경전을 해석할 때 바즈롤리, 사하졸리, 아마롤리 부분은 빼고서 해석을 하고 주석을 쓰는 경우가 많다.

골반 내부를 조절해 주는 방법으로는 물라반다, 타다기 무드라, 우디야나 반다도 포함시킬 수가 있다.

여성들은 남성들과 달리 정액을 밖으로 사정해서 에너지를 소모하는 것이 없다. 따라서 남성도 여성과 같이 정액을 밖으로 배출해 주지 않게 된다면 에너지 소모를 예방할 수 있을 것으로 본다.

3-85절
야뜨나따 사스따나레나 풋까람 바즈라 깐다레.
샤나이 샤나이 쁘라 꾸르비따 바유산 짜라까라나뜨.

한글옮김 ;
  수련자는 정해진 관을 통해 요도 관으로 바람을 불어넣어 주어야 하며, 이 요도 관을 통해 공기가 통과할 수 있도록 계속 반복해서 해주어야 한다.

해설 ;
  이 수행법은, 하타요가에서 여러 가지 정화법이 있는데 그와 같은 정화법 중의 하나다. 이 수행의 목적은, 요도관 속에 잠재되어 있고 숨어있는 이물질을 제거하고 바즈롤리 수련을 용이하게 해 주기 위함이다.

3-86절
나리바게 빠따드빈둠 아브야세노르드와 마하레뜨.
짤리땀 짜 니잠 빈두 무르드와 마끄르스야 락사예뜨.

한글옮김;
 수슘나를 통해 골반으로 흘러내리는 체액은 수련을 통해서 위로 끌어 올려야 하고, 아래쪽으로 흐르는 수행자의 체액은 위로 끌어올리는 노력으로 소진되는 것을 막아야 한다.

해설;
 이 구절에서도 빈두(bindu)의 손실을 막기 위해 위로 끌어올리는 것을 강조하고 있다. 빈두 뿐만 아니라 골반에서 배출되어 나가는 정액의 보존도 강조하고 있다. 남성이나 여성에게 있어서 골반부위를 나리바가(Nari-bhaga)라고 부르는데, 바가(bhaga)라는 말뜻이 산스크리트에서 수르야(태양)을 일컫는 다른 말이다.
 여기서 사용한 나리바가는 배꼽에서 허벅까지의 전체적인 부위에 나리바가라는 말을 사용했다. 따라서 이 나리바가에서 분비되는 체액을 위로 끌어 올려서 찬드라에서 분비되는 체액과 섞어주게 되면 바즈롤리의 수행을 완성시키는 것이다. 나리바가에서 생산되는 체액은 정액을 말한다.

3-87절
에왐 삼락사예뜨 빈둠 므르뜨윰 자야띠 요가위뜨.

마라남 빈두빠떼나 지와남 빈두다라나뜨.

한글옮김 ;
　이와 같은 방법으로 숙련된 요기는 빈두를 안전하게 지키는 것에 의하여 죽음도 정복할 수 있다. 이 빈두를 소모하게 되면 죽음을 가져오고, 빈두를 보존하여 주면 생명을 연장시킬 수 있다.

해설 ;
　빈두는 찬드라에서 분비되는 크시라(넥타)를 말하며, 여기서도 죽음은 천수를 다 누리지 못하고 죽는 요절을 뜻한다.

3-88절
수간도 요기노 데헤 자야떼 빈두 다라나뜨.
야와드빈두 스티로 데헤 따와뜨 깔라밥 꾸따.

한글옮김 ;
　이 빈두를 보존 하면 요기의 몸에서 향기로운 냄새가 나며, 몸 속에 빈두를 보유하고 있는 한 죽음에 대한 걱정이나 두려움을 가질 필요가 없다.

해설 ;
　빈두의 소모 없이 우리 몸이 항상 빈두로 충만하게 되면, 우리 몸은 언제나 신선한 에너지로 넘치게 되면서 향기로운 체취가 난다. 또한 이로 인해 생명은 연장되고 나아가 윤회의 사슬에서도 벗어나게 된다.

3-89절

찌따야땀 느르남 수끄람 수끄라야땀 짜 지위땀.
따스맛쭈끄람 (마나스짜이와) 락사니얌 (요기비사짜) 쁘라야뜨나따.

한글옮김;
　여성을 포함한 모든 사람들은 수끄라를 마음대로 조절할 수 있어야 하며, 사람의 생명은 이 수끄라에 달려 있다. 따라서 요기들은 최선을 다해서 수끄라를 보존해야 한다.

해설;
　수끄라(Sukra)는 빈두의 다른 말이며, 정액이라 풀이하는 사람도 있다. 빈두든 정액이든 우리 몸에서 보존해야 할 체액임에는 틀림없다.

3-90절

아타 사하졸리
사하졸리스짜마롤리르바즈롤야 에와(베다) 베다(에까)따.
잘래 수바스마 닉심야 다그다고마야스바왐.
바즈롤리마이투나두르드왐 스뜨리뿜소 스완갈레빠남.
아시나요 수케나이와 묵따바빠라요 크사나뜨.

한글옮김;
　사하졸리
　사하 졸리와 아마 롤리는 바즈롤리의 또 다른 두 가지 형태일 뿐, 더 이상도 더 이하도 아니다. 남녀를 불문한 수행자는 바즈롤리의 수행을 통해서 두 분비물(즉 달에서 나오고 골반에서도 나오는 분비물)을 섞은 후 곧바로 소똥을 태운 가루를 물에 섞어 온 몸에 바르고, 행복하고 축복 받은 마음으로 앉아 있어야 하며, 이 시간만큼은 모든 세상사와 멀리해야 한다.

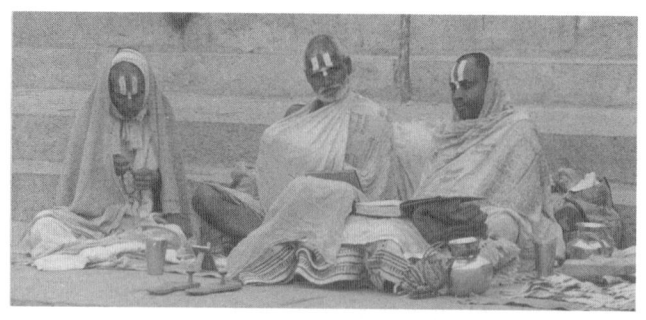

3-91절

사하졸리리얌 쁘록따 스랏데야 요기비 사다.
아얍 수바까로 요고 요기묵띠비(보가육또삐)묵띠다.

한글옮김;
　요기들은 위에 설명한 사하졸리에 대한 믿음을 확실하게 가져야 하고, 이러한 요가수련은 요기에게는 소중한 것이고, 남녀를 불문하고 진실로 구원을 받게 될 것이다.

해설;
　구원을 받는다는 말은, 다른 말로 해탈을 성취한다는 말과 같다.

3-92절

아얌 요가 뿐야와땀 디라남 따뜨와다르시남.
니르마뜨사라남 시드예따 나 뚜 맛사라살리남.

한글옮김;
　실체에 대한 통찰력을 가진 용기 있고 경건한 요기들은 더 이상 자신에 대한 자기본위나 이기심이 없어진다. 이것이 요가를 완성해 주는 것이다.

해설;
　실체에 대한 통찰력이란, 단순한 지식의 수준을 넘어 미신적 요소가 없으면서 영적체험에 의한 영감에서 얻어진 지식을 통찰력이라 한다. 이것은 실체에 대한 믿음이 확고하지 않으면 얻기 힘들다. 한 편 실체란 무엇인가하면, 아뜨만에 대한 실체, 사마디나 해탈, 나디나 쿤달리니, 차크라, 순수의식 등에 대한 믿음이다.

3-93절

아타마롤리
아마립 야 베벤니뜨얌 나스얌 꾸르완 디네 디네.
바즈롤립 아브야세뜨 삼약 아롤리띠 까타떼.

한글옮김;
　아마롤리
　바즈롤리를 수행하면서 위 콧구멍 속의 점막을 통해 넥타(아마리)를 매일 규칙적으로 흡입하는 것을 특히 뛰어난 아마롤리라고 부른다.

해설;
　아마리(Amari)는 빈두나 소마의 또 다른 말로서 찬드라(목구멍)에서 분비되는 감로를 말한다. 이것을 매일 규칙적으로 흡입하면서 바즈롤리 역시 동시에 수행하는 것을 아마롤리(Amaroli)라고 한다.
　목구멍에서 분비되는 넥타는 케차리로 흡입가능하고, 바즈롤리는 아래로 흘러내리는 빈두나 정액은 위로 끌어올리는 수행이다.

3-94절

아브야산니 스르땀 찬드림 비부뜨야 사하 미스라예뜨.

다라예두따 만게수 디브야드르스티 쁘라자야떼.

한글옮김;
　끊임없는 수련으로 분비되는 찬드리를 비부띠(vibuthi)와 섞고, 우리 몸의 상위 기관들을 이용하여 상체 부위에 보유해 준다. 이러한 수련이 요가 수행자에게 신성한 통찰력을 개발시키게 한다.

해설;
　찬드리는 찬드라(목구멍)에서 생산된 빈두 혹은 크시라(수크라)를 말하고, 비부띠는 골반 부위에서 생산되는 정액을 일컫는 말이다. 이 두 체액을 섞어 우리 몸의 상부기관에 보유해 주는 것이다. 한편 상체부위에 보유한다는 말은, 상체에서 가장 중요한 부위인 뇌나 심장에 보유한다는 것을 의미한다.

3-95절
뿜소 빈둠 사마 끈차 삼약 아브야사빠타와뜨.
야디나리 라조 락세드 바즈롤야 사삐 요기니.

한글옮김;
　여성도 적절한 수련을 통해 위(상부)에서 생산되는 분비물과 골반부위에서 생산되는 분비물을 보존하고 바즈롤리로 두 분비물을 결합해 줄 수 있으면 그녀 또한 요기니가 될 수 있다.

해설;
　스와뜨마라마는 목에서 생산되는 분비물은 뿜사 빈두라고 표현하고 있는데, 다시 말해서 찬드라에서 생산되는 분비물 빈두를 그렇게 표현하고 있다. 또 골반에서 생산되는 분비물을 라자스(Rajas)라고 표현했는데 이것은 여성의 난소에서 생산되는 분비물을 뜻한다. 따라서 이 두 물질을 바즈롤리로 결합시킬 수 있으면 요기니가 될 수 있다는 말이다. 일반적으로 요기니(Yogini)의 뜻은 여성 요가수행자를 뜻하는 말이나 여기서는 그 격을 높여 바즈롤리를 성취한 여성수행자를 일컫는 말로 표현하고 있다.

3-96절
따스야 낀찌 드라조 나삼 나 갓차띠 나 삼사야.
따스야 사리라나다스뚜 빈두따메와 갓차띠.

한글옮김;
　이러한 방법으로 한 방울의 라자스도 소모하지 않게 되면, 이 여성에게 발생한 내적 신성한 소리가 의심할 여지없이 다시 신성한 내적 빛으로 전환 될 것이다.

해설;
　내면에서 발생하는 소리를 사리라나다(Sariranada)라고 하는데 이 말은 나다와 같은 뜻이며, 이렇게 내면에서 발생하는 소리는 오늘날의 요기들에게서도 확실하게 인정을 받는 부분이다.
　아사나 수련이나 쁘라나야마의 수련 후에 고막을 울려주는 외부의 어떤 파장도 없는 데에도 불구하고 들리는 소리를 나다(Nada)라고 하고 외부에서 눈의 망막을 자극하는 어떠한 빛이 없는 데에도 발생하는 빛을 빈두라고 한다. 빈두는 찬드라에서 생산되는 체액(감로) 역시도 빈두(Bindu)라고 한다.

3-97절
사 빈두스빠드 라자스짜이와 에끼부야 스와데하가우.
바즈롤리 아브야사 요게나 사르와싯딥 쁘라야차따.

한글옮김;

바즈롤리 요가 수행으로 자신의 몸을 빈두와 라자스로 결합시킨 요기는 모든 것을 이루어 줄 수 있다.

해설 ;
빈두(Bindu)와 라자스(Rajas)는 남녀를 불문하고 몸에서 생산되는 분비물이다.
빈두는 찬드라라고 하는 목 부위에서, 라자스는 골반 쪽에서 생산되는 분비물로써 남자는 정액, 여자는 난소에서 분비되는 액을 여기서는 라자스라고 표현하고 있다.
이 두 분비물을 바즈롤리 수행으로 결합시키게 되면 요가 수행자가 원하는 모든 것을 이룰 수가 있고 요가를 완성해 주는 것이다.

3-98절

락세다꾼짜나두르드왐 야 라자 사히 요기니.
아띠따나가땀 웨띠 케차리 짜 바웨드 드루밤.

한글옮김 ;
자신의 라자스를 위로 끌어 올려 축적할 수 있는 여성은 진정한 요기니이며, 과거와 미래를 알 수 있고, 진실로 공중부양도 할 수 있다.

해설 ;
남자만 라자스를 끌어 올려 공중부양을 할 수 있는 것이 아니라 여성도 공중부양을 할 수 있다는 말이다. 공중부양은 무중력 상태에서 몸을 공중으로 뜰 수 있는 것을 말한다.

3-99절

데하싯딤 짜 라바떼 바즈롤리 아브야사요가따.

따스마뜨 뿐야와따메와 아얌 요가 수싯드야띠.

한글옮김;
　바즈롤리의 수련으로 몸은 완벽한 상태를 얻을 수 있다. 따라서 최고의 지복을 가진 사람만이 이 요가를 이루어 줄 수 있다.

해설;
　최상의 지복을 가진 사람만이 요가를 이룰 수 있다는 말은, 오랜 세월을 거쳐 요가로 단련된 사람만이 요가를 성취할 수 있다는 말이다.
　심지어 윤회설에 따른 과거의 삶으로도 거슬러 올라가야 한다. 그만큼 요가의 완성을 이루기가 어렵다는 말이며, 요가의 완성이 현생에서 이루기까지는 그동안의 갈고 닦은 오랜 수련이 바탕이 되어 가능한 것이다. 그래서 현생에 이루는 요가의 완성은 지복을 누리는 것이다.

3-100절

아타 삭띠 찔라남
꾸틸랑기 쿤달리니 부장기 삭티리스와리.
꾼달리 아룬다띠 짜이떼 사브데 빠르야이 아와짜까.

한글옮김;
　삭띠찰라나
　꾸틸랑기, 쿤달리니, 부장기, 삭띠, 이스와리 쿤달리 그리고 아룬다띠는 모두 동의어이다.

해설;
　삭띠 찰라나(Sakticalana)라는 말은, 삭띠라고 부르는 쿤달리니가 물라칸다(물라다라 차크라에 존재)에서 양미간 사이에 있는 아즈나 차크라까지 오르락 내리락 하는 움직임을 뜻한다.
한편 꾸틸랑기는 꼬부라진 몸을 말한다. 부장기나 쿤달리니나 모두 몸이 구부러져 있는 것을 알 수 있는데 꾸틸랑기도 이와 같은 의미이다.

3-101절

우드가타예뜨 까빠탐 뚜야타 꾼찌까야 하타뜨.
쿤달린야 야타 요기 목샤드와람 위베다예뜨.

한글옮김;
하나의 열쇠로 잠겨 있는 문을 여는 것과 같이, 그와 같이 하타 요가도 쿤달리니의 도움으로 잠겨있는 해탈의 문을 열어야 한다.

해설;
여기서 하타요가는 쿤달리니 요가 수련을 말한다.
쿤달리니의 각성이 해탈로 이어진다는 전형적인 쿤달리니 요가 수행 방식을 이 책뿐만 아니라 다른 책에서도 볼 수 있다. 그러나 라자요가나 아스탕가 요가에서는 사마디를 통해 해탈로 이어지는 것을 볼 수 있다.

3-102절

예나 마르게나 간따브얌 브라흐마스타남 니라마얌.
무케나짜드야 따드와람 쁘라숩따 빠라메스와리.

한글옮김;
빠라메스와리 즉, 쿤달리니는 수행자가 가지 않으면 안 되는 순수한 브라흐만의 거주처의 입구를 그녀의 입으로 막고 잠들어 있다.

해설;
　브라흐만의 거주처는 브라흐마란드라라고 하는데, 우리 뇌에서 가장 높은 곳에 위치하고 있는 정수리 부분이다.
　이곳을 상징적으로 브라흐마 혹은 비쉬누가 머무는 곳이라고 믿고 있다. 이 부분의 입구(물라다라 차크라)를 쿤달리니가 잠든 상태로 막고 있는 것이다. 요가 수행자들은 이것을 깨워 쁘라나 혹은 쿤달리니를 이곳에 까지 끌어 올릴 수 있을 때 지고한 깨달음을 얻을 수 있다고 한다.

3-103절
간드우르드왐 쿤달리샥띠 숩따 목샤야 요기나마.
반다나야 짜 무다남 야스땀 웨띠 사 요가위뜨.

한글옮김;
　쿤달리니 샥티는 칸다 위에 잠들어 있고, 칸다는 요기들에게는 해탈을 위한 곳이다. 그러나 세속적 가치에 집착하는 무지한 사람에게는 속박이 되는 곳이다. 이러한 쿤달리니를 아는 요기가 요가를 아는 사람이다.

해설;
　칸다(Kanda)는 회음 부분을 말한다. (칸다는 3-109절에 다시 설명되어진다.) 회음은 물라다라 차크라가 있는 곳으로 물라(Mula)라는 말은 '근원 혹은 뿌리, 기초'라는 뜻의 산스크리트어다.
　따라서 가장 근원적인 물라다라 차크라를 각성시킴으로 해서 동물적 본성과 근성의 무지에서 벗어나 사느냐, 아니면 동물적 본성의 저급한 무지에서 벗어나지 못하고 사느냐 하는 문제가 바로 이 차크라를 각성시키느냐 못시키느냐에 달려 있다.

3-104절

쿤달리 꾸틸라까라 사르빠와뜨 빠리끼르띠따.
사 삭띠스짤리따 예나 사 묵또 나뜨라 삼사야.

한글옮김;

쿤달리니는 휴식을 취하는 한 마리의 뱀과 같이 똬리를 틀고 있다고 말한다. 이러한 삭띠를 움직여 활동시키는 사람만이 의심할 여지없이 구원을 얻을 것이다.

해설;

여기서 구원을 얻는다는 것은 해탈을 얻는다는 말이다.

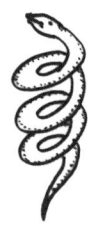

3-105절

강가야무나요르마드예 발라란땁 따빠스위님.
발라뜨까레나 그르흐니야뜨 따드비스노 빠라맘 빠담.

한글옮김;

강가와 야무나 사이에 있는 가련한 젊은 금욕하는 과부 수행자를 수행자는 힘으로 붙잡아야 한다. 그것이 비쉬누가 누리는 최상의 경지이다.

해설;

강가와 야무나는 이다와 핑갈라 나디를 의미한다. 금욕하는 과부 수행자는 꼼짝하지 않고 잠재되어 있는 쿤달리니를 가리키는 말이며, 한편으로는 수슘나 나디를 일컫는 말이기도 하다.

따라서 금욕하는 젊은 과부로 표현되는 여성적 에너지 쿤달리니 삭띠를 각성시켜 수슘나 나디로 유도해 주어야 한다.

따빠스위니(Tapaswini)는 엄격한 수행자를 일컫는 말인데 여기서는 여자 수행자를 일컫는 말이다.

3-106절
이다 바그와띠 강가 핑갈라 야무나 나디.
이다핑갈라요르마드예 발라란다 짜 쿤달리.

한글옮김 ;
강가 여신은 이다, 야무나 강은 핑갈라 그리고 발라란다 쿤달리는 수슘나로서 그들 둘 사이에 있다.

해설 ;
쿤달리를 발라란다 따빠스위니라고 부른다. 이 말은 금욕하는 젊은 과부 수행자를 일컫는 말로서 쿤달리니 삭띠를 가리키는 말이다.

쿤달리니 삭띠의 남편은 시바로서 시바와 만나기까지는 금욕을 하면서 지내야하기 때문에 젊은 과부 수행자라고 표현을 한 것이다.

그렇다면 시바는 어떻게 만날 수 있는가 하면, 수행자가 이 쿤달리니 삭띠를 각성시켜 위로 끌어올려 시바가 거주하는 아즈나 차크라에 까지 올려 그 곳에 거주하는 시바와 결합함으로써 비로소 해탈을 얻을 수 있다는 것을 상징적으로 나타내고 있는 구절이다.

3-107절

뿟체 쁘라그르야 부장김 숩따무드보다예짜 땀.
니드람 위하야 사 삭띠루르드와 무띠스타떼 하타뜨.

한글옮김;

잠자는 뱀(부장기)을 깨우기를 원하는 요기는 뱀의 꼬리를 잡아야 한다. 그러면 삭띠는 잠에서 깨어나 힘차게 위로 올라갈 것이다.

해설;

꼬리를 잡는다는 것은 매우 중요하다. 왜냐면 쿤달리니는 허리 제일 아랫부분인 물라다라에서부터 상승을 시작하기 때문이다.

3-108절

아와스티따 짜이와 파나와띠 사 쁘라따스짜 사얌 쁘라하라르다마뜨람.
쁘라뿌르야 수르야뜨 빠리다나육뜨야 쁘라그르햐 니뜨얌 빠리짤라니야.

한글옮김;

오른쪽 코로 숨을 들이쉬고, 수련자가 검을 칼집에 기술적으로 꽂아 넣듯이 잠자는 암컷 뱀을 잡아 매일 아침저녁으로 한 시간 반 동안 수슘나 속으로 움직여 주어야 한다.

해설;

수행자는 매일 두 차례에 걸쳐 아브얀따라 꿈바카(Abyantara kumbhaka) 상태에서 아빠나 바유를 열심히 그러나 조심스럽게 꾸준히 수슘나 나디를 통해 위로 끌어 올려 주어야 한다는 말과 같다.

　이러한 현상은 깊은 집중력 속에서 이루어진다는 것을 명심해야 한다. 빠리다나(Paridhana)는 옷을 입는다는 뜻이다. 그러나 여기서는 칼을 칼집에 꽂아 넣는 것을 나타내고 있다.

3-109절
우르드왐 위따스띠마뜨람 뚜 위스따람 짜뚜랑 굴람.
므르둘람 다왈람 쁘록땀 베스티땀바랄락사남.

한글옮김;
　칸다는 다음 구절에도 나오지만, 3인치 너비와 약 9인치 높이의 부드럽고 흰 머리띠 모양을 하고 있다.

해설;
　칸다(Kanda)는 우리말로 단전(丹田)이라고 할 수 있다. 따라서 이 구절에서는 단전의 위치와 크기를 설명하고 있다.
　요가에서는 이 단전에서부터 72,000나디 들이 퍼져나가고 결집되는 곳으로서, 칸다(단전)는 모든 에너지가 모여 잠재되어 있는 곳이라고 믿는다. 따라서 단전은 항문에서부터 9인치(22.8cm) 높이에 3인치(7.6cm) 넓이로 희고 부드러운 천으로 된 머리띠 모양을 하고 있다고 하고, 다른 책에는 12인치(30cm)높이에 4인치(10cm) 넓이로 흰 천을 접은 모양으로 존재하고 있다고 한다. 따라서 전체적인 모양은 타원형의 계란 모양이 된다.

3-110절
사띠 바즈라사네 빠다우 까라브얌 다라예드드르담.
굴파데샤사미뻬 짜 깐담 따뜨라 쁘라삐다예뜨.

한글옮김 ;

　바즈라 아사나로 앉아 두 손으로 두 발목 가까이 단단히 잡고, 칸다(발뒤꿈치에 닿은 부위)를 강하게 압박해주어야 한다.

해설 ;

　바즈라는 천둥번개라는 말로 에너지를 상징한다. 따라서 바즈라 아사나는 문자 그대로 에너지 아사나라고 할 수 있다. 따라서 쿤달리니 삭띠를 위로 끌어올리는 것에는 이 아사나가 적용되는 것이다. 한 편 이 아사나를 싣다 아사나라고 하는 요기들도 있다.

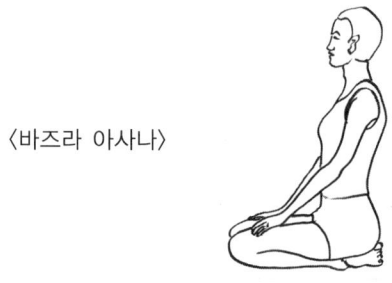

〈바즈라 아사나〉

3-111절

바즈라사네 스티또 요기 짤라이뜨와 짜 쿤달림.
꾸르야다난따람 바스뜨람 쿤달리마수 보다예뜨.

한글옮김 ;

　요기는 바즈라 아사나를 취해주고, 쿤달리를 움직여 주어야 한다. 그리고 나서 바스트라를 수행해야 한다. 이렇게 하면 쿤달리니가 곧 깨어날 것이다.

해설 ;

　쿤달리니가 움직이는 것과 깨어난다는 것에 대한 차이를 엄밀

하게 나타내는데, 쿤달리니가 움직인다는 말은, 우리가 바유 혹은 쁘라나라고 하는 어떤 에너지가 등을 타고 오르는 느낌을 말하는 반면, 쿤달리니가 깨어난다는 말은 단순히 움직이는 느낌이 아닌 아주 강하고 힘이 넘치는 듯한 느낌을 말한다.

3-112절
바노라꾼짜남 꾸르야뜨 쿤달림 짤라옛 따따.
므르뜨유왁뜨라가따스야삐 따스야 므르뜨유바얌 꾸따.

한글옮김;
　　요기는 가장 먼저 배꼽에 위치한 수르야(태양총)를 수축해주어야 한다. 그리고 나서 쿤달리니를 움직여 주어야 한다. 그렇게 하면 비록 죽음의 문턱에 있는 요기 일지라도 죽음을 두려워할 필요가 없다.

해설;
　　배꼽에 있는 수르야를 수축시킨다는 것은 웃디야나 반다를 의미하고, 타다기 무드라에서도 볼 수 있는 일반적인 형태이다.

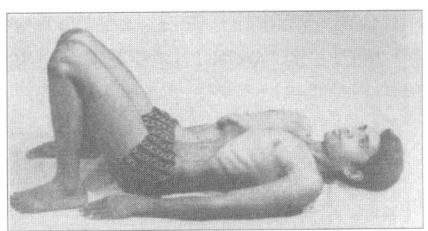

〈타다기 무드라 게란다 상히따〉

　　타다기 무드라는 웃디야나 반다의 변형으로 복벽을 가능한 한 강하게 뒤로 끌어당겨 깊고 둥근 구덩이처럼 만들어주는 것을 말한다. 이 무드라를 마스터한 요기는 육체에 대한 두려움이 사라진다.

3-113절

무후르따드와야빠르얀땀 니르바얌 짤라나다사우.
우르드와마끄르스야떼 낀찌뜨 수슘나얌 사무드가따.

한글옮김;

　두려움 없이 약 1시간 30분 동안 움직여 주게 되면, 쿤달리니는 순식간에 수슘나 나디 속으로 들어가고 더욱 위쪽으로 올라가게 된다.

해설;

　원문에 나오는 무후르따(Muhurta)라는 말은, 주석가 브라흐마난다에 따르면 48분이라는 시간적 기간을 의미한다고 했다. 따라서 두 무후르따라고 하면 48X2=96분이 됨으로 1시간 30분 정도의 시간이 된다. 쿤달리니를 1시간 30분 동안 계속 움직여 주다보면 어느 순간 수슘나로 들어가서 서서히 위로 올라간다는 것이다.

3-114절

떼나 쿤달리니 따스야 수슘나얌 무캄 드루왐.
자하띠 따스마뜨 쁘라노얌 수슘남 브라자띠 스와따.

한글옮김;

　이 삭띠 짤라나의 수련으로 쿤달리니는 틀림없이 수슘나의 입을 떠나, 결과적으로 쁘라나 역시 자연스럽게 수슘나로 들어간다.

해설;

　쁘라나의 흐름이나 쿤달리니의 각성이 그 느낌이나 강도에서 약간의 차이를 느끼기 때문에 다르게 말하고 있으나 실지로 쿤달리니나 쁘라나는 같은 의미로 볼 수 있다.

3-115절

따스마뜨 상짤라엔니뜨얌 수크슘땀 아룬다띰.
따스야 상짤라네나이와 요기 로가이 쁘라무챠떼.

한글옮김 ;
　따라서 수행자는 잠을 즐기고 있는 이 아룬다띠를 항상 움직여 주어야 하고, 삭띠 짤란에 의한 쿤달리니의 움직임만으로도 수행자를 모든 질병으로부터 해방되게 한다.

해설 ;
　아룬다띠와 쿤달리니는 동의어이다. (3-100절 참조.)

3-116절

예나 상짤리따 삭띠 사 요기 싯디바자남.
끼마뜨라 바후녹떼나 깔람 자야띠 릴라야.

한글옮김 ;
　삭띠를 움직이는데 성공한 요기는 당연히 요가를 완성했다라고 할 만하며, 더 이상 말할 것이 뭐가 있겠는가? 그는 나고 죽는 윤회를 쉽게 정복할 수 있다.

해설 ;
　쿤달리니를 각성시키고 위로 끌어 올릴 수 있는 요기는 요가를 완성했다라고 할 수 있으며, 이러한 경우에는 더 이상 말이 필요 없이 사마디도 이루었다는 뜻이다.
　이러한 쿤달리니의 각성은 윤회의 굴레에서도 벗어날 수 있다고 하는데 사마디를 통해 각자(覺者)가 되었음을 의미한다.
　그러나 한 번의 사마디를 이루었다고 완전한 각(覺)을 이룰 수는 없다는 것을 알아야 하고, 또 명심해야 할 것은 요가는 말과 이론과 지식으로 완성하는 것이 아니라 실천 수행이라는 것을 명심해야 한다.

3-117절

브라흐마짜르야 라따스야이와 니뜨얌 히따 미따시나.
만달라드 드르스야떼 싯디 쿤달리 아브야사 요기나.

한글옮김 ;

금욕적인 생활을 영위하면서 건강에 좋은 음식을 적당하게 섭취하면서 쿤달리니 각성을 수련하는 요기는 40일 정도 수련하게 되면 쿤달리니를 완전히 얻을 수 있다.

해설 ;

원문에 나오는 1만달라(Mandala)라는 것은 40일 이라는 기간을 말한다.

40일 만에 쿤달리니를 각성시킨다는 것은 실지로는 불가능하다. 40일 만에 쿤달리니 각성이 가능한 사람은 전생에 많은 선업(善業)을 지었을 경우이고, 그렇지 않으면 수련을 어떻게 하느냐에 따라 그 기간이 단축될 수도 있고 길어질 수도 있다.

3-118절

쿤달립 짤라이뜨와 뚜 바스뜨람 꾸르야드위세샤따.
에왐아브야사또 니뜨얌 야미노 야마비 꾸따.

한글옮김 ;

쿤달리니를 움직인 후 요기는 특히 바스트라를 수행해야 하고, 이런 방법으로 끊임없이 수련하는 요기들에게는 죽음에 대한 두려움이 있을 수 없다.

해설;
　원문의 야마(yama)에 대하여 어떤 주석가는 죽음의 신(神) 염라대왕으로 풀이하는 사람이 있는가 하면, 또 어떤 사람은 아스탕가 요가에 요가인으로서 지켜야 할 첫 번째 덕목인 사회적 규범으로 해석하는 사람도 있다. 여기서는 죽음이라는 의미로 해석하였다. 죽음에 대한 두려움은 요절에 대한 두려움이다.

3-119절
드와삽따대 사하스라남 나디남 말라 소다네.
꾸따 쁘락샬라노빠야 쿤달리 아브야사나드르떼.

한글옮김;
　7만 2천 나디들을 정화하고 불순물을 제거하는 데에는 쿤달리니를 각성시키는 수련만한 것은 없다.

해설;
　쿤달리니를 각성하기위한 수련을 하다보면 7만2천 나디들이 자연스럽게 정화가 이루어지기 때문에 굳이 다른 수련을 해 줄 필요가 없다는 말이기도 하다. 쿤달리니를 각성시키기 위한 수련이 나디들도 정화가 된다는 말이다.

3-120절
이얌 뚜 마드야마 나디 드르다브야세나 요기남.
아사나 쁘라나 삼야마 무드라비 사랄라 바웨뜨.

한글옮김;
　지칠 줄 모르는 아사나, 쁘라나야마, 무드라의 수련은 중간 나디 즉, 수슘나 나디에 쿤달리니를 쉽게 지나가게 해 준다.

해설;
　인내심을 가지고 끊임없이 하타요가를 수련하면 수슘나 나디가 곧게 열려 쁘라나 혹은 쿤달리니가 쉽게 위로 상승하게 된다.

3-121절
아브야세 뚜 위니드라남 마노 드르뜨와 사마디나.
루드라니 와 빠라 무드라 바드랍 싯딤 쁘라얏차띠.

한글옮김;
　잠도 자지 않고 마음을 삼매 속에 집중하면서 루드라니(삼바비)나 그 밖의 다른 무드라를 수련하는 요가 수행자들은 빛나는 요가를 성취하게 될 것이다.

해설;
　잠을 자지 않는다는 것은, 게으름을 피우지 않고 열심히 수련 한다는 말이다.
　그러면서 삼바위나 그 밖의 무드라 수련을 부지런히 집중력 있게 하게 되면 요가의 최상경지에 오를 수 있을 뿐만 아니라 여러 가지 초자연적인 힘도 얻을 수 있다고 한다. 루드라, 삼바위, 시바는 같은 뜻의 동의어이다.

3-122절
라자요감 비나 쁘르뜨위 라자요감 비나 니샤.
라자요감 비나 무드라 위찌뜨라삐 나 소바떼.

한글옮김;
　라자 요가 없이는 쁘르트위(아사나)가 될 수 없고, 니샤(꿈바카)

도 안 되고, 그 밖의 다양한 형태의 무드라도 이룰 수 없다.

해설;
쁘르트위(Prthvi)를 아사나, 니샤(Nisa)를 꿈바카로 해석하였는데, 원래의 뜻은 쁘르트위는 대지(땅), 니샤는 밤이라는 뜻이다.

대지와 아사나를 함께 묶은 것은 대지와 같은 안정감이 아사나에 있어야 하고, 모든 활동이 정지된 밤의 고요함은 쁘라나야마의 수련에 적용되어야 한다는 것이다.

이 구절의 의미는 라자요가 즉 명상을 하지 않으면 아사나던 쁘라나야마던 무드라던 그 무엇을 해주어도 별 의미가 없다는 뜻으로도 풀이된다.

3-123절
마루따스야 위딤 사르왐 마노육땀 삼아브야세뜨.
이따라뜨라 나 까르따뱌 마노 브르띠르마니시나.

한글옮김;
바유를 조절해 주는 모든 수련은 요기의 마음이 방황하지 않는 집중된 상태에서 수련해 주어야 한다.

해설;
바유를 조절해 주는 수련이란, 쁘라나와 쿤달리니를 각성시키기 위한 쿤달리니 요가라고 할 수 있다. 이러한 수련을 해 줄 때에는 마음이 산만한 상태에서 해 줄 수가 없다. 따라서 명상과 같이 집중력 있게 하라는 말이다.

3-124절

이띠 무드라 다샤 쁘록따 아디나테나 삼부나.
에까이까 따수 야미남 마하싯디쁘라다이니.

한글옮김;

삼부, 즉 아디나타에 의해서 열 가지 무드라 가르침을 받았고, 각각의 무드라들은 위대한 요기 즉, 싣다(완성자)라는 영예를 가져다준다.

해설;

앞에서 설해진 10가지 무드라들은 시바(Siva)에 의해 전해져 내려왔고, 어느 것 하나를 수련을 통해 완성하게 되면 어느 것이나 할 것 없이 요가를 완성하고, 초자연적인 힘을 얻은 요가의 완성자라는 칭호가 부여된다.

3-125절

우빠데샴 히 무드라남 요 닷떼 삼쁘라다이깜.
사 에와 스리 구루 스와미 삭사디스와라 에와 사.

한글옮김;

전통적인 무드라의 지식을 전해주는 사람만이 진정한 구루(스승)이며, 그가 바로 요가의 대가이며 이스와라, 즉 신의 화신이다.

해설;

스승의 스승으로부터 전통을 이어받아 대를 이어 전해져 내려오는 무드라 수련의 지혜를 가르쳐 줄 수 있는 사람이 진정한 스승이며, 그 스승이 바로 인간의 형상을 하고 이 세상에 화신으로 나타난 자재신(自在神), 이스와라(Isvara)이다. 진정한 스승의 위대함을 강조하고 있다.

3-126절

따스야 왁야 빠로 부뜨와 무드라아브야세 사마히따.
아니마디구나이스와르얌(사르담) 자야(라와)떼 깔라완짜남.

한글옮김;
　주의 깊게 스승의 가르침에 따라 평화로운 마음으로 무드라 수행에 임한 수행자는 아니마와 같은 초자연적인 힘도 얻고, 나고 죽는 것에서도 벗어나게 된다.

해설;
　진정한 스승의 가르침에 따라 무드라 수련을 하게 되면 아니마(Anima) 즉 인간의 몸을 아주 작은 물체로 바꿀 수 있는 초능력을 비롯한 그 밖의 초능력도 얻게 된다는 말이다. 그리고 생사윤회(生死輪廻)의 사슬에서도 벗어 날 수가 있다는 뜻이다.

끝나는 말

이띠 사하자 난다산따나 찐따마니 스와뜨마라마 요긴드라 비라찌따얌.
하타 쁘라디피까얌 무드라비다남 나마 뜨르띠 요빠데샤.

한글옮김;
　사하자아난다의 맨 앞줄에 있는 스와뜨마라마 요긴드라에 의해 쓰여진 하타쁘라디피카 제 3장 무드라 편을 마친다.

해설;
　사하자(Sahaj)란 사마디와 같은 뜻으로 쓰이기도 하는데, 본래의 뜻은 자연적인 상태를 뜻한다.

아난다(Ananda)란 즐거움, 기쁨, 환희라는 뜻이다. 이 말은 사마디를 이룬 사람들만이 느낄 수 있는 환희를 즐기는 사람들이라는 말로써 현자라는 말이다.

현자들 중에 맨 앞에 있다는 것은 스와뜨마라마 역시 사마디를 이루었고, 사마디를 이룬 사람들 중에서도 가장 앞에 있다는 것은 스와뜨마라마를 그 만큼 칭송해 주기 위한 배려이다.

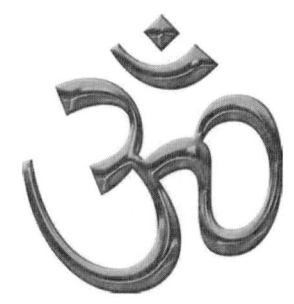

사마디(Samadhi)

제 4 장 짜뚜르타우빠데샤

Caturthopadesah

이 4장에서는 요가수련의 핵심이며 요가 수행자들이나 정신세계를 추구하는 모든 수행자들이 추구하고 갈구하는 호흡과 마음, 사마디(Samadhi, 삼매)에 관한 이야기를 설명해 주고 있다.

4-1절

나마하 시바야 구라베 나다 빈두 깔라뜨마네.
니란자나빠담 야띠 니뜨얌 야뜨라 빠라야나.

한글옮김;

모든 어둠을 극복한 상태를 얻고자 끊임없이 헌신하는 사람들이 나다와 빈두, 깔라의 성품을 지닌 스승 시바에게 경배하나이다.

해설;

나다(Nada)는 내적으로 발생하는 소리라 했고, 빈두(Bindu)는 내적으로 발생하는 빛이라 했다. 그리고 깔라(Kala)는 우리 몸 전신에서 느껴지는 감각이라 했다.

나다와 빈두, 깔라의 작용의 원천은 쁘라나와 어떤 절대적인 힘의 작용으로 전개되는 것으로 간주한다.

요기들은 궁극적 실체로서의 시바(Siva)는 나다와 빈두, 깔라가 모두 섞인 형태를 경험했다라고 말한다. 따라서 요가 수행자가 온 몸으로 그러한 경험을 하고자 하고 경험을 하게 되면 그것을 쿤달리니 요가를 성취했다. 라고 말한다. 사마디를 이루어 무지(Avidya)에서 벗어났을 때 어둠을 극복했다라고 할 수 있고 나다, 빈두, 깔라 모두가 섞인 경험을 할 수 있다.

한편 깔라(Kala)는 시간이라는 의미도 있다.

스와뜨마라마는 아빠나 닐라와 아빠나 바유를 쁘라나와 같은 의미로 사용하고 있고, 빈두는 넥타(감로)라 풀이 하는데 여기서는 빛이라 했고, 깔라는 시간이라 많이 풀이하는데 여기서는 감각이라 풀이 했다. 따라서 현재 사전 상에 풀이 해 놓은 뜻과 유의한 차이가 나는 것을 종종 볼 수 있는데 그 당시에도 용어를 다양하게 사용하고 있었다는 것을 알 수 있다.

4-2절

아테다님 쁘라왁샤미 사마디끄라마무따맘.
므르뜨유그남 짜 수코빠얌 브라흐마난다까람 빠람.

한글옮김;
　내가 지금부터 현생에서의 존재를 마무리하고, 브라흐만의 지고한 축복과 행복으로 인도하는 지고한 사마디 현상에 대하여 말해 주겠다.

해설;
　4장 전체적으로 라자요가를 완성하는 사마디에 관한 내용이다.
　라자요가는 다른 말로 아스탕가 요가라고도 하는데, 여덟 단계 중 사마디는 마지막 단계이다.
　그리고 현생에서의 존재를 마무리 한다는 말은, 다른 책에서는 죽음도 제거한다. 라고 나오는데 이 말은 사마디를 이루고 나면 나 라는 존재가 단순한 육체에 지나지 않고 영원불멸한 자아가 있다는 것을 알게 되기 때문에, 현재의 나라는 존재는 아무런 의미가 없어진다.

4-3/4절
라자요가 사마디스짜 운마니 짜 마논마니.
아마라뜨왐 라야스따뜨왐 순야순얌 빠람 빠담. (-3절)
아마나스깜 따타드와이땀 니랄람밤 니란자남.
지완묵띠스짜 사하자 뚜르야 째뜨예까와짜까. (-4절)

한글옮김;
　라자 요가, 사마디, 운마니, 마논마니, 아마라뜨와, 라야, 따뜨와,

순야아순야, 빠람빠다, 아마나스까, 아드바이타, 니랄람바, 니란자나, 지반묵띠, 사하자 그리고 뚜르야를 모두 같은 뜻을 가진 동의어로 사용하고 있다.

해설;

아마라뜨와(Amaratva)는 영원, 라야(Laya)는 흡수 혹은 전념, 따뜨와(Tattva)는 진리, 순야아순야(Shunyasunya)는 공인데 공이 아닌 것, 빠람빠다(Parampada)는 지고한 상태, 아마나스까(Amanaska)는 마음을 정지하는 효과, 아드바이타(Advaita)는 불이 일원론, 니랄람바(Niralamba)는 독립적인 것(독존), 니란자나(Niranjana)는 절대 순수, 지반묵띠(Jivanmukti)는 육체를 가진 상태에서의 자유와 해방, 사하자(Sahaja)는 자연적인 상태라는 뜻이다. 뚜르야(Turya)는 초의식 상태를 말한다. 이 모두는 사마디와 같은 뜻으로 쓰이고 있다.

라자 요가는 마음작용이 어떤 파장도 없이 고요하게 정지된 상태이고, 사마디는 마음작용이 더 이상 일어나지 않고 자아(Atman)를 명백하게 보든가 브라흐만과 일치되어 하나 됨을 경험하는 것이다.

여기서 브라흐만이란 브라흐만이라는 신과의 합일이 아니다 그것은 형체도 알 수 없는 무형의 대상 내지는 우주 혹은 자연 그 자체와의 일치며 합일을 상징한다.

아드바이타의 둘이 아닌 하나라는 불이 일원론에서는 아삼쁘라즈냐타 사마디(Asamprajnata)라고 표현한다. 다른 말로는 무상삼매(無相三昧)라 한다.

4-5절

살릴레 사인다왐 야드왓뜨 삼얌 바자띠 요가따.
따타뜨마마나소라이깜 사마디라비디야떼.

한글옮김;
　소금이 물에 녹아 물과 소금이 하나가 되듯이 아뜨만과 마음이 그렇게 하나가 되어 결합하는 것을 사마디라고 한다.

해설;
　여기서 아뜨만(Atman)이란 지고한 실체를 뜻하고, 마나스(manas)는 개개인의 마음을 가르킨다. 사마디 상태에서는 이 둘이 잠시 동안 결합하는 상태를 말하는데 이 둘의 결합이 전체적으로 목샤(Moksa, 해탈, 깨달음)가 이루어진다. 목샤는 현생에서의 해방으로 이어진다. 이것이 지반묵띠(Jivan mukti, 현생에서의 깨달음)이다.

4-6절

야다 상크시야떼 쁘라노 마나삼 짜 쁘랄리야떼.
따다 사마라사뜨왐 짜 사마디라비디야떼.

한글옮김;
　일반적인 생명활동이 점차 감소하고 정신활동 또한 멈추어 있는 평정심의 상태를 사마디라고 한다.

해설;
　생명활동은 호흡작용이라고 하고, 정신적인 활동은 마음작용과 생각 등이 떠오르는 것을 말한다. 이러한 호흡작용과 마음과 생각 등의 작용이 정지되어 조화롭게 평정을 이룰 때 사마디라고 한다. 사마라사뜨와도 사마디와 같은 말이다.

4-7절

따뜨사맘 짜 드와요라이걈 지와뜨마빠라마뜨마노.
쁘라나스타사르와상깔빠 사마디 소비디야떼.

한글옮김;

지와뜨마와 빠라마뜨마가 하나로 결합되어 균형을 이룬 상태가 되면 정신적인 활동까지도 완전하게 잃어버리게 된다. 이러한 상태를 사마디라고 한다.

해설;

지와뜨마(Jivatma)는 개체적인 나, 빠라마뜨마(Paramatma)는 우주적인 나 혹은 초월적인 나이다. 따라서 이 둘이 하나로 결합 되면 모든 상념들이 사라지고 나 자신을 비롯한 모든 존재하는 것들과의 구별이 없어진다. 이것을 사마디라고 부른다. 이것을 아삼쁘라즈나타 사마디(무상삼매)라고 한다.

4-8절

라자요가스야 마하뜨마얌 꼬 와 자나띠 따뜨와따.
즈나남 묵띠 스티띠 싯디르구루와께나 라브야떼.

한글옮김;

누가 라자 요가의 본질에 대한 완전한 통찰력을 가질 수 있겠는가? 즈나나(깨달음), 묵띠(해방), 스티띠(자연적인 상태-삼매상태) 그리고 싣디(완전함)는 오로지 구루(스승)의 가르침에 의해서만 얻을 수 있는 것이다.

해설;

라자요가를 성취했다. 라는 것은 마음을 완전하게 조절할 수 있다는 말이고 영원의 상태에 도달 했다는 말이다.

즈나나(Jnana) 요가의 완성은 단순한 머리로서 인지하는 지혜를 말하는 것이 아니라 초월적인 자아(Atman)를 통해 직접 인지하는 것이다. 그래서 이 구절에서의 즈나나는 지혜를 나타낸 것이 아니라 깨달음으로 표현한 것이다.

스티띠(Sthiti) 역시 사하자(Sahaja)와 같은 뜻으로 사마디 상태에서 느끼는 세상은 자연의 상태 그대로를 인지하기 때문에 자연의 상태라고 표현을 한 것이다.

따라서 이와 같은 모든 라자요가의 본질은 자기 스스로는 제대로 판단할 수가 없기 때문에 올바른 스승의 가르침으로서만 판단 가능한 것이기에 스승의 가르침은 중요하다.

4-9절

**두를라보 비사야뜨야고 두를라밥 따뜨와다르사남.
두를라바 사하자와스타 사드구로 까루납 비나.**

한글옮김;
세속적인 즐거움에 냉담한 사드구루의 은총 없이는, 진리에 대한 깨달음과 사하자(자연적인, 사마디)의 상태를 얻기는 힘들다.

해설;
사드구루(Sadguru)란 진정한 스승이라는 말로써 진정한 스승의 가르침에 의해 사하자 즉 사마디를 이룰 수 있다는 말이다.

이 세상은 진정한 행복은 없다. 어떤 행복이던 한 순간 뿐이고 또 다시 고통의 연속이다. 따라서 이 세상은 신기루(maya)이다.

신기루인 세상에서 그 행복이라는 신기루를 쫒아 우리 인간들은 아옹다옹 살고 있는 것이다. 따라서 진정한 행복은 우리 내면에 있고 그 행복은 영원한 것이며, 이 행복은 사마디를 통해 얻을 수 있는 것이다. 이 사마디는 진정한 스승의 가르침에 따라 얻을 수 있는 것이다.

4-10절

비비다이라사나이 꿈바이르비찌뜨라이 까라나이라삐.
쁘라붇다얌 마하삭따우 쁘라나 순예 쁘랄리야떼.

한글옮김;
위대한 힘인 쿤달리니가 여러 가지 아사나와 꿈바카(쁘라나야마), 무드라의 수행으로 깨어났을 때, 쁘라나는 수슘나 속으로 사라진다.

해설;
쁘라나가 수슘나 속으로 사라진다는 말은 사마디 속으로 흡수되어 버린다는 뜻이다. 쁘라나가 생명 에너지던 아니면 우리 호흡작용이던지 간에 쁘라나의 작용이 멈추지 않고서는 사마디가 이루어질 수가 없다.

4-11절

우뜨빤나삭띠보다스야 뜨약따니세사까르마나.
요기나 사하자와스타 스와야메와 쁘라자야떼.

한글옮김;
쿤달리니를 일깨운 요기는 그 어떤 행동도 취해 주지 않더라도 사마디 상태도 동시에 일어난다.

해설;
쿤달리니를 일깨우는 것은 여러 가지의 수련으로 가능하다 아사나를 비롯하여 무드라, 쁘라나야마를 통해 쿤달리니를 각성시킬 수 있다. 쿤달리니를 각성시키고 나면 사마디는 자연스럽게 같이 이루어진다는 것이다. 그러나 쿤달리니를 각성시키는 것에는 왕도가 없고 개개인의 수행하는 사람의 능력에 따라 빠를 수도 있고 늦을 수도 있다.
　사하자 아와스타는 자연적인 상태라는 말이다. 다른 말로는 사마디 상태라는 말이기도 하다.

4-12절
수슘나 와히니 쁘라네 순예 위사띠 마나세.
따다 사르와니 까르마니 니르물라야띠 요가위뜨.

한글옮김；
　쁘라나가 수슘나를 통해 움직이고, 마나스가 순야 속에 융합이 될 때, 요가 수행자는 더 이상 까르마의 법칙에 구속을 받지 않는다.

해설；
　마나스(manas)는 마음이란 뜻이며, 순야(Sunya)란 공이란 말이다.
　쁘라나가 수슘나 속으로 움직이는 것 자체도 어렵지만 이렇게 되면 마음 작용 또한 순야 즉 공의 상태에 이르러 결국은 마음이 공(空)의 상태에 이르러 사마디에 들어간다는 말이다.
　그리고 까르마의 법칙에서 벗어나 자유인이 된다는 말이며, 사마디 상태에서는 까르마 즉 업(業)이 뿌리째 뽑힌다.

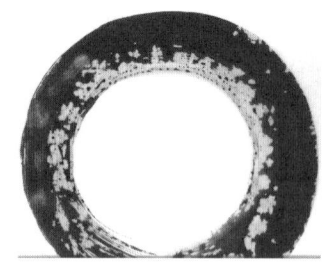

4-13절

아마라(야)울리 나마스뚜밤 소삐 깔라스뜨바야 지따.
빠띠땀 와다네 야스야 자가데따짜라짜람.

한글옮김;

오! 아마라스여 나는 당신의 중요성을 인정하면서 당신에게 경배 올리나이다. 당신은 움직이고 움직이지 않는 우주 전체가 죽음의 사지에 떨어지는 죽음까지도 정복하였습니다.

해설;

이 세상에 모든 것들은, 어떤 것은 길게 어떤 것은 짧게 존재하다가 사라진다. 그러나 아마라스(Amaras, 영원불멸성)를 성취한 요기는 나고 죽음을 극복할 수 있다.

스와뜨마라마는 쿤달리니 삭띠를 각성시킨 사람을 '시간을 정복한 사람'이라는 의미로 아마라스(Amaras)라고 불렀다. 그 말 뜻은 영원불멸한 불사(不死)라는 의미이다.

이 아마라스는 쿤달리니를 각성시키던가 사마디를 이루었을 때 불멸성을 얻을 수 있는 것이다. 인간은 모두 불멸성을 가지고 있다고 했다. 우빠니샤드에 따르면 그 불멸성은 아뜨만(Atman)이다.

그러나 그 불멸성을 얻기까지는 시간과 공간, 나고, 죽고, 변화하고, 인과관계에 얽혀 있는 이 모든 속박들로부터 영향을 받다가 아마라스를 이루고 더 이상 속박 받지 않는 지혜를 얻은 후에는 이러한 속박에서 벗어날 수 있다.

4-14절

찌떼 사마뜨왐아빤네 와야우 브라자띠마드야메.
따다마롤리 바즈롤리 사하졸리 쁘라자야떼.

한글옮김 ;
의식(Citta) 작용이 평정심을 얻었을 때 아마롤리, 바즈롤리, 그리고 사하졸리가 성취 된다. 그리고 바유들 즉, 쁘라나, 아빠나도 수슘나 속으로 들어간다.

해설 ;
아마롤리는 바즈롤리를 규칙적으로 수련하게 되면 코 안쪽으로부터 분비되는 아마리(amari, 넥타)를 동시에 흡입하게 된다. 이 아마리가 아마롤리가 된다.
의식이 평정심을 얻었다는 것은, 깊은 집중이 이루어지고 있다는 것이고, 이 집중 속에서는 물라 반다를 비롯한 모든 반다들과 무드라가 자연스럽게 이루어진다고 한다. 이 속에서 쁘라나는 수슘나 속으로 들어가게 된다.

4-15절

즈나납 꾸또 마나시 삼바와띠하 따와뜨.
쁘라노삐 지와띠 마노 므리야떼 나 야와뜨.
쁘라노 마노 드와야미담 빌라얌 나예드요.
목삼 사 갓차띠 나로 나 까딴찌단야.

한글옮김 ;

일반적인 마음 작용도 멈추지 않고, 외부적으로 쁘라나의 활동이 계속되고 있는 한 어떻게 진정한 지혜가 밝아 올 수 있겠는가? 오직 쁘라나와 마음(마나스), 이 두 가지 작용을 멈춘 사람만이 진정한 자유를 얻을 수 있고, 그 외는 얻을 수 없다.

해설 ;

쁘라나의 외적인 작용은 우리가 인지하는 호흡과 같은 생명활동이고, 이 생명 활동과 마음 작용이 멈추어질 때 우리는 목샤(Moksa)를 이룰 수가 있다.

쁘라나라는 생명활동이 멈추고, 마음이 하나의 감각에 완전하게 정지되면 그것은 또 다른 의식의 세계이다. 이것을 우리는 사마디라고 하고, 초의식의 상태라고 한다.

즈나나 즉 지혜의 요가란 무작정 책을 많이 읽고 머리로 이해만 했다고 이루어지는 것이 아니다.

시바(Siva)의 부인 빠르와띠(Parvati)가 시바에게 물었다. 몇몇 사람들이 지혜만으로 해탈을 얻을 수 있다고 하는데 그렇다면 요가가 무슨 소용이 있는가? 라고… 여기에 대한 시바의 대답은 "전쟁에서 승리는 칼로 이루었다. 그러나 전쟁이 없다면 칼이 무슨 소용이겠는가?" 라고 반문을 했다고 한다.

따라서 진정한 지혜를 얻기 위한 깨달음은 지혜만을 가지고 이루어지는 것이 아니라 실천이라는 요가가 없으면 불가능하다는 것을 명심해야한다. 진정한 지혜는 실천이 뒷받침이 된 경험에서 나오는 것이다.

4-16절

즈나뜨와 수슘나 삼(사드)베담 끄르뜨와 바윰짜 마드야감.
스티뜨와 사다이와 수스타네 브라흐마란드레 니로다예뜨.

한글옮김;
　항상 수행에 적당한 장소에 앉아 수슘나를 어떻게 뚫어야 하는지를 알고서 바유를 그 중간 통로 즉, 수슘나를 따라 통과하도록 해서 수행자는 바유를 브라흐마란드라 속에 억제하고 있어야 한다.

해설;
　요가 수행자에게 적당한 장소는 어떤 것에도 방해 받지 않는 장소(1-12절 참조)에서 요가를 수행해야 한다는 뜻이다. 그러한 장소에서 쁘라나를 수슘나 속으로 집약시켜 수슘나를 타고 위로 올라갈 때 등을 타고 오르는 뭔가를 중앙(수슘나)으로부터 직접적으로 인지해야 한다. 이것을 머리 꼭대기(브라흐마란드라)까지 올려 수행자는 그것을 머리 꼭대기(브라흐마란드라)에 억제하고 있어야 한다. 이때 사마디가 이루어지는 것이다.

4-17절

수르야 찬드라 마사우 다따 깔람 라뜨린디 와뜨마깜.
북뜨리 수슘나 깔라스야 구흐야메뜨 두다흐르땀.

한글옮김;
　해와 달이 뜨고 지는 것 때문에 깔라(kala, 시간)는 밤과 낮으로 구성되어 있다. 이 깔라(시간)는 수슘나에 의하여 삼켜진다. 이것은 하나의 커다란 비밀이라고 말 한다.

해설;

시간은 낮과 밤으로 형성되어있고, 태양과 달에 의해 만들어졌다. 인간의 현실적인 삶은 시간과 공간을 연계되어 시간을 인식하며 살아간다.

그러나 사마디 상태에서는 시간과 공간을 초월한 세계로서, 시간은 인식 할 수 없고, 공간만이 존재한다. 그래서 에너지가 수슘나에 집중하고 사마디 상태가 이루어지면 시간이라는 개념을 초월하는 사마디 상태가 되기 때문에 수슘나가 시간을 삼켜 버렸다고 표현한 것이다. 이러한 현상은 아무나 알 수 있는 일이 아니고, 또한 아무에게나 말로써 이해시킬 수 있는 것도 아니기 때문에 비전이라는 것이다.

4-18절

드와삽따띠 사하스라니 나디드와라니 빤자레.
수슘나 삼바비 삭띠 세사스뜨베와 니르아르타까.

한글옮김;

우리 몸에는 7만 2천 개의 나디 통로가 있고 이중에 수슘나 하나만이 태고의 에너지 삼부의 힘이라고 한다. 그 외의 다른 것들은 정신적인 개발에 있어서는 쓸모가 없다.

해설;

쁘라나가 수슘나를 통해 올라갈 때에만 요가 수행자에게 있어서 요가의 최상경지로 이끌어주는 길이 수슘나 나디 이기 때문에 이다와 핑갈라를 비롯한 다른 나디들은 크게 유용하지 않다는 말이다. 그리고 수슘나 외의 나디들은 정신적인 개발에는 방해가 된다.

4-19절

바유 빠리찌또 야뜨나다그니나 사하 쿤달림.
보다이뜨와 수슘나얌 쁘라비세다니로다따.

한글옮김;
　쿤달리니를 일깨운 다음 단련되어 있는 바유가 배꼽에 있는 아그니와 함께 그 어떤 장애물에 의한 방해 없이 수슘나로 들어가야 한다.

해설;
　이 말은 바유(쁘라나)를 쁘라나야마로 호흡을 조절하고 그로 인해 느껴지는 열기(아그니)와 함께 쿤달리니를 각성시켜 어떠한 장애도 없이 수슘나 나디 속으로 들어갈 수 있게 만들어야 한다는 것이다.
　바유의 수련으로 쿤달리니를 각성했다. 라는 말은, 아사나와 쁘라나야마, 무드라의 수련으로 어떤 강한 느낌을 경험하게 되는데, 그 느낌 중의 하나가 열기(heat)를 동반한다. 그 열기는 배꼽에 존재하는 아그니(Agni, 불)라고 한다.

4-20절

수슘나와히니 쁘라네 싯드야뜨예와 마논마니.
안야타 뜨위따라아브야사 쁘라야사야이와 요기남.

한글옮김;
　마논마니 상태는 오직 쁘라나가 수슘나를 통해 흐를 때만이 이룰 수 있으며, 그렇지 못하면 모든 요가 수련자들의 수행은 아무런 결실이 없는 헛된 노력이 될 것이다.

해설;
　마논마니(manonmani)는 사마디와 동의어라고 했다. 따라서 요가 수련을 통해 사마디를 얻지 못하면 이 구절에서 말하는 것과 같이 아무런 결실이 없는 헛된 노력이다. 물론 전혀 아무런 결실이 없는 것은 아니다. 1장 17절에서와 같이 육체적 정신적 안정감이 오는 것이 요가이고 또한 부수적으로 얻어지는 것이 건강이라고 했다. 그러나 이 구절에서 강조하는 것은 요가 수련자에게 있어서 궁극적인 요가의 목적인 사마디를 얻어 의식의 확장이 이루어지는 것이다.

4-21절

빠와노 바드야떼 예나 마나스떼나이와 바드야떼.
마나스짜 바드야떼 예나 빠와나스떼나 바드야떼.

한글옮김 ;

빠와나(쁘라나)를 통제할 수 있다는 것은 마음을 조절할 수 있다는 것이고, 마음을 통제할 수 있다는 것은 빠와나를 통제할 수 있다는 것이다.

해설 ;

아주 중요한 구절로, 여기서 빠와나는 중요한 의미를 가지고 있다. 생명에너지로서 특히 호흡과 같은 자율적인 생명활동도 포함한다. 따라서 빠와나를 조절할 수 있다는 것은 이러한 자율 기능 역시 쉽게 조절할 수 있다는 말이다.

빠와나를 호흡이라고 풀이를 한다면 호흡은 우리 자신들의 내적 정서와 심리에 깊은 관계를 맺고 있다. 따라서 우리 자신의 내적 심리와 정서가 안정되지 못하고 불안하면 호흡도 거칠어지는 것을 볼 수 있다. 반대로 생각해도 마찬가지이다. 호흡이 거칠다는 것은 마음이 안정되지 않고 불안 하던가 뭔가 문제가 있다는 말이다. 따라서 호흡이 안정되면 마음도 안정되고 마음이 안정되면 호흡도 안정되는 것을 알 수 있다. 특히 명상수련에서는 호흡과 마음의 관계가 더욱 중요하다는 것을 알게 된다. 그래서 호흡과 마음은 하나로 본다.

4-22절
헤뚜드와얌 뚜 찌따스야 바사나 짜 사미라나.
따요르비나스타 에까스밈스따우 드와와삐 위나스야따.

한글읆김;
  마음 작용은 바사나와 사미라나에 의해 초래된다. 만약 이 중에 하나가 작용을 멈추게 되면 둘 다 멈추게 된다.

해설;
  바사나(vasana)는 한마디로 말해서 욕망, 욕구라는 뜻이다. 생리적, 심리적 필요에 따라 만족 하고자 하는 이러한 욕구는 과거의 잠재되어 있던 욕구가 동기가 되어 작용한 것이라고 한다. 따라서 바사나는 삼스까라(samskara)와 같이 윤회의 고리로 연결되는 잠재인상과 같은 말이다. 과거의 잠재되어 있던 욕구에 의하여 마음작용이 일어난다는 것이다.
  사미라나(samirana)는 쁘라나, 바유의 동의어이고 여기서는 호흡을 의미한다. 따라서 바와나의 작용으로 호흡도 거칠어졌다. 안정되었다 한다. 반대로 호흡이 안정되어 있다는 것은, 바와나 혹은 삼스까라의 작용이 멈추어 있다는 말이기도 하며, 아무런 욕구와 욕망이 작용하지 않기 때문에 호흡역시도 안정 된다. 따라서 둘 중에 하나가 잠잠해 지면 나머지도 자연히 잠잠해지는 것이다.

4-23절

마노 야뜨라 빌리예따 빠와나스따뜨라 리야떼.
빠와노 리야떼 야뜨라 마나스따뜨라 빌리야떼.

한글옮김;
호흡작용이 감소하는 만큼 마음 작용도 그만큼 줄어들게 된다.

해설;
21-22절의 연속으로 마음과 호흡 둘 중에 하나가 잠잠해지면 둘 다 같이 잠잠해 진다는 것을 강조하고 있다.

4-24절

둑담부와뜨 산밀리따우바우 따우 똘야끄리야우 마나사마루따우히.
야또 마루따뜨라 마나쁘라브르띠르야또마나스따뜨라 마루뜨쁘라브르띠.

한글옮김;
마음과 호흡현상은 우유와 물이 섞인 것과 같다. 이들은 상호 보완적이다. 따라서 마루뜨가 활동을 하게 되면 마나스도 활동을 하고, 역으로 마나스가 활동을 하면 마루뜨도 활동을 한다.

해설;
이 구절에서의 마루뜨(marut)는 호흡이란 뜻이고, 마나스(manas)는 마음이라는 뜻이다. 따라서 앞의 구절과 같이 호흡이 작용하면 마음도 작용하고 반대로 마음이 작용해도 호흡이 작용한다는 것을 말하고 있다. 한편 호흡이 멈추면 마음 작용도 멈추고 반대로 마음 작용이 멈추어도 호흡이 멈춘다.

4-25절

따뜨라이까나 샤다 빠라스야 나사에까 쁘라 브르떼라 빠라 쁘라브르띠. 아드와스따 요스,쩬드리야 와르가 브르띠 쁘라드와스따 요르목사 빠다스야 싯디.

한글옮김 ;
　하나가 멈추게 되면 다른 하나도 멈추게 되고, 하나가 작용을 하게 되면 다른 하나도 작용을 하게 된다. 만약 이들 모두 작용을 하게 되면 전체 인드리야들이 작용을 하게 된다. 그러나 이들이 억제되면 해탈을 얻는 길로 인도하게 된다.

해설 ;
　마음 작용과 호흡작용 중 하나라도 작용을 하게 되면 제 각각의 인드리야(Indriya)들도 작용하게 된다. 인드리야(Indriyas)는 감각기관들을 일컫는 말이다. 마음작용과 호흡작용을 억제하는 것 자체가 해탈을 의미하는 것은 아니고, 해탈로 이끌어주는 것 중의 하나를 의미한다. 해탈은 호흡 작용이던 마음 작용이던 인드리야던 모두 활동을 멈추고 깊은 사마디를 이룬 다음에 커다란 의식의 확장을 통해 해탈이 이루어지는 것이다.

4-26절

라사스야 마나사스 짜이와 짠잘라뜨왐 스와바와따.
라소 받도 마노 받담 낌 나 싯드야띠 부딸레.

한글옮김 ;
　수은과 마음은 천성적으로 불안정 한 것이다. 만약 수은과 마음이 안정이 된다면 이 세상에서 얻지 못할 것이 무엇이 있겠는가?

해설 ;
　다음 구절 참조

4-27절

무르찌또 하라떼 브야딘 므르또 지와야띠 스와얌.
받다 케차라땀 데떼 라소 바유스짜 빠르와띠.

한글읆김;

오, 빠르와띠여! 수은을 유황으로 처리했을 때와 같이 호흡이 반복되는 꿈바카로 약해지면 모든 질병이 치유가 된다. 액체의 수은과 호흡이 자신들의 존재성을 잃어버렸을 때 수은은 우리 몸에 새 생명을 부여하고 또 다른 의미로는 호흡은 쁘라나를 탄생시킨다. 수은은 응고되고 호흡은 억제되었을 때 하나는 몸에 다른 하나는 쁘라나에게 위로 올라 갈 수 있는 능력을 부여해 준다.

해설;

액체 상태일 때의 수은의 유동성을 산만한 마음에 비유를 하고 있다. 반면 수은을 유황과 섞게 되면 고체화되어 유동성이 없어진다. 이와 같이 호흡이 약해진다. 라는 것은, 쁘라나야마의 체계적인 수련에 의해 호흡의 조절을 통해 사마디 상태의 깊은 집중 속에 들어갔다는 말이다. 이로 인해 질병이 치유되었다는 것이다. 수은이 유황과 섞여 본래의 유동성을 잃고 새로운 형태의 황화수은으로 재탄생 하듯이 호흡역시도 조절이 되면 쁘라나 혹은 쿤달리니를 각성시키면서 호흡은 하는 듯 마는 듯 사라지게 된다. 이러한 응고된 수은의 효과를 열정적인 쁘라나야마 수련의 효과에 비교를 하고 있으면서 수은의 유동성을 마음의 산만함에 은유법으로 나타내고 있다. 유황으로 처리된 응고 된 수은은 쁘라나야마로 단련된 마음의 집중력에 비유하면서 결국은 수슘나 나디로 들어가서 사마디에 이르게 되는 과정을 은유적으로 표현하고 있는 구절이다.

    고대 연금술사들은 동서양을 막론하고 유황과 수은을 섞은 황화수은을 만병통치, 영생의 불사약이라고 믿었던 적이 있었다. 이 돌을 현자의 돌(philosopher's stone)이라 한다.

4-28절
**마나 스타이르예 스티로 바유스따또 빈두 스티로 바웨뜨.
빈두 스타이르야뜨 사다 사뜨왐 핀다스타이르얌 쁘라자야떼.**

한글옮김;
    마음이 안정되면 호흡도 안정되고 그 때문에 빈두 또한 안정된다. 그리고 이 빈두의 안정감으로 모든 기관들에 안정감을 느껴지게 한다.

해설;
    마음의 안정이 호흡 내지 쁘라나가 안정이 된다. 이러한 안정감은 우리 몸의 체액(빈두)에도 영향을 미쳐 모든 기관들에 안정감을 주고 우리 몸을 사뜨와 적인 체질을 유지하게 하여 강하고 건강한 몸을 만들어준다.

4-29절
**인드리야남 마노 나토 마노나타 스뚜 마루따.
마루따 스야 라요 나타 사 라요 나다마스리따.**

한글옮김;
    마나스(마음)는 인드리야(감각기관)의 주인이고 쁘라나는 마음의 주인이며, 라야는 쁘라나의 주인이고 라야는 나다에 의해 유지된다.

해설;

　감각은 마음작용의 협력 없이는 기능을 할 수가 없고, 마음은 생명 활동이 기초가 되지 않으면 작용할 수가 없다. 생명활동이란 것이 바로 쁘라나이다. 생명활동이란 정신적인 감각과 운동신경의 작용을 말하는 것으로 이러한 생명활동을 요가로 최소한으로 줄일 수가 있다. 이것을 라야(Laya)라고 한다. 라야는 모든 것이 흡입된 상태로 집중이 이루어지는 상태이다. 이 라야인 상태의 요가 수행자는 중앙에서 발생하는 소리를 듣게 되고 이 소리가 나다(Nada)이다. 이 나다 속에 자기 자신을 잃어버리게 된다. 이때 내적으로 발생하는 알 수 없는 신비의 소리로 상징화된 나다 속에 마음이 몰입되어 있는 라야요가 안에서는 일반적인 의식은 결여되어 있고 생명활동도 줄어든다. 이것을 사마디라고 하는 것이다.

4-30절

소야메와스뚜 목샤크요 마스뚜 와삐 마딴따레.
마나 쁘라나라예 까스찌다난다 삼쁘라와르따떼.

한글옮김;

　이와 같이 위에 설명한 라야는 라야 그 자체가 목샤(해탈)라고 말하는 사람들도 있지만 그렇지 않다고 믿는 사람들도 있다. 그러나 이 오묘한 축복도 마나스와 쁘라나의 작용이 멈추어 둘 다 용해되었을 때 경험할 수 있는 것이다.

해설;

　라야(Laya) 자체가 해탈이라고 하는 사람도 있고, 아니라고 하는 사람도 있지만 그것이 무엇이든 간에 마음 작용과 쁘라나의 활동이 정지되었을 때 라야도 이루어지는 것이고 환희나 축복도 경험할 수 있는 것이다.

4-31절

쁘라나스타 스와사니스와사 쁘라드와스따비사야그라하.
니스쩨스토 니르비까라스짜 라요 자야띠 요기남.

한글옮김 ;

　날숨과 들숨이 정지되면 대상도 인지되지 않고, 작용도 일어나지 않으며 흥분하는 것도 없다. 이렇게 되면 라야가 요기에게 있어서 충만한 것이다.

해설 ;

　집중이 깊게 이루진 상태를 라야(Laya)라고 한다. 이 라야 속에서는 호흡도 정지되다시피 한다. 이것을 깨왈라 꿈바카라 한다. 여기에 마음은 애착으로부터 멀어져서 어떠한 마음 작용도 일어나지 않고 어떤 대상도 인지되지 않는다. 이것을 아삼쁘라즈나타 사마디(무상삼매)라고 한다. 이것이 라야 상태로서 요기 자신을 잃어버린 초 의식 상태이다.

4-32절

우찐나사르와상깔뽀 니세샤세사 째스띠따.
스와왐갸요 라야 꼬삐 자야떼 와가고짜라.

한글옮김 ;

　모든 동기 부여가 정지되고 어떠한 기능도 작용하지 않을 때 그때야말로 설명할 수 없는 오묘한 라야가 전개된다.

해설 ;

　정신적 육체적 모든 작용이 멈추었을 때 라야(Laya) 상태가 형성되는데, 라야 상태는 말로 표현할 수 있는 것이 아니라 스스로의 경험에 의해서만 알 수 있는 것이다.

4-33절
야뜨라 드르스티르라야스따뜨라 부뗀드리야 사나따니.
사 삭띠르지와부따남 드웨 알락스예 라얌 가떼.

한글옮김;
　마음은 고정되어 있는 것 속으로 용해되고, 살아있는 존재의 마음과 에너지는 영원불멸하고 우주 속에 내재하는 브라흐만 속으로 용해된다.

해설;
　마음이 고정되어 있는 것 속으로 용해되는 것과 브라흐만은 같은 존재다.
　명상 중에 깊은 집중력 속으로 몰입해 들어가면 어떤 절대 경지를 느끼게 되는데 이것을 요가에서는 사마디 즉 삼매라고 한다. 이것을 사람들은 절대지 혹은 초월지, 우주의식, 아뜨만, 브라흐만 등으로 상징되면서 신과의 합일이라고 표현한다. 따라서 이 구절에서도 마음이 브라흐만 속으로 용해되고 고정되어 있는 어떤 것에 용해되었다는 것은 깊은 삼매 속에 몰입해 있다는 말이다.
　브라흐만이나 삼매, 절대지 혹은 초월지에서는 영원불멸하고 변함없는 어떤 절대감을 느끼게 되는데, 우주를 포함한 세상의 모든 것들은 변화하지만 절대지나 삼매에서는 변함이 없는 고정불변하는 어떤 존재감을 느낀다. 그것은 공(空)인 것 같으면서도 공이 아니고, 우주와 내가 하나라는 범아일여의 느낌을 갖게 된다. 이것을 요가에서는 아뜨만으로 보기도 하고 샹캬에서는 뿌루사로 본다. 그것은 우주나 자연 그 자체 일수도 있지만 브라흐만 으로 상징되어진다.

쿤달리니 요가에서 쿤달리니 요가의 절정을 쁘라나, 찌따, 아그니가 브라흐마란드라까지 올라가는 것으로 종종 설명되어지고 있고, 그 곳에서 라야를 경험하는 것이다. 비록 요기가 라야 상태에서 빈 공간속의 어떤 대상을 응시하고 있을 지라도 요기의 마음은 의식 속에 그 대상을 인식하지 못한다. 이것을 아삼쁘라자나타 사마디(Asamprajnatha samadi)라고 한다.

4-34절
라요라야이띠 쁘라후 끼드르산 라야락사남.
아뿌나르와사노뜨따 날라요 위사야 위스므르띠.

한글옮김 ;
모두 라야 라야! 라고 소리치지만 라야의 특징이 무엇인가? 그것은 대상을 인지하지 못하는 상태이다. 왜냐하면 그 상태에서는 의식이든 무의식이든 모든 동기 부여가 결여된 상태이기 때문이다.

해설 ;
사람들이 모두 라야(Laya)라고 말들하고 있는데, 라야의 의미를 제대로 알고 있는가? 라고 반문하고 있다.

라야(Laya)라는 깊은 집중 속에서는 지난 과거의 삼스까라나 바사나(Vasana)들이 모두 사라진 상태이기 때문에 그 무엇도 인지되지 않는 상태가 된다.

삼스까라나 바사나(Vasana)는 과거의 감상이나 회상들로 잠재되어 있는 인상들로 무지(Avidya)와 연결되어 윤회의 고리를 만드는 원인이다. 이러한 원인들이 소멸되어 있기 때문에 아무런 대상도 인지하지 못하면서 깊은 집중상태를 유지할 수 있다.

고대인도 철학자들에 따르면 인지되지 않는 상태는 오직 아비드야(Avidya, 무지)가 잠을 잘 때라고 했다. 이때가 바로 라야(Laya)인 것이다.

4-35절

베다 사스트라 뿌라나니 사만야 가니까 이와.
에까이와 삼바위 무드라 굽따 꿀라와두리 와.

한글옮김;

삼바비 무드라

베다와 사스트라, 뿌라나는 대중에게 노출된 여인네와 같지만 이와 비교해서 삼바비 무드라는 모든 시선으로부터 노출이 안 된 양가집 규수와 같다.

해설;

베다, 사스트라, 쁘라나는 고대 경전들이다. 이 경전들은 누구나 보고 싶을 때 보고 마음대로 할 수 있지만 삼바비 무드라의 경우는 이와는 달리 쉽게 접할 수 없으며 소중하게 다루어진다는 것이고, 그 만큼 중요하다는 말이다.

4-36절

안따르락스얌 바히르드르스티르 니메숀메사와르지따
에샤 사 삼바위 무드라 베다사스뜨레수 고삐따.

한글옮김;

마음을 안따르락스야(내적 대상)에 고정시키고, 눈을 깜빡거리는 것 없이 계속해서 뜨고 있는 것을, 베다와 성전에 비밀리 보존되어 있는 삼바비 무드라라고 한다.

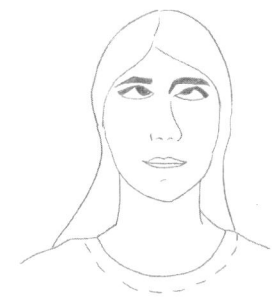

〈삼바비 무드라〉

해설 ;
　안따르락스야(Antarlaksya)는 겉으로는 알 수 없는 내적인 감각이나 이미지에 마음을 고정시킨다. 예를 들면 차크라 중 어느 한 군데에 마음을 집중하고 시선은 외부의 일정한 대상에 고정을 시킨 상태에서 눈을 깜박거리지 않으면서 바라보는 것이다. 따라서 락스야(Laksya)는 어떤 특정한 대상이 없는 것에 집중을 하는 것을 말하고, 반면 알람바나(Alambana)는 실질적으로 혹은 심리적인 특정한 대상이 있는 것에 집중하는 것을 말한다.

4-37절
　안따르락스야 빌리나 찌따빠와노 요기 야다 와르따떼.
　드르스트야 니스 짤라 따라야 바히라다 빠스얀나빠스얀나삐.
　무드레얌 깔루 삼바위 바와띠 사 랍다 쁘라사다드구로.
　순야순야빌락사남 스푸라띠 땃따뜨왐 빠람 삼바왐.

한글옮김 ;
　찌따와 쁘라나가 안따르락스야(내적 대상)에 그들 자신의 존재를 잃어버린 상태에 있으면서 시선은 안정된 눈동자로 바깥 아래쪽으로 향하고 보고 있지만 어떤 것도 보고 있는 것이 아닌 이것이 실지로 삼바비 무드라이고, 순야든 순야가 아니든 삼부의 궁극적인 원리로 빛을 발하고, 스승의 은혜로 얻을 수 있다.

해설;
깊은 집중 상태에 몰입되어 보고 있지만 보고 있는 것이 아니고, 공(空)인 것 같으나 공도 아닌 삼바비 무드라의 경지를 스승의 가르침으로 얻을 수 있다는 말이다.

삼부는 시바신을 일컫는 말이다. 시바는 항상 공의 상태에 존재한다고 볼 수 있다. 그러나 우리가 일반적으로 생각하는 공(空)으로서의 공은 말 그대로 공이나 비어있는 공이 아니고, 사찌드아난다(Saccidananda)로 채워져 있다.

사찌드아난다는 지고한 실체에 대한 환희라는 뜻이다. 사마디 상태에 얻을 수 있는 것이 사찌드아난다이다.

4-38절
스리삼바뱌스짜 케차르야 아와스타 다마베다따.
바웨찌딸라야아난다 순예찌뜨수카루삐니.

한글옮김;
귀중한 삼바비와 케차리무드라는 신체적 조건과 우리 몸에 집중하는 초점은 다르지만 찌뜨수카(환희심으로 가득한 존재)의 특징인 공속에서 찌따에 라야의 축복을 가져다준다.

해설;
삼바비 무드라는 아무것도 없는 공간을 응시하면서 눈을 고정시키는 반면 케짜리 무드라는 혀를 입천장 뒤 연구개로 삽입을 해

주면서 시선은 양미간사이의 내면을 응시하면서 고정 시킨다. 그러나 참고로 어떤 책에서는 삼바비 무드라는 심장 즉 아나하따 차크라에 의식을 집중해 주는 책도 있다. 이렇게 두 무드라가 집중해 주는 초점은 다르지만 라야(Laya)를 가져오는 그 결과는 같다는 것이다.

4-39절
따레 죠띠시 상요즈야 낀찌둔나마예드 브루바우.
뿌르와 요감 마노 윤잔눈마니까라까 크샤나뜨.

한글옮김 ;
　눈동자는 중앙으로부터 올라오는 빛을 향하고, 눈썹을 약간 올린다. 마음은 앞에서 설명한 것과 같은 요가(삼바비 무드라)에 집중하고 있으면 수행자는 곧 운마니의 상태를 얻을 수 있다.

해설 ;
　눈을 약간 치켜뜬 상태에서 양 미간사이를 응시하고 의식은 심장에 집중을 한다. 아니면 일곱 차크라 중 하나에 집중을 하면서 눈은 깜빡이면 안 된다.

4-40절
께찌드아가마 잘레나 께찐니가마 상꿀라이.
께찟따르께나 무흐얀띠 나이와 자난띠 따라깜.

한글옮김 ;
　몇몇 사람들은 아가마에 설명되어 있는 모순된 견해로 현혹되고, 몇몇은 니가마에 의해서, 또 다른 몇몇은 그들 스스로의 논법에 현혹되어 있지만, 그 누구도 어느 것이 진실로 해방으로 어떻게 이끌어 주는지 아무도 알지 못한다.

해설;

공식적으로 초기에는 베다를 아가마(Agama)로 간주하고 있으며, 다른 성스러운 책(경전)들은 니가마(Nigama)로 분류 되었으나 차후에 이러한 구분이 사라졌다. 그리고 태고 적부터 전해 내려온 모든 책들은 이제 아가마, 니가마 구분 없이 불리워진다. 이러한 경전들 모두가 해탈에 대한 해법을 제시하고 있으나 실지로는 어느 것 하나 제대로 해탈로 이끌어주지 못하고 사람들을 현혹시키고 있다는 말이다.

〔아가마(Agama), 니가마(Nigama)는 베다와 같은 경전이나 전통적으로 전해져 내려오는 종교적, 철학적, 과학적 교의나 주의, 학설, 가르침을 실은 교전이나 성전을 일컫는 말이다.〕

4-41절

아르돈밀리딸로짜나 스티라마나 나사그라딧떼크샤나.
찬드라르까르와삐 리나따무나빠얀니스빤다 바웨나 야.
죠띠루빠마세사비자마킬람 데디빠남 빠람 따뜨왐 따뜨빠다메띠
와스뚜 빠라맘 와쯔얌 끼마뜨라디깝.

한글옮김;

수행자는 반쯤 감은 눈을 코끝을 향하고, 이다와 핑갈라를 포함한 마음의 모든 활동을 최소한으로 구성하고, 모든 것의 근원이면서 모든 것을 조명하는 빛의 특성으로 스스로 존재하는 궁극적인 실제의 상태를 깨닫는다면 더 이상 말할 필요가 없다.

해설;

수행자가 수행 중에 빛을 볼 수 있다는 것은 이미 깊은 집중 속의 사마디 상태에서 궁극적 실제를 경험하고 있다는 말이다. 따

라서 최고의 경지인 사마디를 경험하고 있는데 더 이상 무엇이 필요하겠는가라고 반문하고 있다.

4-42절
디와 나 뿌자옐링감 라뜨라우 짜이와 나 뿌자예뜨.
사르와다 뿌자옐링감 디와라뜨리니로다따.

한글옮김 ;
핑갈라나 이다가 작용을 하고 있을 때 아뜨만에 명상을 해서는 안 되며, 이러한 나디들이 활동을 멈추고 수슘나 만이 작용을 할 때 아뜨만에 명상을 해 주어야 한다.

해설 ;
요가적인 전문용어로 디와(diva)란 낮이라는 뜻으로 핑갈라를 의미한다.

라뜨리(ratri)는 밤이라는 뜻인데 이다를 의미한다.

따라서 낮이나 밤이나 이다와 핑갈라의 작용이 멈추고 수슘나 만이 작용하고 있을 때 명상을 하라는 것이다.

한 편 디와는 오른쪽, 라뜨리는 왼쪽이라는 의미도 있다.

원문에 나오는 링가(linga)라는 말은 시바를 상징하고, 이미지가 없는 미현현을 묘사하고 있다. 이것을 본질이라고 이해하면 쉽고, 본질은 아뜨만이기 때문에, 원문에는 아뜨만이라 표현하고 있는 것이다. 아뜨만에 명상을 해야 한다는 말은 아뜨만을 찾아야 한다는 말이다.

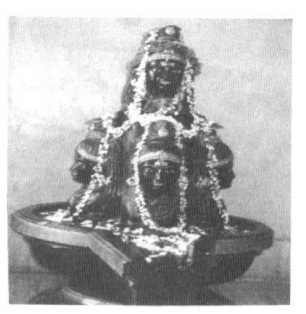
〈링가〉

4-43절

아타 케차리
사브야닥시나 나디스토 마드예 짜라띠 마루따.
띠스타떼 케차리 무드라 따스민 스타네 나 삼사야.

한글옮김;
케차리
케차리 무드라는 마루따가 우리 몸속의 좌우(이다, 핑갈라) 나디 들로부터 중앙(수슘나)으로 들어 갈 때 의심할 여지없이 케짜리 무드라가 형성된다.

해설;
케차리 무드라를 통해 사마디로 들어가기 위한 설명을 3장에 이어 다시 설명을 하고 있다. (3-31/40절 케차리 무드라 편 참조) 마루따(maruta)는 쁘라나와 같은 말이다.

4-44절

이다핑갈라 요르마드 예 순얌 짜이와닐람 그라세뜨.
띠스타네 케차리 무드라 따뜨라 사뜨얌 뿌나 뿌나.

한글옮김;
이다와 핑갈라 사이에 있는 순야(수슘나)가 쁘라나를 붙잡았을 때 케짜리 무드라가 성립된다. 이것은 진실중의 진실이다.

해설;
　이 말은 집중력으로 인해 쁘라나가 수슘나 나디 속으로 흡입되었다는 말이다. 또 이렇게 되었을 때 케차리 무드라 또한 확실하게 이루어진다는 것을 의미한다.

4-45절
수르야찬드라마소르마드예 니랄람반따레 뿌나.
삼스티따 브요마 차크레 야 사 무드라 나마 케짜리.

한글옮김;
　다시 이 무드라는 이다와 핑갈라 사이에 있는 수슘나에서 명상을 하기 위한 위치로는 가장 높이 있는 브요마 차크라가 자리하고 있는 곳을 케차리 라고 한다.

해설;
　원문 니랄람반따레는 수르야와 동의어라고 풀이 하는 책도 있지만, 니랄람바(Niralamba)는 이다와 핑갈라 사이의 공간 즉 수슘나 나디를 가르키면서 수슘나에서 가장 높이 위치하고 있는 브라흐마란드라 라고 묘사하는 책도 있다.
　그리고 브요마 차크라는 앞이마에서 4손가락 위에 있는 차크라로 브라흐마란드라와 같은 지점이다. 따라서 케차리던 쁘라나든 쿤달리니던 브라흐마란드라까지 올라가 멈추어 있을 수 있다는 것은 사마디 상태를 말한다. 따라서 니랄람바는 사마디와 같은 의미를 가지고 있다 (4-3/4절 참조)

4-46절

소마드야뜨로디따 다라 삭사뜨 사 시와왈라바.
뿌라예다뚤람 디브얌 수슘남 빠스치메 무케.

한글옮김 ;
　시바가 소중히 여기는 갠지스강물의 흐름이 달에서 흘러, 유일하고 신성한 수슘나 나디를 등에서부터 가득 채워진다.

해설 ;
　갠지스 강물이란 것은, 찬드라에서 분비되는 넥타를 은유적으로 말하는 것이고, 이것은 시바가 제일 좋아하는 것이다. 이것을 혀를 뒤로 밀어 올려 그 흐름을 막는 케차리 무드라로 넥타의 소진을 예방한다는 뜻이다.

4-47절
뿌라스따짜이와 뿌르예따 니스찌따 케짜리 바웨뜨.
아브야스따 케짜리 무드라뿐마니 삼쁘라자야떼.

한글옮김 ;
　수슘나가 (등이 아닌) 앞 쪽으로부터 넥타로 가득 채워졌을 때 역시 케짜리가 틀림없으며, 그런 다음 운마니의 상태는 케짜리 무드라의 수련에 이어 일어난다.

해설 ;
　일반적으로 케차리 무드라의 수련으로 등 쪽으로만 넥타가 채워질 것이라고 생각하는데, 앞쪽으로도 채워진다는 것이다.
　앞쪽으로 채워지는 것은 넥타라기보다는 쁘라나가 채워지는 것이다.
　따라서 그것 역시 케차리 무드라의 완성을 이루었다고 할 수 있고, 이어서 사마디도 함께 경험할 수 있다는 뜻이다.

4-48절

브루보르 마드예 시바스타남 마나스따뜨라 빌리야떼.
즈나따브얌 따뜨바담 뚜르얌 따뜨라 깔로 나 위드야떼.

한글옮김;

　양미간 사이는 시바가 거주하는 자리이다. 마음이 거기에 몰입되어 뚜르야 상태가 되면 깨달음이 이루어진다. 그것은 시간(깔라)을 초월하는 것이다.

해설;

　뚜르야(Turya)란 초 의식 상태를 말한다. 다른 말로는 사마디라 한다. 우빠니사드에 말하기를 인간은 네 가지 상태로 존재한다고 했다. 1) 깨어있는 상태, 2) 꿈꾸는 상태, 3) 꿈이 없이 잠든 상태, 4) 네 번째는 시작도 끝도 없는 상태로서 형언할 수 없이 완벽하게 보이는 상태이다. 이것을 사마디 상태라 하고 뚜르야라고 한다.
　고대인도 철학자들이 죽음을 정복했다라고 할 때에는 절대의식과 하나가 된 상태, 예를 들면 브라흐만을 의미하면서 다른 말로 하면 사마디를 의미한다. 이러한 상태에서의 브라흐만(사마디)은 시간개념의 깔라를 초월한다. 시간을 초월했다. 라는 말은 시간의 흐름을 지각하지 못하는 상태를 말한다. 따라서 이 문장에서 말하는 시간과 한계를 나타내는 깔라(시간)의 의미는 브라흐만으로 상징되는 사마디를 이루면 이러한 개념을 초월한다.

4-49절

아브야세뜨 케짜립 따와드야와뜨 스야드요가니드리따.
삼쁘랍따 요가니드라스야 깔로 나스띠 까다짜나.

한글옮김;

수행자는 케짜리 무드라를 요가 니드라를 얻을 때까지 수련해야 한다. 요가 니드라를 한 번 얻게 되면 깔라와 같은 것은 남아있지 않게 된다.

해설;

요가 니드라(Yoga nidra)의 본래의 뜻은 요가적인 잠을 말하는데 여기서는 사마디를 의미한다.

케차리 무드라를 통해 사마디를 이룰 때 까지 수행을 해주고, 사마디를 이루게 되면 죽음에 이르게 하는 시간이라는 개념도 없어지기 때문에 죽음에 이르게 하는 시간조차도 초월할 수 있다는 말이다.

요가 니드라에 대한 설명은 다음 구절에 나온다.

4-50절

니랄람밤 마나 끄르뜨와 나 낀찌디삐 찐따예뜨.
사 바흐야아브얀따레 브욤니 가타왓띠스타띠 드루밤.

한글옮김;

수행자는 걸림 없는 마음을 만들고 그 어떤 것도 생각하지 말아야 한다. 그렇게 되면 안과 밖이 공간 속에 있는 항아리와 같이 수행자 또한 그렇게 안주할 수가 있다.

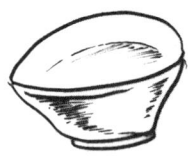

해설;

니랄람바(Niralamba, 4-3/4절 참조)는 사마디와 같은 동의어이다. 그러나 비록 사마디라고는 하지만 샹캬 철학에서는 깨달은 것은 아니라고 한다. 비록 깨달음은 아닐지라도 그러한 상태에 있는 요기나 요기니는 끌레샤(Kleshas, 3-13절 참조)의 동기 부여에 의한 삶에서 벗어나고 본래 타고난 성품에서도 해방이 된다. 라고 했다.

4-51절

바흐야 바유르야타 리나스따타 마드요 나 삼사야.
스와스타네 스티라따메띠 빠와노 마나사 사하.

한글옮김;

내적인 생명활동만큼 외적인 생명 활동 역시도 최소한으로 줄어들었을 때, 의심 할 여지없이 빠와나와 마음은 자신들의 자리(예를 들면, 브라흐마란드라)에 집중하게 된다.

해설;

빠와나(Pavana)는 쁘라나(Prana)를 의미한다. 내적 생명활동이란 마음작용이고 외적 생명활동이란 호흡작용을 의미한다. 따라서 외적 생명활동인 호흡이 섬세하고 가늘어지면서 내적 생명활동인 마음작용도 줄어든다. 이때 마드야(Madhya) 즉 수슘나를 통해서 브라흐마란드라에 의식이 머물면서 사마디를 경험할 수 있다.

4-52절

에왐 아브야사(아브야스야) 마나스야(따스따스야) 바유마르게 디와니삼.

아브야사지르야떼 바유르 마나스따뜨라이와 리야떼.

한글옮김;
이러한 방법으로 수슘나 통로를 끊임없이 억제하는 수련을 하게 되면 생명 활동 또한 마음 활동 못지않게 최소한으로 줄어들게 된다.

해설;
수슘나의 통로는 마드야 마르가(Madhya marga)이고, 이 말은 중간에 있는 길이라는 뜻으로 수슘나를 의미한다. 쁘라나는 이 길을 따라 움직인다. 그래서 마드야 바유라고 부른다. 이 구절의 해석은 반대로 된 것이다. 생명활동이 먼저 억제되고 조절되면서 마음 활동 역시도 억제와 조절이 되면서 우리가 원하는 사마디로 들어갈 수 있는 것이다. 생명활동이란 호흡작용을 뜻한다.

4-53절
아므르따이 쁠라와옛데하마빠다딸라마스따깜.
싯드야뜨예와 마하까요 마하발라빠라끄라마.

한글옮김;
넥타로 머리끝에서 발끝까지 몸 전체를 가득 채워라, 그러면 훌륭한 몸, 큰 힘과 용기를 얻을 것이다.

해설;
아므르따(Amrta)는 넥타 즉 신이 먹는 음료이다. 이것으로 우리 몸을 흠뻑 적시기도 하고 몸에 바르기도 한다. 그렇게 하면 강건한 육체와 커다란 용기를 얻게 된다. 넥타를 얻는 방법은 케차리 무드라의 수행으로 얻어진다.
아므르따(Amrta), 소마(Soma), 빈두(Bindu)는 감로라는 뜻과 같은 말이다.

4-54절

삭띠마드예 마나 끄르뜨와 삭띰 마나사 마드야감.
마나사 마나 알로꺄 따드 댜(다르)예뜨 빠라맘 빠담.

한글읊김;

　마음이 쿤달리니 속에 용해되고, 쿤달리니는 마음속에 용해되어 자기 자신의 마음으로 자신의 마음을 보는 지고한 상태에서 명상을 해야 한다.

해설;

　앞 구절까지는 케차리 무드라에 대한 설명이었고 다시 쿤달리니 요가로 돌아 왔다. 따라서 이 구절은 쿤달리니와 마음을 함께 결합시켜 사마디를 이루어야 한다는 것을 말하고 있다. 원문 빠람빠다(Parampada)는 브라흐만 이라는 뜻이다. 브라흐만을 본다. 라는 것은 사마디 상태에서만 가능한 일이다. 브라흐만은 힌두교적 사상으로는 창조주이지만 여기서는 우주의식 혹은 초 의식을 의미하는 사마디를 나타낸다.

4-55절

카마드예 꾸루 짜뜨마남 아뜨마마드예 짜 깜 꾸루.
사르왐 짜 카먀암 끄르뜨와 나 낀찌다삐 찐따예뜨.

한글읊김;

　우주적인 자아 속에 개별적인 자아를 녹아들게 하고, 반대로 우주적 자아를 개별적인 자아에 융합하고 어디서든지 자아를 보는 수행자는 그 어떤 것도 자신의 의식 속에 들어오지 못하게 해야 한다.

해설;
　원문 카(Kha)라는 말은 브라흐만이라는 뜻이다. 따라서 브라흐만과 아뜨만의 결합은 범아일여(梵我一如)를 나타낸다. 우주와 내가 하나로 일치된 초의식의 상태를 의미한다. 결국은 54절과 같은 맥락이다.

4-56절
안따 순요 바히 순야 순야 꿈바 이왐바레.
안따 뿌르노 바히 뿌르나 뿌르나 꿈바 이와르나웨.

한글옮김;
　수행자는 공간 속에 있는 하나의 항아리 같이 안과 밖을 비워야 한다. 그리고 대양 속에 잠긴 항아리처럼 안과 밖을 가득 채워야 한다.

해설;
　일반적인 의식이 사라지고 나면, 요기의 마음속에는 안과 밖이 비어있는 항아리와 같이 주관적, 객관적인 의식들이 없어진다. 그리고 요가 수행자에게는 대양 속에 빠져있는 항아리와 같이 또 다른 의식으로 가득 채워질 것이다. 일반적인 의식이란 주관과 객관성들이 작용하면서 지성에 의해 좌지우지되는 상태이다.

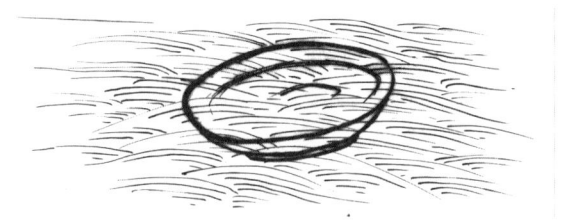

4-57절
바흐야찐따 나 까르따뱌 따따이완따라찐따남.
사르와찐땀 빠리뜨야쟈 나 낀찌다삐 찐따예뜨.

한글옮김;
  요가수행자는 세상에 대한 그 어떤 일에도 걱정하지 말며, 어떤 생각이나 상상도 하지 말아야 한다. 모든 근심, 걱정을 멀리하고 그 어떤 생각도 상상도 해서는 안 된다.

해설;
  지금까지 설명한 모든 것들이 지고한 경지에 도달하기 위한 수행 방법들이지만, 핵심은 바로 이 구절에서 말하는 어떠한 생각이나 망상을 버려서 마음을 비우는 것이다.

4-58절
상깔파마뜨라깔라나이와 자가뜨사마그람.
상깔파마뜨라깔라다이와 마노빌라사.
상깔파마뜨라마띠무뜨스르자 니르비깔빠 마스리뜨야 니스짜야마
왑누히 라마 산띰.

한글옮김;
  우주 전체도 하나의 정신적인 구성이고, 상상의 세계 또한 정신적 구성요소이다. 마음을 모든 정신적인 구성요소로부터 멀리하면, 오 라마여! 너는 니르비깔빠에 안주하는 것에 의하여 마음의 평화를 확실하게 얻을 수 있다.

해설;
  우주도 자아도 이 세상의 모든 일들이 마음 작용이고 생각과

상상, 망상에 의한 산물이라는 것이다. 따라서 생각과 망상을 버리고 마음작용을 없애면 마음의 평화를 얻고 모든 것으로부터 자유로워진다.

 원문 비깔빠(Vikalpa)란 생각, 상상, 망상이란 뜻이다.
 니르비깔빠(Nirvikalpa)는 이러한 생각과 망상이 멈춘 상태로 사마디로 나아가게 해 주면서 결국은 우주와 내가 하나로 이어지게 한다.

4-59절

까르뿌라마닐레 야드와뜨사인다왐 살릴레 야타.
따타 산디야마남 짜 마나스따뜨웨 빌리야떼.

한글옮김;

 불꽃 속에 있는 장약과 같이, 소금이 물에 용해되어 있는 것과 같이 마음이 브라흐만을 향해 나아가면 브라흐만 속으로 사라지게 된다.

해설;

 폭약이 화염에 휩싸이면 장약과 불꽃이 구분이 가지 않고, 소금이 물에 녹으면 소금인지 물인지 분간을 하지 못하는 것과 같다. 마음이 자아(아뜨만)에 몰입이 되면 마음이 자아(Atman) 속으로 사라져 그 흔적을 찾을 수가 없게 된다.

4-60절

즈네얌 사르왐 쁘라띠땀 짜 즈나남 짜마나 우쯔야떼.
즈나남 즈네얌 사맘 나스땁 난야 빤타 드위띠야까.

한글옮김;

무엇이든지 알고 있다는 것은 지식의 대상이라 말하고, 지식은 마음이라고 한다.

따라서 마음의 평화를 얻기 위해서는 지식과 대상을 둘 다를 제거하는 것 보다, 더 나은 방법은 없다.

해설;
우리는 아는 것을 지식이라 한다. 보고 듣고 경험한 것을 우리는 안다. 라고 하는데, 우리가 안다. 라고 할 때에는 분명하게 그 대상이 있다. 그리고 그 대상을 아는 능력은 마음이 가지고 있다. 그래서 지식을 마음이라 한 것이다.

물론 마음이란 무엇인가라고 했을 때 지성, 생각, 기억 이러한 것들도 포함해서 마음이 된다.

설사 우리가 모르는 것을 보더라도 마음작용에 의해 그것을 또 알게 되는 것이다. 따라서 이러한 대상과 마음 작용에 의해 여러 가지 현상들이 발생하기 때문에 지식의 대상과 그것에 작용하는 마음 작용을 제거해야 만이 마음에 평화가 온다. 따라서 그러한 작용을 제거하는 방법이 무엇인가하면 사마디 속으로 들어가는 것이다. 사마디 속에 들어가면 둘이라는 이중성(dvaita)이 없어지고 하나(Advaita)가 된다.

4-61절

마노드르스야미담 사르왐 야뜨 낀찌뜨 사짜라짜람.
마나소 흐윤마니바와드 드와이땀 나이보빨아브야떼.

한글옮김;
생명이 있는 것이든 없는 것이든 모든 것은 마음에 의해 알고 있는 하나의 대상이다. 마음이 운마니 상태에 이르게 되면 이원성의 경험이 없어진다.

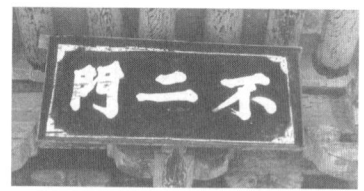

해설;
　모든 것은 마음에 의해 인지된다. 따라서 운마니(Samadi) 상태에 이르게 되면 아무런 조건 없이 요기와 세상 둘 다 사라져버리고 궁극적인 실체만 남는다. 실체만 남는다는 것은 둘이 아닌 하나 즉 아뜨만 만이 남는다.

4-62절

즈네야 바스뚜 빠리뜨야가.드 빌리얍 야띠 마나삼.
마나소 빌라예 자떼 까이발야마와시스야떼.

한글읊김;
　지적 대상을 제거함으로서 마나스는 브라흐만 속으로 사라지고, 마나스는 이렇게 자신의 존재를 잃어 버렸을 때 궁극적 실체로서 하나만이 남게 된다.

해설;
　마나스(manas)는 마음이란 뜻이다. 인지되는 모든 것을 마음으로부터 버리게 되면 지고한 환희를 느끼게 되는데, 이것을 사찌뜨아난다(Sachidananda)라고 한다. 그리고는 이중성은 사라지고 실체인 아뜨만(Atman)하나만이 오직 남게 된다.

4-63절

에왐 나나위도빠야 삼약 스와 아누바와 안위따
사마디 마르가 까티따 뿌르와짜르야이르 마하뜨마비.

한글옮김;
　이와 같이 여러 가지로 다양하게 사마디에 이르게 하는 방법들은 모두가 위대한 고대성인들 스스로의 경험에 그 바탕을 두고서 나타낸 것이다.

해설;
　실천에 의한 경험과 체험에 의해 체득되어진 철학과 학문만이 진정한 가치가 있는 것이고, 모든 학문과 철학은 경험과 체험을 바탕으로 이루고 져야 한다. 따라서 단순한 지혜로서 생각해낸 이론은 궤변과 공론에 불과하고 무의미한 것이다.

4-64절

수슘나야이 쿤달린야이 수다야이 찬드라잔마네.
마논만야이 나마스뚜바얌 마하삭뜨야이 찌다뜨마네.

한글옮김;
　수슘나와 쿤달리니, 달에서 비롯되는 감로수와, 운마니 상태의 마음 그리고 위대한 힘을 가진 절대의식에 경배합니다.

해설;
　수슘나, 쿤달리니, 빈두(감로), 사마디(Unmani) 그리고 절대의식 등 이 모든 것들은 요가를 성취해 주는데 없어서는 안 되는 절대적인 요소이기 때문에 적어도 요가를 하는 사람이라면 숭배해야 한다.

4-65절

아타 나다누산다나.
아샤까따뜨와보다남 무다나마삐 삼마땀.
쁘록땀 고락사나테나 나도빠사나무쯔야떼.

한글옮김;
　나다누산다남
　지금부터 지고한 실체에 대한 지혜를 얻기 힘든 무능한 사람에게도 적당하다고 생각되는 고락사나타가 설한 나도빠아사나에 대하여 설명을 한다.

해설;
　나도빠아사나는 나다(Nada)+우빠사나(upasana)의 복합어이다. 나다(Nada)는 내면에서 들려오는 신비한 소리를 뜻하고, 우빠사나는 숭배라는 뜻이다. 따라서 내면에서 들려오는 소리에 대한 숭배라는 뜻으로 풀이 할 수 있다. 이 소리를 나다누산다나라고 하는데 나다누산다나(Nadanusandana)를 줄여서 나다(Nada)라고 한다.
　스와뜨마라마에 의하면, 경전을 공부해 본적이 없다거나 요가에 대한 지식이 전혀 없는 사람일지라도 내적으로 들려오는 나다누산다나의 수련을 통해 요가의 최상경지를 느낄 수가 있다고 한다.
　따라서 만약에 수련자가 요가에 대한 믿음이 확실하고 성실하게만 수련한다면, 수련시작하고 얼마 지나지 않아서 내면의 소리를 듣는 것이 그렇게 어려운 일이 아니라고 하면서 나다(Nada)의 수련을 바로 시작해 줄 것을 제안하고 있다.

4-66절
스리 아디나테나 사빠다꼬틸라야쁘라까라 까티따 자얀띠.
나다누산다나까메까메와 만야마헤 무캬따맘 라야남.

한글옮김;

　스리 아디나타가 언급한 천이백오십만 가지의 라야는 모두 훌륭한 것들이지만 나다누산다나까 만이 라야 중의 최고 라야이다.

해설;

　스리 아디나타는 시바 신을 말하고, 시바가 천이백오십만가지의 라야(Laya) 수행법을 설했다는 말이기는 하지만, 이 말은 라야의 수행법이 그만큼 많다는 것을 상징하는 것이다. 그 많은 수행법 중에 나다누산다나가 최고라는 뜻이다. 나다누산다나(Nadanusandana)는 외부의 어떤 자극도 없는 상태에서 내면으로부터 들려오는 신비한 소리를 말한다.

4-67절

묵따사네 스티또 요기 무드람 산다야 삼바윔.
스르누야닥시네 까르네 나다만따스타메까디.

한글옮김;

　마음을 집중하고 묵따아사나로 앉아 삼바비 무드라를 채택해서 오른쪽 귀에서 우러나는 내면의 소리를 들을 수 있어야한다.

해설;

　묵따아사나는 싣다아사나와 같다고 했다. 싣다아사나는 반가부좌자세를 말한다. 앞의 65절에서는 초심자 또한 이 무드라 수련을 통해 쉽게 소리를 들을 수 있다. 라고 했지만, 실지로 초심자에게 내면의 소리를 듣는다는 것이 결코 쉬운 것이 아니다. 그리고 오른쪽으로 들어야 한다는 말 역시 중요한 것이 아니다. 중요한 것은 집중을 이루어서 사마디 상태가 되었을 때 들린다는 것이고, 들릴 때는 어느 한쪽으로만 들리던 두 귀를 통해 다 들리든 상관이 없다. 들리는 소리에 대해서는 Brahmananda는 벌이 윙윙나는 소리, 플롯 소리, 종소리, 천둥소리, 파도소리, 비오는 소리 등이 들린다고 한다.

4-68절

스라와나뿌타나야나유갈라 그라나무카납니로다남 까르얌.
숫다수슘나사라나우 스푸따마말라 스루야떼 나다.

한글옮김;

　두 귀, 두 눈, 두 콧구멍을 막고 그리고 입도 막아 수행을 하다 보면 머지않아 수슘나 나디가 깨끗하게 정화가 되면서 수슘나 나디 어딘가로 부터 맑고 명백한 소리가 들린다.

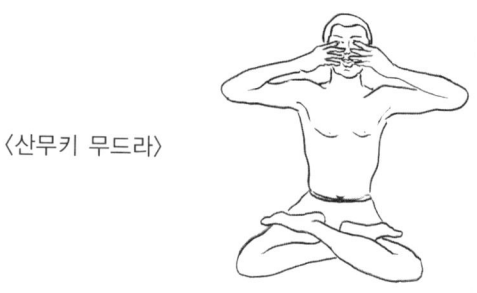

〈산무키 무드라〉

해설;

　두 엄지손가락으로 귀를 막고, 검지로는 눈을 막고, 중지로 코를 막고, 나머지 손가락들로 입을 막는다. 이것을 산무키 무드라(Shanmuki)라고 한다.

4-69절

아랍바스짜 가타스짜이와 따타 빠리짜요삐 짜.
니스빠띠 사르와요게수 스야다와스타짜뚜스파얌.

한글옮김;

요가에는 모두 네 가지 단계가 있는데, 아람바, 가타, 빠리짜야, 니스빠띠이다.

해설;

모든 요가 수련을 하다보면 수련의 진행과정과 깊이에 따라 단계적으로 느껴지는 차이가 있는데, 초기 단계로 아람바와스타(Arambavastha) 두 번째 단계로 가타와스타(Ghatavastha), 세 번째 단계인 빠리짜야와스타(Paricayavastha), 마지막 완성단계인 니스빠띠아와스타(Nispattiavastha)를 경험하게 된다.

4-70절

아타람바 와스타
브라흐마 그란테르바웨드 베다다난다 순야삼바와.
위찌뜨라 끄와나꼬 데헤나하따 스루야떼 드와니.

한글옮김;

아람바 바스타

아람바 바스타를 성취한 요기는 브라흐마 그란티가 타파되고, 그의 마음은 공(空)의 상태가 된다. 그리고 마음은 축복으로 충만하며, 자신의 몸 내부 중심에서 작은 방울 소리를 듣게 된다.

해설;

아나하따 차크라(Anahata chakra)는 심장에 있는 차크라로 아빠나닐라(Apananila, nila=vayu)가 위로 상승하여 심장인 아나하따를 통과해 지나가게 되면서 심장부위에 있는 브라흐마 그란티를 뚫고 올라가게 된다. 이때 나는 소리가 딸랑거리는 작은 방울 소리인 것이다. 방울 소리는 장신구 등에서 나는 것과 같이 다양하게 들린다고 한다. 그리고 계속해서 비수다(Visuddha chakra, 목구멍)에 이르면서 비스누 그란티를 뚫고 올라가게 된다. 비스누 그란티를 뚫게 되면 냄비 두들기는 소리가 난다고 한다. 그 후 마지막으로 아즈나차크라(Ajna chakra, 미간사이)에서 루드라 그란티를 뚫으므로 해서 브라흐마란드라로 이어지는 것이다.

4-71절

디뱌데하스짜 떼자스위 디뱌간다스뜨와로가완.
삼뿌르나흐르다야 순야 아랍베 요가완 바웨뜨.

한글옮김;
　몸에서는 광택이 나고, 머리는 총명해 지며, 천연의 향기가 나며, 일반적인 평범한 의식은 사라지고 질병으로부터 해방 된다.

해설;
　이 구절은 우빠니샤드에도 나오는 구절로서 요가를 처음 시작하고 나서 겉으로 드러나는 요가의 혜택들이다.

4-72절

아타 가타 바스타
드위띠야암 가티끄르뜨야 와유르바와띠 마드야가.
드르다사노 바웨드요기 즈나니 데와사마스따타(다).

한글옮김;
　가타 바스타
　두 번째 단계로 바유에 집중하면 중간 길인 수슘나를 따라 진행을 하게 되고, 요가수행자의 아사나는 흔들림이 없어진다. 요가수행자의 지혜는 상승하여 신과 같이 된다.

해설;
　두 번째 단계에서는 아빠나 바유와 쁘라나 바유가 결합을 하게 되면서 아사나는 안정감이 생기고 수슘나에 집중이 되어 비수다 차크라(Visddha chakra)에 있는 비스누 그란티(Vishnu granthi)를 뚫고 올라가게 된다. 뿐만 아니라 지바아뜨만(Jivatma)과 빠라뜨마(Paramatma), 나다, 빈두 등도 다 함께 결합되어 지혜는 더욱 깊어져 신들과 같이 된다. 여기서 말하는 아사나는 명상자세를 말한다.

4-73절
비스누그란테스따또 베다뜨 빠라마난다수짜까.
아띠순예 위마르다스짜 베리삽다스따다(타) 바웨뜨.

한글옮김;
　그리고 나서 목에 있는 비스누 그란티가 뚫리고 아띠순야에서 지고한 축복의 전령인 냄비 두들기는 소리가 다양하게 들린다.

해설;
　심장에 있는 아나하따차크라(Anahata chakra)는 순야(Sunya)로 알려져 있고, 목에 있는 비수다 차크라(Visuddha chakra)는 아띠순야(Atisunya)로 알려져 있다. 따라서 아띠순야에서 소리가 난다는 것은 비수다차크라에서 소리가 난다는 것이다. 아띠는 초월하다.라는 뜻이다.
　아즈나 차크라(Ajna chakra)는 마하순야(Maha sunya)로 알려져 있다.
　비스누 그란티가 뚫리면서 나는 소리는 냄비 두들기는 소리라고 하는데 서양에서 나는 팀파니(timpani)와 같은 kettldrum이라고도 한다.

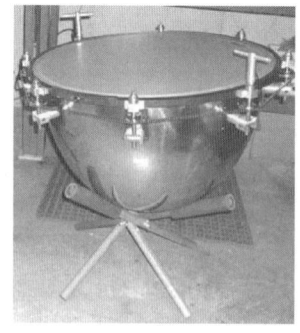
〈팀파니〉

4-74절

아타 빠리짜야 바스타.
뜨르띠야얍 뚜 위즈네요 위하요 마르달라드와니.
마하순얌 따다 야띠 사르와싯디사마스라얌.

한글옮김;

빠리짜야 바스타

세 번째 단계로 쁘라나가 모든 싯디들의 근원인 마하순야(mahsunya)에 도달하면 마르달라의 소리를 그 빈 공간을 통해 분명하게 들을 수가 있다.

해설;

싣디의 근원이란 양미간 사이인 아즈나 차크라로 초자연적인 능력을 가지던지 각자(覺者)가 되든지 간에 모든 능력의 근원은 양미간 사이로 알려져 있다. 따라서 이 공간을 마하 순야(Mahasunya) 즉 위대한 공간(空間) 이라 부른다. 또 마르달라(Mardala)는 인도인들이 사용하는 북의 한 종류이다.

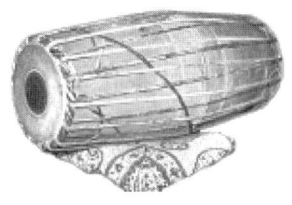
〈마르달라 〉

4-75절

찌따난답 따다 지뜨와 사하자난다 삼바와.
도사 두카 자라뱌틱슈다 니드라 위와르지따.

한글옮김;

  그리고 나서 찌따에 의해서 경험되어지는 마음의 지고한 상태의 축복인 사하자아난다에 이르게 되고, 요기는 체액의 불균형과 늙고, 병들고, 배고픔, 잠, 등의 모든 고통으로부터 자유롭게 된다.

해설;

  이 구절에서 찌따와 마음의 구별이 뚜렷하게 느껴진다. 찌따에 의해 경험되어 진 것이 마음이 느끼는 것이다. 따라서 마음은 느끼는 것에 따라 이쪽저쪽으로 따라 움직일 수 있는 유동성을 가지고 있는 것이 마음이다.

  그러나 찌따(의식)는 유동성이 없고 안정감이 있다. 그래서 마음은 항상 찌따의 움직임에 따른다.

4-76절

아타 니스빠뜨야 와스타.
루드라 그란팀 야다 비뜨와 사르와삐타가또닐라.
니스빠따우 바이나와 삽다 끄와나드비나끄와노 바웨뜨.

한글옮김;
니스빠띠 아와스타
니스빠띠 아와스타 상태에서는 루드라 그란티가 뚫어지고, 아닐라(anila)는 사르와삐타(sarvapitha)에 이르러 잘 튜닝된 비나 소리를 듣는다.

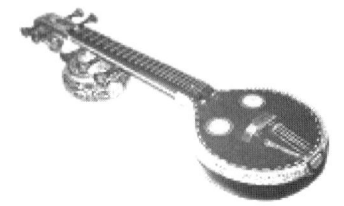

〈비나〉

해설;
아닐라(Anila)는 아빠나닐라와 같은 뜻으로 쁘라나 또는 바유라는 뜻이고, 사르와(Sarva)는 시바, 삐타(pitha)는 자리라는 말로 시바의 자리를 뜻한다. 따라서 쁘라나가 시바의 자리 아즈나차크라에 이르게 되면 비나소리 혹은 플롯 소리를 듣게 된다고 한다.

4-77절
에끼부땀 따다 찌땀 라자요가비디나깜.
스르스티상하라까르따사우 요기스와라사모 바웨뜨.

한글옮김;
그리고 나면 찌따만 남고, 찌따 혼자만 남아 있는 상태를 라자요가라고 한다. 그 상태에서 요가 수행자는 신과 같이 우주를 창조하고 파괴할 수 있는 힘을 얻는다.

해설;
요가의 진행과정에서 네 번째 단계를 니스빠띠(Nispatti)라고 부른다.

　니스빠띠란 성숙 혹은 근원으로부터 파생되었다. 라는 뜻을 가지고 있다.

　그래서 네 단계 중 마지막 단계로 최고로 성숙하여 요가의 절정을 의미하기도 하고 근원을 앎으로 해서 더 이상의 뿌리는 없는 상태라고도 볼 수 있기 때문에, 요기는 자신의 목적을 달성하여 더 이상 아무것도 할 것이 없는 상태로서 니스빠띠 아와스타라고 한다.

4-78절
아스뚜와 마스뚜와 묵띠 라뜨라이와 깐디땀 수캄.
라요드바와미땀 사우캄 라자요가다압야떼.

한글옮김;
　해탈과 같은 것이 있든지 없든지, 여기서 분명한 것은 끊임없는 환희가 있다는 것이다. 이 환희는 라야로 인한 결과 이지만 (라야)는 라자 요가로부터 얻어진 것이다.

해설;
　해탈에는 관심이 없고 끊임없는 환희를 얻는 것만으로도 족하다는 뜻이다. 그러나 오해하지 말아야 할 것은 환희를 얻는 것만으로도 해탈로 이어진다는 사실이다. 왜냐하면 환희(Ananda)는 사마디에서 얻을 수 있는 것이고 사마디는 해탈로 이어지기 때문이다. 따라서 결국은 환희와 해탈이 별개의 것이 아닌 하나라는 뜻이다. 라자요가란 찌따가 궁극적인 실체에 용해되어 있는 사마디 상태에 있을 때 라자 요가를 성취하였다라고 한다. 사마디는 라야로 인해 이루어진 것이지만 라야는 라자 요가로 인해 이루어진 것이다. 결국 이 또한 둘이 아니라는 뜻이다.

4-79절
라자요가마자난따 께왈람 하타까르미나.
에따나뱌시노 만예 쁘라야사팔라와르지딴.

한글옮김;
　라자요가에 대한 성취여부에는 관심이 없고 단지 하타요가 수련에만 열중하는 사람에게 있어서는 그 노력에 대한 대가는 아무것도 없다.

해설;
　정신적인 요가인 라자요가에 대한 지식은 없고 단지 육체적인 요가인 하타요가 만을 수련하는 수행자들에게 울리는 경종으로, 아무리 오랫동안 하타요가를 수련했다 할지라도 노력한 만큼의 결실은 아무것도 없는 단순한 수련자일 뿐이라는 것이다. 이것을 '결실 없는 노력' 하타까르마(Hathakarma)라고 하였다. 단순하게 신체 단련에만 집착하는 하타요가에서 벗어나 정신적인 의식의 확장을 가져올 수 있는 라자요가를 병행해 줄 것을 강조하는 구절이다.

4-80절
운만야왑따에 시그람 브루드야남 마마 산마땀.
라자요가빠담 쁘랍뚬 수코빠욜빠제따삼.
사드야 아난다(쁘라뜨야야)삼다이 자야떼 나다조 라야.

한글옮김;
　미간사이(Bhrumadhya)에 집중을 해 주게 되면 운마니 상태를 촉진시키고, 보통 사람들이 라자요가를 성취하기에는 쉬운 방법 중의 하나이다. 라야는 나다에 의하여 고무되고 환희심을 일으키게 하고 축복을 조장한다.

해설;
　브루마드야(Bhrumadhya)는 양미간사이의 공간을 말하는데, 시바의 제3의 눈이 있는 곳이기도 하다. 그래서 시바의 자리라고 한다. 양 미간사이 깊숙이 내면으로 들어가면 우리 인체의 구조로는 송과체에 닿게 된다. 송과체는 고대로부터 정신세계를 추구하는 사람들이나 요기들이 개발해야 할 부분이라고 믿고 있다. 운마니(Unmani)는 사마디의 다른 말이고, 라야(Laya, 4-29/30절 참조)는 집중이라는 말이다.

4-81절
나다누산다나 사마디바잠 요기스와라남 흐르디 와르다마남.
아난다메깜 와짜사마가맘 자나띠 땀 스리구루나타 에까.

한글옮김;
　나다에 집중을 해서 사마디를 경험한 위대한 요기들의 가슴에는 단지 스리 구루나타만이 알 수 있는 말로 표현할 수 없는 즐거움이 일어난다.

해설;
　사마디를 경험하게 되면 희열이 일어난다. 그것을 요가에서는 사찌뜨아난다(Satchidananda)라고 한다. 이러한 현상은 오로지 경험해 본 사람에게서만 느낄 수 있는 것이기 때문에 존경하는 스승만이 알 수 있다고 한 것이다. 이러한 현상을 경험해 보지 않고서 어떻게 알 수 있겠는가? 스리구루나타(스리+구루+나타)에서

'스리'는 존경을 나타내는 접두어이다, 구루나타는 스승이라는 뜻을 가지고 있다. 따라서 이 말은 '존경하는 스승'이라고 풀이하면 된다.

4-82절

까르나우 베디야 하스따뱜 얌 스르노띠 드와님 무니.
따뜨라 찌땀 스티리꾸르야 드야와뜨 스티라빠담 브라제뜨.

한글옮김;
　요가 수행자는 양손으로 자신의 귀를 막고 안정감을 완벽하게 얻을 때까지 들려오는 소리에 마음을 고정시켜야 한다.

해설;
　산무키 무드라를 한 상태에서 나다(Nada) 즉 소리에 집중을 하다보면 그 소리에 빠져들고 그 소리에 빠져 들면 라야(Laya)가 이루어진다. 라야가 이루어지면 사마디가 이루어지고 사마디가 이루어지면 라자요가의 완성을 이루는 것이다.

4-83절

아브야스야마노 나도얌 바흐야마 브르누떼 드와님.
빡사드빅세빠마길람 지뜨와 요기 수키 바웨뜨.

한글옮김;
　수련을 통해서 외부에서 들려오는 소리는 15일 이내에 모두 들리지 않게 되고, 요기는 모든 산만함을 극복하고 행복을 얻게 된다.

해설;
　외부에서 들려오는 소리는 나다(Nada)가 아닌 소음이다. 수련이 거듭되면서 외부에서 나는 소리는 들리지 않고 내면에서 나는 소리에 집중하게 된다. 이렇게 하여 얻은 행복은 사마디에서 얻는 희열(Satchidananda)인 것이다.

4-84절

스루야떼 쁘라타마브야세 나도 나나위도 마한.
따또브야세 와르마네 스루야떼 숙스마 숙스마까.

한글옮김;
　수행의 초기에는 크고 높은 다양한 종류의 소리가 들리고 수행이 진전됨에 따라 날카롭고 낮은 소리가 들린다.

해설;
　처음에는 크고 다양한 소리가 들리다가 수행이 진전됨에 따라 점점 작고 섬세한 소리를 듣게 된다.

4-85절

아다우 잘라디지무따베리자르자라삼바와.
마드예 마르달라상콧타 간타까할라자스따타.

한글옮김;
　처음에는 대양이 우르릉 거리는 소리, 천둥소리, 커다란 북소리나 심벌을 닮은 소리가 들리고, 중간단계에 이르면 작은 북소리나 종소리, 고동소리, 징 소리, 뿔피리소리를 닮은 소리가 들린다.

4-86절

안떼 뚜 낀끼니밥사비나브라마라니스와나.
이띠 나나위다 나다 스루얀떼 데하마드야가.

한글옮김;
맨 마지막에는 작은 종이 딸랑딸랑 거리는 소리, 플룻이나 비나 또는 벌이 윙윙거리는 소리 등이 우리 내부에서 다양한 형태로 들린다.

4-87절
마하띠 스루야마네삐 메가베르야디께 드와나우.
따뜨라 숙스마뜨 숙스마따람 나다메와 빠라므르세뜨.

한글옮김;
큰 천둥소리나 북소리가 들릴 때 요가 수행자는 가장 낮고 섬세한 소리를 들으려고 해야 한다.

해설;
작은 소리에 집중하면 할수록 집중력이 높아지기 때문이다. 삼매가 깊어진다.

4-88절
가나무뜨스르즈야 와 숙스메 숙스마 무뜨스르즈야 와 가네.
라마마나마삐 크십땀 마노 난야뜨라 짤라예뜨.

한글옮김;
비록 마음이 큰소리에 용해되었다가 작은 소리에 용해되었다가 이쪽저쪽으로 파도치듯이 옮겨 다니더라도 나다 외의 그 어디로도 마음이 흩어져서는 안 된다.

해설;
마음이 비록 큰 소리든 작은 소리든 이리저리 움직이기는 하나 나다(Nada)에 만 집중이 되어야 한다. 그 외의 소리에 집중을 해

주게 되면 집중력이 흩어져 버린다.

4-89절

야뜨라 꾸뜨라삐 와 나데 라가띠 쁘라타맘 마나.
따뜨라이와 수스티리부야 떼나사르담 빌리야떼.

한글옮김 ;

어느 쪽 소리든지 먼저 나는 소리에 집중을 하고 마음을 거기에 고정하고 그 소리와 하나가 되도록 한다.

해설 ;

86절에서 다양한 소리들이 들린다는 것은 우리의 청각이라는 감각기관이 작용을 하고 있다는 것이다. 그러한 청각이라는 감각 작용을 87절에서는 가장 작은 소리에 집중하라고 하였는데, 이 말은 쁘라뜨야하라(Pratyahara)에서 말하는 감각기관을 멀리하라는 뜻이다.

이렇게 감각기관을 멀리하면서 88절과 같이 마음이 다른 곳으로 흩어지지 않게 하나의 대상 그것도 가장 작은 소리에 집중한다는 것은 다라나(Dharana)의 수련을 의미하고, 89절에서처럼 하나의 대상에 집중해야 한다는 것은 다라나에서 더 나아가 드야나(Dhyana)의 상태로 나아가 결국 소리와 하나가되어 사마디(Samadhi)에 이를 수 있게 하라는 의미이다.

4-90절

마까란담 삐반 브른고 간담 나뻭샤떼 야타.
나다삭땀 따타 찌땀 위샤얀나 히 깐크샤떼.

한글옮김 ;

꿀을 빠는 검은 벌이 꽃의 향기에는 관심이 없고 오로지 꿀만 빨듯이, 척추중앙에서 나는 소리에 마음이 용해된 요기는 다른 어떤 대상도 추구하지 않게 된다.

해설;
마음이 한곳에 집중되어 다른 외부에 정신을 빼앗기지 않아야 한다는 것을 강조하고 있다. 그래서 의식의 각성이 절벽 끝에 서 있는 것과 같이 경계심을 조금도 늦추면 안 된다는 것이다.

4-91절
마노마따가젠드라스야 위사요드야나짜리나.
니얀뜨라네 사마르토얌 니나다니시딴꾸샤.

한글옮김;
중앙에서 발생하는 소리, 나다는 짐승을 모는 날카로운 곤봉과 같아서 감각적인 대상의 정원에서 흥분해 날뛰는 코끼리에게 재갈을 물리기에 충분하다.

해설;
나다(Nada)를 통해 산만한 감각의 통제를 의미하는 pratyahara를 강조하고 있다.

4-92절
받담 뚜 나다반데나 마나 산뜨약따짜빨람.
쁘라야띠 수따람 스테이르얌 친나빡샤 카고 야타.

한글옮김;
마음이 나다의 속박으로 묶여 있을 때 마음의 모든 변덕스러움은 버려지고 날개 잃은 한 마리 새처럼 완전한 안정감을 얻게 된다.

해설;
　사마디에 들어 안정감을 얻기까지는 집중할 수 있는 어떤 하나의 대상이 주어지게 된다. 비빠사나 명상 같으면 호흡에 집중을 하게 되고 여기서는 나다(Nada)에 집중이 됨으로 인해 마음의 산만함이 없어지고 안정감을 얻은 것이다.

4-93절
사르와 찐땀 빠리뜨야쟈 사와다네나 째따사.
나다 에와누산데요 요가사므라쟈밋차따.

한글옮김;
　최상의 요가를 이루고자 희망하는 요가 수행자는 모든 근심 걱정과 생각을 버리고 오로지 나다 하나에만 집중을 해야 한다.

해설;
　요가의 최상경지는 사마디를 이루는 것이다. 생각을 버리고 마음을 비우지 않는 이상 사마디가 이루어질 수가 없다. 따라서 사마디를 이루기 위해서는 생각을 버리고 마음을 비우고서 하나의 대상에만 오로지 집중해야 한다. 여기서는 나다(Nada)에 집중해 주고 있다.

4-94절
나돈따랑가사랑가반다네 와구라야떼.
안따랑가꾸랑가스야 와데 뱌다야떼비짜.

한글옮김;
　나다는 내면의 사슴(마음)을 잡기 위한 덫과 같고 또한 이 잡은 사슴을 죽일 수 있는 사냥꾼이기도 하다.

해설;
　마음을 사슴에 비유한 것은 사슴의 변덕스러운 특성과 마음의 변덕스러움에 빗댄 것이다. 따라서 변덕스러운 사슴을 잡기위해 덫을 놓듯이 마음을 잡기 위한 덫은 나다인 것이다.
　마음을 죽인다는 것은 라야 즉 집중력을 의미한다. 마음을 잡은 것도 나다이지만 결국은 또 나다를 통해 사마디로도 이어지는 것이다. 그래서 사슴을 죽일 사냥꾼으로도 표현을 하는 것이다.

4-95절
안따랑가스야 야미노 와지나 빠리가야떼.
나도빠스띠라또 니뜨야마와다르야 히 요기나.

한글옮김;
　요가 수행자는 말을 묶어놓는 걸쇠와 같이 요기의 내면은 항상 나다누산다나 속에 용해되어 남아 있어야한다.

해설;
　고삐 풀린 말을 빗장에 걸어 돌아다니지 못하게 하듯이 수행자의 마음도 항상 나다(Nada)에 집중하면서 마음이 산만하지 않게 해야 한다.

4-96절
받담 위묵따 짠짤얌 나다간다까자라나뜨.
마나 빠라다 맙노띠 니랄람바 캬케타남.

한글옮김;
　마음이라는 수은이 실지로 나다라는 유황의 영향으로 본래의 불안정한 특성을 잃어버리고 변덕스러움도 버리고 안정감 있게 고정이 된다. 그리고 니랄람바라고 부르는 공속으로 움직인다.

해설;
　나다의 영향 아래에 있는 마음을 유황에 의해 처리되는 수은에 비유를 하고 있다. 유동성이 많은 수은과 변덕스러운 마음의 특징을 같이 묶어 설명하면서 유황과 나다에 의해 유동성과 변덕스러움을 잃어버리고 안정감을 얻어 니랄람바에 이르게 된다. 니랄람바는 드야나(Dhyana)상태에서 자기 자신 외의 다른 의식의 대상이 없는 상태를 니랄람바라고 한다. 니랄람바는 사마디와 동의어이다.

4-97절
나다 스라와나따 크시쁘라만따랑가 부장가마.
비스므르뜨야 사르왐에까그라 꾸뜨라찐나히 다와띠.

한글옮김;
　한 마리의 코브라 같은 마음이 나다를 듣는 즉시 모든 것을 잊어버리고 여기저기로 떠돌지 않고 가라앉는다.

해설;
　여기서 나다를 코브라를 차분하게 춤추게 만드는 피리소리에 비유를 하고 있다. 피리소리를 들은 코브라는 피리소리에 몰입해서 춤을 춘다. 마음도 이와 같이 나다가 들리기 시작하면서부터는 나다에 몰입하게 되면서 불안감을 떨쳐버리고 나다에 집중하여 나다와 일치되어 사마디에 들어가게 된다. 다른 어떤 것에도 의식을 빼앗기지 않고 오직 하나의 대상에 몰입하게 되면 삼쁘라즈나타(Samprajnatha samadhi)가 된다.

삼쁘라즈냐타 사마디에도 두 가지가 있다. 사비자(sabija, 유종)와 니르비자(nirbija, 무종)로 나누고 있다.

4-98절

까스테 쁘라와르띠또 와흐니 까스테나 사하 샴야띠.
나데 쁘라와르띠땀 찌땀 나데나 사하 리야떼.

한글옮김;
　마치 장작나무를 태우던 불꽃이 나무가 다 타고나면 불이 꺼지듯이, 나다에 집중되었던 마음 역시 나다가 멈추면 마음도 브라흐마 속으로 사라진다.

해설;
　요가는 나무를 태우는 불꽃과 같이 우리 인간의 몸과 마음에 찌든 탐욕과 정념, 욕망의 잔재들을 태워 정화시키는 작용을 하는 도구이다. 우리가 가지고 있는 모든 탐욕과 욕망들이 태워져 없어졌을 때 비로소 사마디에 들어갈 수가 있는 것이다.

4-99절

간타디나다삭따스땁다 안따까라나 하리나스야.
쁘라하라나마삐 수까람 사라삼다나쁘라위나스쩨뜨.

한글옮김;
　한 마리의 사슴과 같은 마음이 벨소리 등과 같은 소리에 끌려 움직이지 않는 안정된 상태가 되면 능숙한 궁수에게는 목표물을 겨냥하기 쉽게 해 주는 것이다.

해설;
　사슴과 같이 변덕스러운 마음이 나다(Nada)가 들리기 시작하면, 나다에 집중이 되어서 나다에 용해되어 들어간다. 이것이 사마디로 이끌어 줄 것이며, 이것을 활 잘 쏘는 궁수의 목표점을 향한 집중력에 비유한 은유법이다.

안따까라나(antahkarna)는 여러 가지 견해들이 있지만 일반적으로 내면의 기관으로서 마나스(마음)와 붓디(지성), 아함까라(자아의식) 등을 의미한다.

4-100절
아나하따스야 삽다스야 드와니르야 우빨라바떼.
드와네란따르가땀 죠띠르죠띠란(즈네얌 즈네야스얀)따르가땀 마나
마나스따뜨라 라얌 야띠 따드비스노 빠라맘 빠담.

한글옮김;
　북의 얇은 막을 치는 것과 같이, 공기의 파장도 없고, 어떤 사물을 치거나 두드리는 것 없이 들리는 소리의 선율이 내적으로 발생하는 빛과 섞이고, 마음이 그 빛과 섞이면 마음은 빛과 소리와 함께 섞여 사라지고 비스누만 남게 된다. 비스누만이 요기들의 탐구의 대상이자 궁극적인 목표이다.

해설;
　외부적으로 어떤 물체를 두들기거나 쳐서 소리를 내어 파동을 일으켜 소리를 내는 것이 아닌 내면에서 발생하는 신비한 소리가 나다(Nada)이고, 빛 역시도 눈을 뜨거나 불빛을 비춘 것이 아님에도 불구하고 내면에서 발생하는 빛으로 빈두(bindu)라 한다. 이러한 것들과 마음이 하나로 일치가 되면 결국 본질만이 남게 되는데 이것을 비쉬누라 말하고 있다.
　따라서 비쉬누는 지고한 실체에 대한 브라흐만 대신으로 쓰인

말이다. 일반적으로 브라흐만을 쓰는데 여기서는 비쉬누라 하고 있다.

4-101절

따와다까샤샹깔뽀 야와잡다 쁘라와르따떼.
니삽담 따뜨 빠람 브라흐마 빠라마뜨메띠 기야떼.

한글옮김;

 소리가 들리고 있는 동안에는 공간의 개념이고, 소리가 없는 상태는 지고한 실체인 빠라마뜨만 혹은 브라흐만으로 칭송받는 절대지가 된다.

해설;

 공간이 텅 비어있는 것 같이 보이지만 거기에는 소리가 존재한다.

 그 공간속에서 들리는 소리 나다(Nada)에 집중을 해 주다가 그 소리에 몰입하여 그 소리에 빠져들게 되면 소리가 없어지면서, 지고한 절대 경지에 들어가게 된다. 그것을 사마디라고 하고 다른 말로는 브라흐만이라고 하고 지고한 실체인 빠라아뜨만(참자아)이라고 한다.

4-102절

야뜨 낀찐나다루뻬나 스루야떼 삭띠레와 사.
야스따뜨완또 니라까라 사 에와 빠라메스와라.

한글옮김;

 나다의 형태로 들리는 것은 무엇이던지 삭띠이다. 궁극적인 실체는 형태가 없고 그것 하나만이 빠라메스와라이다.

해설 ;

 궁극적인 실체는 브라흐만 혹은 아뜨만으로 여기서는 빠라메스와라로 나오면서 한 편으로는 뿌루사를 뜻한다. 니라까라는 형태가 없다. 라는 뜻이다. 따라서 빠라메스와라나 아뜨만 등 궁극적인 실체라는 것들은 형체가 없다.

 뿌루사든 아뜨만이든 브라흐만이든 편재하지만 감추어진 상태로 있으면서 자신을 숭배하지 않는 사람에게는 나타나지 않는다.

 이것은 우유 속에 기가 들어있다는 것을 모르는 것과 같이 우유를 정제하면 기가 나온다는 것을 아는 사람은 우유를 정제하여 기를 얻을 수 있으나 그렇지 않으면, 전혀 기의 유용함을 모르는 것과 같다. 이와 같이 뿌루사도 마찬가지로 숨겨져 있기 때문에 본질을 찾으려는 사람에게만 본모습을 나타낸다는 말이다.

4-103절

사르웨 하타라요빠야 라자요가스야 싯다예.
라자요가사마루다 뿌루사 깔라완짜까.

한글옮김 ;

 하타요가와 라야 등의 모든 수련은 라자요가를 성공적으로 성취하는 것을 의미하고, 그는 죽음을 피하고 라자요가의 최정상에 오른 것이다.

해설 ;

 여기서 죽음이란 윤회를 의미하고, 이 말은 해탈을 해서 윤회에서 벗어난다는 의미이다.

4-104절

따뜨왐 비잠하타 크세뜨라마우다신얌 잘람 뜨리비.
운마니 깔빨라띠까 사드야 에와 쁘라와르따떼.

한글옮김;
　따뜨와는 씨앗이고 하타요가는 흙, 그것에 대한 집착을 끊은 것 (분리)은 물, 이러한 세 가지 작용에 의한 성스러운 기어오르는 것 운마니는 곧 성장하기 시작한다.

해설;
　따뜨와(tattva)란 지고한 자아에 대한 동의어로써 ≪고락사 사타까≫에서는 따뜨와를 아뜨만 이라고 한다. 이러한 본질적인 아뜨만을 하타요가라는 땅에 씨앗을 뿌려 물을 뿌려 줌으로 해서 싹이 돋고 성장을 하게 되는 원리를 은유적으로 표현하고 있다. 아사나, 쁘라나야마, 분리, 명상 등, 이 모든 것들은 곧 운마니(사마디) 상태를 성취할 수 있도록 인도한다.

4-105절

사다 나다누산다나뜨 크시얀떼 빠빠산짜야.
니란자네 빌리예떼 니스찌땀 찌따마루따우.

한글옮김;
　끊임없는 나다누산다나의 수련은 축적된 모든 악업을 소멸하고, 찌따와 쁘라나는 확실하게 짜이딴야(브라흐만) 속으로 용해된다.

해설;
　라자요가의 성취는 끌레샤의 활동이 완전하게 멈춘 것을 의미한다. 이러한 상태를 빠딴잘리는 다르마 메가 사마디(Dharma mega samadhi)라고 부르고, 이 상태에서는 모든 끌레샤가 소멸되어 버린다고 했다. 이렇게 되었을 때 수행자는 사마디를 이루면서 브라흐만 속으로 용해된다. 브라흐만은 아뜨만과 동의어로 쓰이고 ≪게란다 상히따≫에는 아뜨만이 짜이딴야와 그리고 뿌루사와 동의어로 쓰인다.

4-106절

샹카둔두비나담 짜 나 스르노띠 까다짜나.
까스타와즈자야떼 데하 운만야와스타야 드루왐.

한글옮김;
  그리고 나면 요기는 소라나 북소리를 들을 수가 없고, 그의 몸은 운마니 상태 때문에 완전히 하나의 통나무와 같이 된다.

해설;
  집중력이 깊어지면서 나다(Nada)는 사라지고 더 깊은 집중속인 운마니 상태로 이어진다. 운마니 상태에서는 수행자에게 있어서 감각이나 생각 등의 아무런 느낌을 느끼지 못하면서 죽은 것은 아니면서 통나무와 같이 된다.
  그럼에도 불구하고 요가 수행자는 사마디 상태에서 느끼는 환희를 경험하게 된다. 둔두비(Dundubhi)는 큰북이라는 뜻이다.

4-107절

사르와 와스타위니르 묵따 사르와 찐따 위와르지따.
므르따와띠스타떼 요기 사 묵또 나뜨라 삼사야.

한글옮김;
  아람바를 비롯한 모든 단계를 초월한 요기는, 모든 남아 있는 의식을 버리고 마치 죽은 사람처럼 된다. 이때 그는 확실하게 해탈한 것이다.

해설;
　실지로 죽은 것은 아니지만 움직임이 없어 마치 죽은 것처럼 보인다는 것이고, 확실하게 해탈했다. 라는 묵따(Mukta)는 윤회에서 자유로워 졌다는 뜻이다.
　그리고 살아있는 동안에는 외부의 자극으로부터 스트레스를 받지 않고 자유로울 수 있다.
　모든 단계를 초월했다. 라는 구절은 두 가지로 설명 할 수 있다. 첫째는 요가 수련 중에 거치는 네 가지 단계로서 아람바와스타, 가타와스타. 빠리짜야와스타, 니스빠띠 아와스타 등의 네 단계를 초월한 것으로 풀이할 수 있고, 두 번째는 인간이 살아가면서 가지는 다섯 가지 단계 즉 깨어있는 상태, 잠자는 상태, 꿈꾸는 상태 등 모든 것을 초월한 상태를 나타낼 수도 있으나 이모든 것을 사마디를 통해 초월한 상태를 일컫는 말이다.

4-108절
카드야떼 나 짜 깔레나 바드야떼 나 짜 까르마나.
사드야떼 나 사 께나삐 요기 육따 사마디나.

한글옮김;
　사마디 상태를 규칙적으로 즐기는 요기는 죽음에 의해서도 소모되지 않으며, 까르마에 의해서도 구속 받지 않으며, 그 누구에 의해서도 종속되지 않는다.

해설;
　사마디 속에 있는 수행자는 시간에 의해 죽음에 이르는 것도 극복하고, 성공한 요가 수행자의 행위에는 동기부여나 장단점이 연결되어 있지 않다. 따라서 좋고 나쁜 까르마에 의해서도 영향을 받지 않는다. 그리고 자신을 해치려는 어떠한 주문이나 주술에도 영향을 받지 않는다.

4-109절
나 간담 나 라삼 루빰 나 짜 스빠르삼 나 니스와남.
나뜨마남 나 빠람 베띠요기 육따 사마디나.

한글옮김;
　사마디에 빠져든 요기는 냄새도, 맛도, 보는 것도, 듣는 것도, 촉감도, 색깔도, 느낄 수가 없고, 자기 자신이나 다른 사람에 대한 의식을 할 수 없다.

해설;
　사마디의 삼매경 속에 있는 수행자는 자기 자신을 비롯한 그 어떤 것도 인지 할 수가 없다. 말 그대로 무아경(無我境)에 빠져 의식이 있는 무의식의 초의식의 세계 속에서 절대 경지를 체험하는 것이다.

4-110절
찌땀 나 숩땀 노 자그라뜨 스므르띠 비스므르띠와르지땀.
나 짜스따메띠 노데띠 야스야사우 묵따 에와 사.

한글옮김;
　그의 의식이 잠들어있거나 깨어있지도 않고, 기억하거나 망각하고 있는 것도 아니며, 의식과 무의식의 상태도 아닌 초의식의 상태에서 현재에서 완전히 해방된 상태이다.

해설;

사마디 상태를 말로 표현하기란 결코 쉬운 일이 아니지만, 이 구절에서는 설명을 시도하고 있다.

사마디 상태란, 의식이 완전히 결여된 것도 아니고 그렇다고 의식이 있는 것도 아닌 상태에서 마음 작용이 있어서 기억(smrti)이나 망각(vismrti)과 같은 의식 작용이 있는 것도 아니다. 그리고 잠들어(sushupti)있는 것도, 아니고 깨어(jagrat)있는 것도 아니다.

그렇다고 죽은(marana) 것도 아니다. 의식이 있는 것인지 의식이 없는 것인지 아무것도 구분이 되지 않는 상태로서 요가 수행자는 최상의 초 의식 상태를 즐기는 것이다. 이것을 지완 묵띠(jivan mukti) 살아서 얻은 해탈이라 한다. 지와(Jiva)는 살다, 묵따(Mukta)는 해탈이란 뜻이다.

4-111절
나 비자나띠 시또스남 나 두캄 나 수캄 따따.
나 마남 나빠마남 짜 요기 육따 사마디나.

한글옮김;
사마디의 경험과 함께 축복받은 요기는 춥거나, 덥거나, 즐겁거나, 고통스럽거나, 명예나, 불명예나 그 어떤 것에도 거리낌이 없다.

해설;
삼매를 경험한 사람은 외부 환경에 의한 스트레스에 민감하게 반응하지 않게 된다.

사마디(삼매)안에서는 아예 아무것도 느끼지 못하지만 이것이 의식의 변화를 일으켜 모든 조건과 환경으로부터 자유롭게 된다.

4-112절

스와스토 자그라다와스타얌 숩따와드요 와띠스타떼.
니 스와소쯔와사히나스짜 니스찌땀 묵따 에와사.

한글옮김;

깨어 있으면서 숨도 쉬지 않고, 아무런 방해를 받지 않고 깊은 잠에 들어 있는 것처럼 머물러 있는 수행자는 실질적으로 완전히 해방(해탈)된 사람이다.

해설;

살아 있는 존재는 숨을 쉬지 않을 수가 없다.

그러나 삼매에 들어 있는 사람은 마치 깊은 잠에 들어 있는 사람처럼 들숨과 날숨을 인지할 수 없을 정도로 부동과 고요 그 자체이다. 이러한 사마디를 통해 해탈을 이룰 수가 있다.

4-113절

아와드야 사르와사스뜨라나마사꺄 사르와데히남.
아그라효 만뜨라얀뜨라남 요기 육따 사마디나.

한글옮김;

사마디의 경험과 함께 축복받은 요기는 어떤 살아있는 존재보다 강하고, 어떤 무기로도 그를 상하게 할 수 없으며, 만뜨라 얀뜨라의 영향도 미치지 않는다.

해설;

만뜨라(mantra) 얀뜨라(Yantra)는 산스크리트를 읽고 쓰는 사람들의 관용구로서 누군가 자신의 정신적인 세계의 이익을 추구하거나, 다른 사람을 위해 찬사를 보내거나, 다른 사람을 해치게 하기 위한 목적으로 사용하는 주술적인 주문이나 부적을 말한다. 그러나 사마디의 축복을 받은 사람은 이러한 저주나 찬사의 영향을 받지 않는다는 것이다.

4-114절

야완나이와 쁘라위사띠 짜란 마루또 마드야마르게.
야와드빈두르나 바와띠 드르다 쁘라나와따쁘라반다뜨.
야와드댜네 사하자사드르샴 자야떼 나이와 따뜨왐.
따와즈즈나남 와다띠 따디담 담바미트야쁘랄라빠.

한글옮김 ;

쁘라나가 작용을 하고 있으면서 중앙 통로인 수슘나로 들어가지 않고, 빈두는 명상하는 마음의 통제 하에 있는 쁘라나 와따에 의해 안정되게 있지 않고, 지고한 실체는 사하자 상태로 나타나지 않는 한은 누군가가 지혜(즈나나)를 말한다는 것은 모두 위선이고 근거 없는 자기 자랑일 뿐이다.

해설 ;

이 문장에서 말하는 쁘라나와따쁘라반다는 쁘라나가 상승하여 그 기운을 머리꼭대기 브라흐마란드라에서 단단하게 뿌리를 박은 상태로 유지하면서 느껴지는 것을 말한다.

스와뜨마라마에 의하면 소함(So´ham)과 같은 자각을 주장하는 표어만 반복한다거나 쁘라나를 일깨워 수슘나로 들어가는 경험을 해 보지 못하였거나 그것을 의식적인 노력으로 아즈나 차크라에 잡아놓을 능력이 없다거나, 명상으로 지고한 실체에 대한 깨달음을 얻지 못한 사람이 지혜를 논하고 깨달음을 논한다는 것은 모두가 위선이고 아무런 근거 없는 자기 자랑일 뿐이라는 것이다.
〔소함(So´ham)이란 ´So(너 혹은 그것) + aham(나는 이다.)이라는 두 말의 합성이다. 따라서 이 말은 '너 혹은 그것은 나이다.' 라는 뜻이다. 여기서 말하는 '너'는 우주적인 실체로서의 브라흐만을 뜻하고 '나'는 개체적인 참 자아로서의 나 자신 즉 아뜨만(atman)을 뜻한다. 따라서 수행자들이 지고한 실체를 찾는 수행방법 중의 하나로 만뜨라(mantra) 수행으로 많이 사용한다.

일상 속에서 이루어지는 호흡을 이용해서 들이쉴 때에는 Sooo... 내어 쉴 때에는 Hammm... 하면서 개체적인 자아인 내가 우주적인 브라흐만과 하나가 되겠다는 오직 하나의 생각으로 호흡을 통해 자아에 몰입해 들어가고자 하는 만뜨라 기도를 말한다. 이것을

'aham brahmasmi tat tvam asi'
'아함 브라흐마 아스미, 따뜨 뜨왐 아시'

≪찬도야 우빠니사드 6장8편7절≫로 나타내고 있다.

'아함'은 '나 혹은 자신', '브라흐마'는 우주적 실체로서의 자아, '아스미'는 이다. '따뜨'는 그것, '뜨왐'은 너, '아시'는 이다 혹은 너이다. 로 풀이 한다.

따라서 '나는 브라흐만 이고 그것(브라흐만)은 너이다'.라고 하면서 우주와 내가 둘이 아닌 하나로서의 범아일여(梵我一如) 사상의 성취를 이 구절 하나에 요약하고 있다.

그러나 본문의 내용은 이러한 만뜨라 수행이 아무런 의미 없는 입으로만 이루어지는 형식에 거치는 것을 경계하고 있으면서 소함(So´ham)이 가지고 있는 '다섯 가지 특성 1) 나라는 의식, 2) 욕망을 충족시키고자하는 능력, 3) 자아의식, 4) 보편성을 경험하는 능력, 5) 모든 것을 안다는 전지(全知)적 능력을 가지고 있

다는 이러한 특성을 타파했을 때 진정한 나(Atman)를 발견할 수 있다. 고 말하고 있다.

끝나는 말
이띠 사하자난다산따나찐따마니 스와뜨마라마요긴드라 비라찌따얌
하타쁘라디피카얌 사마디락사남 나마 짜뚜르토빠데샤.

한글옮김 ;
　이리하여, 사하자아난다의 첫 번째 후손인 요기 스와뜨마라마의 하타쁘라디피카 사마디 락사나(Samadhilaksana, 사마디에 대한 정의)라고 부르는 4장을 마친다.

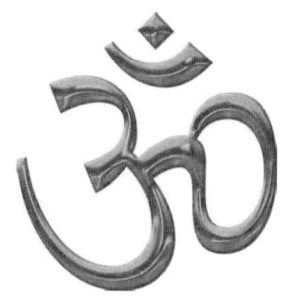

치유처방전

제 5 장 빤짬우빠데샤

Pancamopadesah

이 5장은 요가 수련 중에 잘못된 요가수련으로 발생할 수 있는 부작용을 요가적인 방법으로 어떻게 치유해 줄 수 있는가를 설명해 주고 있다.

이장의 치유부분은 원래 하타(요가)쁘라디피카에 포함되어 있다, 없다하는 부분으로 여러 학설들이 있지만, 요가를 공부하고 연구하는 사람들에게 조금이나마 도움이 되었으면 하는 바람과 없는 것보다는 있는 것이 낫다는 생각에 이 책에 싣게 되었다.

5-1절

쁘라마디 유즈야떼 야스뚜 바따디스따스야 자야떼.
따드도사스야 찌낏사르탐 가띠르바요르니루빠떼.

한글옮김;

누군가 요가를 잘못 수련을 하게 되면, 바타적 또는 그 외의 질병들에 걸리게 된다. 그러한 질환을 치료해 주기 위하여 정확한 바유의 진행 추이를 다음 아래와 같이 설명하고 있다.

해설;

요기들은 찌따(citta, 의식)와 쁘라나(prana)는 같이 움직이는 것으로 믿고 있다. 우리가 지각할 수 있는 쁘라나의 작용하고 있는 형태는 호흡이다.

질병이란 우리가 알게 모르게 작용하는 자연적인 기능에 장애가 생긴 결과로서, 이러한 장애를 제거하는데 있어서 스와뜨마라마는 호흡을 천천히 그리고 길게 들이마시고, 길게 내어 쉬어 주라고 이 책에 설명을 하고 있다.

요기들은 천천히 하는 호흡과 그리고 길게 혹은 짧게 또한 멈추어주는 꿈바카(kumbhaka, 지식)의 수련으로 내적인 감각에서 발생하는 쁘라나와 의식을 관리해 줌으로서, 우리 몸 어디엔가 질환의 발생으로 장애를 느끼는 통증이 제거되고, 우리 몸 부분 부분에서 작용하는 쁘라나(생명에너지)의 자연적인 기능이 회복 된다고 믿는다.

이때 주된 호흡법으로는, 웃자이 쁘라나야마를 소개하고 있고, 전체적인 근육을 이완시켜 주는 사와아사나(savasana)의 수련도 소개하고 있다.

웃자이 쁘라나야마의 호흡 조절과 사와아사나의 이완을 통해 근육과 신경을 이완시켜 쁘라나(생명에너지)를 아무런 장애 없이 흐르게 하면서, 요가 수행자는 자신의 요가수련을 평상시와 다름 없이 다시 수행해 줄 수 있는 상태가 될 수 있도록 만드는 것이다.

고대인도 병리학자들은 인간의 질병은 바따(Vata), 삐따(Pita), 카파(Kapha)라는 트리도사(three dosas)의 장애로 발생한다고 한다.

이것은 우리 몸을 구성하고 있는 체액으로서 삐따는 노란 담즙이고, 카파는 검은 담즙이라고 한다. 그러나 바따는 체액이라기보다는 신경계 계통의 신경학적인 체계라고 하면서 신경계통의 장애가 원인으로 발생하는 질병이라는 것이다.

따라서 고대인도 병리학자들은 모든 질병은 이 세 가지 도사(3 dosas)의 불균형으로 인해 질병이 발생하고 세 가지 도사의 조합에 의해 질병을 구분한다고 한다. 예를들면 삐따-바따적, 카파-바따, 삐따-카파적으로 항상 세 도사의 복합적으로 질환이 발생한다고 하며, 순수하게 삐따 도사적 질환이나 카파 도사적 질환과 같은 것은 존재하지 않는다고 한다. 그러나 바따도사 만큼은 순수하게 바따적 질환이 발생할 수도 있다고 한다. 그 밖의 모든 질병들은 바따도사와 필연적으로 연관되어 있다고 한다. 이 바따 도사적 질환이 모든 질환과 연관되는 바로 신경성 질환이다.

5-2절

바요루르드왐 쁘라브르따스야 가띰 즈나뜨와 쁘라야뜨나따.
꾸르야찌끼삼 도사스야 드루땀 요기 위짝사나.

한글옮김;

바유가 상기되어 병적인 상태의 추이를 능숙하게 진단을 한 요가 수행자는 경각심을 늦추지 말고 즉시 치료를 시작해야한다.

해설;
일반적으로 자기 자신의 몸의 상태가 어떤지를 잘 판단하지 못하는 경우가 있는데, 요가로 잘 단련된 사람은 자기 자신의 몸에 대한 자각력이 높아져 자신의 몸에 발생하는 작은 이상이나 장애를 빠르고 정확하게 진단해 낼 수 있다. 이러한 진단을 통해 모든 질환을 조기에 치료하고 예방을 할 수 있게 된다.

5-3절
딸라 빠다나 비데세 바따스타 나 무디리 땀.
아나베르흐르다얌 야와뜨 삐따꼬스탑 쁘라끼르띠땀.

한글옮김;
발바닥에서 배꼽까지 바타 도사의 활동영역이고, 배꼽에서 가슴부위까지가 삐따 도사의 활동영역이다.

해설;
도사(Dosas)는 인간이 태어나면서부터 가지고 온 체질 혹은 기질, 성품이라 하는데, 우리 몸의 각 부분을 관장하는 바유와 마찬가지로 발바닥에서 배꼽까지는 바따(Vata), 배꼽에서 가슴까지는 삐따(Pitta), 가슴부터 머리끝까지는 카파Kapha)로 나누어져 있다.

참고로 바유는 다섯 부분으로 나누어져 있는데,

1)쁘라나(Prana), 가슴부위에 있으면서 호흡을 관장한다. 2)아빠나(Apana), 골반부위에 있으면서 출산과 배출을 관장한다. 3)사마나(Samana), 배꼽부위에 있으면서 소화를 관장한다. 4)우다나

(Udana), 목을 포함한 상체부위에 있으면서 위로 올리는 작용을 관장하고 있다. 예를 들면 머리위로 혈액을 끌어올리고 팔 다리를 들어 올리는 등이 우다나의 역할이다. 5)브야나(Vyana)는 단전부위를 중심으로 온몸으로 혈액이나 영양물질을 공급하고 순환하는 것을 관장하고 있다.

다섯 바유(Vayu)의 위치

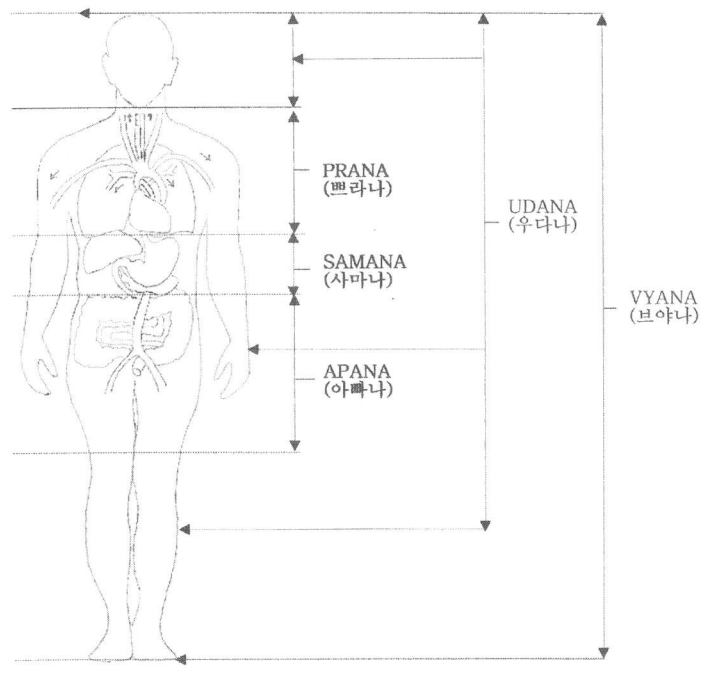

5-4절

흐르드데샤두르드와까야스뚜 슬레스마다뚜 리호쯔야떼.
이띠 뜨라야남 다뚜남 스왐 스왐 스타나무디리땀.

한글옮김;

  슬레스마 다뚜는 우리 몸의 가슴 위쪽 부분에 머무르고 있는 것을 말한다. 따라서 아유르베다적인 3가지 체액에 대한 각각의 영역에 대하여 말하였다.

해설;

  질병은 쁘라나라고 부르는 에너지의 기능장애와 아유르베다에서 바따, 삐따, 카파라고 부르는 세 가지 형태의 생명 에너지의 비정상적 장애를 최종적으로 분석하여 바따, 삐따, 카파 도사 중 어디에 기능장애에 원인이 있다라고 한다. 다뚜(Dhatu)란 우리 몸을 구성하고 있는 본질적 구성요소 혹은 기본적 물질, 미네랄, 우리 몸의 체액 등으로 풀이하고 있다. 다뚜에는 7가지가 있다. (2-53절 참조)

  슬레스마(slesma)는 점액이란 뜻이다. 이 구절에서 말하는 슬레스마 다뚜는 카파도사(Khapa dosa)를 의미한다. 따라서 세 가지 도사의 위치에 대한 설명을 마쳤다.

5-5절

쁘라마다드요기노 바유룬마르게나 쁘라와르띠따.
따다 마르가마나사드야 그란띠부뜨와 와띠 스타떼.
따다 나나비다 로가 자얀떼 비그나까라까.

한글옮김;

  만약 요기의 잘못으로 바유가 정도를 벗어나게 되면, 그것이 어느 한 곳에 축적이 되어 요가를 하는데 장애가 될 뿐만 아니라 모든 질병으로 발전하게 된다.

해설;
　바유란 우리 몸에 생기를 불어넣는 생명에너지이다. 따라서 잘못된 요가수련으로 생명에너지로서의 기능이 한 쪽으로 치우치거나 쏠리게 되면, 한 쪽에서 응집되고 축적되고 뭉쳐서 제대로 작용하지 못해 불편을 느끼고 장애가 생기면서 통증을 유발하고 질병으로 발전하게 된다.

5-6절
떼삼 찌낏삼 왁샤미 야톡땀 딴뜨라베디비.

한글옮김;
　그러한 치료기술을 아는 사람들의 가르침을 받은 내가 여러분에게 그 치료법을 말해 주겠다.

해설;
　스와뜨마라마 자신도 요가의 선조들이나 선배들로부터 배운 치료법을 가르쳐 주겠다는 것이다.

5-7절
운마르감 쁘라스티또 바유 삐따 꼬스테 야다 스티따.
흐르 출람 빠르스와술람 짜 쁘르스타 술람 짜 자야떼.

한글옮김;
　삐따 지역에 위치한 바유가 정도를 벗어났을 때에는 가슴에 통증과 옆구리 통증과 허리에 통증이 생길 수 있다.

해설;
　삐따도사가 관장하는 지역은 배꼽부위에서부터 가슴까지이다. 따라서 이 지역을 관장하는 삐따도사가 잘못되면 가슴에 통증과 허리나 옆구리와 등에서 통증이 발생한다.

5-8절
따일라아브양감 따다 바트얍 스나남쪼스네나 와리나.
사그르땀 빠야삼 북뜨와 지르넨네 요감아브야셋.

한글옮김;
　그때에는 기름을 온몸에 바르고 뜨거운 물로 목욕을 해 줄 것을 충고하고, 그리고 요가 수련은 우유와 기(ghee)로 가볍게 식사를 한 후 소화를 시키고 난 다음 수련해야 한다.

해설;
　기름의 종류는 여러 가지가 있지만 아유르베다적인 전문 지식이 필요하다. 그러나 보통은 코코넛 오일, 참기름, 마스타드 오일을 민간에서는 많이 쓴다. 오일을 바르면서 마사지 효과도 충분히 내어주고 오일을 바른 후 20-30분 후에 뜨거운 물로 목욕을 하면 효과적이다.

5-9절
야스민 야스민 야다데세 루자 바다 쁘라자야떼.
따스민 데세 스티땀 바윰 마나사 빠리찐따옛.

한글옮김;
　언제 어느 부위가 질병으로 시달릴 때는 바유(호흡)를 그 곳에 집중을 해야 한다.

해설;
　여기서 말하는 질병이란, 요가수련을 하다가 잘못되어 일정부분의 신경이나 혹은 근육에서 통증을 유발하는 것을 말한다. 따라서 5-5절에서 말한 바와 같이 한 쪽으로 바유의 지나친 쏠림에 의해 느끼는 장애는 긴장을 풀고 장애를 느끼는 곳에 호흡을 집중하면서 그 장애를 일으키는 신경이든 근육이든 풀어주는 것이다. 그리고 오일 마사지와 뜨거운 목욕도 병행하면 더욱 효과적이다.

5-10절

에까찌떼나 따드댜뜨와 뿌르옛 뿌라께나 뚜.
니세사레 짜깜 꾸르야뜨 야타삭뜨야 쁘라야뜨나빠.

한글옮김;
집중된 마음으로 요가 수행자는 바유에 명상을 해주어야 한다. 그리고 들숨으로 폐를 가득 채웠다가 완전하게 내어 쉬어 주는 것을 자신의 능력에 따라 수행해야 한다.

해설;
한 가지 마음으로 호흡을 통해 한쪽으로 쏠려 있고 축적되어 있으면서 뭉쳐서 장애를 일으키는 부위의 바유를 깊은 들숨과 날숨으로 풀어주는 것이다.

한편, 들숨과 날숨의 호흡조절은 요가 수련을 시작하기 전에도 장애를 미리 예방하는 차원에서 이러한 깊은 들숨과 날숨으로 호흡을 정돈해 줄 것을 권장한다.

5-11절

바후다 레차깜 끄르뜨와 뿌라이뜨와 뿌나뿌나.
까르사예뜨 쁘락스티땀 바윰 까르나또야미왐부나.

한글옮김;
들숨과 날숨을 반복적으로 실행한 후에, 요가 수행자는 목욕 후

귀에 들어간 물을 빼내려면 물을 더 부어서 빼내듯이 축적되어 있는 바유 역시도 빼내주어야 한다.

해설;

　바유(Vayu)라고 하면 일반적으로 호흡이라고 단정하기 쉽지만 바유라는 것은 우리 몸을 전체적으로 관장하는 생명에너지이다. (5-5절 참조)

　따라서 요가 수련 중에 불균형에 의한 잘못된 수행으로 에너지가 한 쪽으로 몰리고 축적되어 장애가 발생하는 경우가 종종 있다. 흔한 말로 담에 걸렸다. 고 한다.

　따라서 장애가 발생하여 아픈 곳에 축적되어 있는 바유는 공기가 아니라 뭉쳐있는 에너지이다. 그럼에도 불구하고 이 구절에서는 호흡하는 공기에 비유를 하고 있다. 비록 축적된 바유가 공기가 아니기 때문에 반복되는 깊은 호흡으로 배출 되지는 않을 수도 있겠지만, 완화시키는 효과와 전체적인 기관들에는 건강한 기능을 부여하게 된다. 이로 인해 우리 몸을 지배하고 있는 전체적인 쁘라나가 다시 건강하게 기능을 시작하면서 질병의 증상과 고통은 결과적으로 사라지게 된다.

5-12절

쁘라야 스니그다마하랍 짜 이하 분지따 요가위뜨.
에왐 술라다요 로가 삼얀띠 바따삐따자.

한글옮김;

　대부분의 그러한 경우에 숙달된 요기는 영양이 풍부한 음식을 먹어 준다. 그러면 바타와 삐따의 장애로 발생한 위장 질환과 같은 것은 완화된다.

해설;

　과식은 금물이며 알맞은 영양 섭취와 휴식과 이완으로 안정을 취해 준다. 이러한 이완과 휴식을 하면서 안정된 호흡법으로 불균형을 해소하게 되면 우리 몸은 정상적으로 돌아오게 된다.

5-13절

카파 꼬스테 야다 바유르 그란티 부뜨와와띠스타테.
흐르뜨까사힉까스와사시라술라다요 루자.
자얀떼 다뚜와이삼야따다 꾸르야뜨 쁘라띠끄리얌.

한글옮김;

　바유가 담(폐에서 후두사이) 근처에 축적되어 남아있으면 체액 순환이 방해를 받아 심장 천식, 기관지 천식, 딸국질, 두통과 같은 질환들이 발달을 하게 된다. 이때 수련자는 적절한 치료를 받아야 한다.

해설;

　담은 보통 가래나 점액질로 생각하는데, 이 구절에서는 담(膽, 쓸개)이라는 우리 장기중의 하나를 가르킨다.

5-14절

삼약 보자나마다요빠스쁘르스야 따다난따람.
꿈바깜 다라납 꾸르야드드위뜨리와람 위짜사납.

한글옮김;

　충분한 음식으로 영양을 섭취한 후 입을 헹구고, 현명한 사람은 쁘라나야마를 몇 번 수련해 준다.

해설;

식사 후에 해 주는 몇 차례의 쁘라나야마는 소화에 도움이 된다. 는 것을 의미한다.

5-15절
에왐 스와 사디요 로가 삼얀띠 까파 삐따자.

한글옮김;
이렇게 하면 까파와 삐따의 장애가 원인이 된 천식과 같은 질환들이 개선된다.

해설;
카파와 삐따는 점액질로 이루어져 있다. 따라서 식사 후에 하는 몇 차례 쁘라나야마는 이러한 점액질을 건조시키는 효과가 있다.

5-16절
북뜨와 빠야사삼 쪼스남 크시람 와삐 그르따 플루땀
바루니다라남 끄르뜨와 꾸르야뜨 사르방가 안뜨라남.

한글옮김;
요기들은 우유를 섞어 만든 따뜻한 음식을 먹거나 우유에 기를 넣어 만든 음료를 마시고 바루니 다라나를 수행해 주면, 우리 몸의 모든 기관들의 활동이 억제가 된다.

해설;
바루니 다라나(Varuni dharana)는 '바루니+다라나의 복합어이다. 바루니는 물의 신, 다라나는 집중을 말한다. 우리 몸에 있는 물의 신에 집중을 해 준다는 의미인데 우리 몸을 구성하는 오대원소 중 물의 요소는 목구멍 뒤(뇌하수체)에서 분비되는 아므르따(Amrta) 혹은 빈두(bindu)라 일컫는 감로를 말한다. 따라서 이 감로가 분비되는 목구멍에 집중하는 것을 바루니 다라나라고 한다.

　이러한 집중력은 다른 기관들의 기능을 억제시키면서 에너지를 모으는 것이다.

　고락사는 다라나를 다음과 같이 정의를 내리고 있다.
"초생달 같고 하얀 꾼다(자스민 꽃)처럼 보이는 물의 원소는 목구멍에 있다.
　수행자는 그 부분에 다섯 가띠까(ghatikas)동안 쁘라나를 잡고 있어야 한다.
　물의 요소에 해주는 이 다라나(집중)는 나쁜 독극물도 소화시킬 수가 있다."《Goraksa satakam, 70》
　목에는 비수다 차크라(visuddha chakra)가 있고, 비쉬누가 머물고 있는 곳이다. 이곳은 찬드라(chandra) 즉 달로 상징되면서 아므르따(amrta) 혹은 빈두(bindu)라는 감로가 분비된다. 이것을 요가 수행자는 목구멍에서 멈추고 있어야 하는데 본문에 다섯 가티까(ghatikas)동안 이라고 했다. 1가티까는 시간적으로 24분으로 24x5=120분이 된다. 따라서 요기는 2시간동안 쁘라나를 목구멍 속에 멈추고 있어야한다는 말이다. 여기서 말하는 쁘라나는 목구멍에서 분비되는 감로를 뜻하고, 이렇게 2시간동안 집중해주게 되면 독극물도 소화시킬 수 있다는 말이다.

5-17절

　에왐 꾸스타다요 로가 쁘라나스얀 띠 나 삼사야.
　네뜨레 니밀야 꾸르위뜨 띠미라디쁘라나스야띠.

　한글옮김;

이와 같은 방법은 의심할 여지없이 문둥병과 같은 질병도 치유가가 되고 또 바루니 다라나를 눈을 감고 수행해 주면 티미라(timira,백내장)와 같은 눈 질환이 있는 사람까지도 치유가 된다.

5-18절
웨빠투르와따락땀 짜 요기노 자야떼야다.
야뜨라 야뜨라 루자 바다 따뜨라 바윰 위찐따 옛.

한글옮김;
손발이 떨리고, 혈액이 감염이 되는 질병의 피해를 입은 요기는 그 질병으로 인해 장애를 느끼는 부분에 의식을 집중하면서 그 자리에 바유 즉 쁘라나야마로 명상을 해주어야 한다.

해설;
감염된 부위를 치료해 주기 위한 처방으로 쁘라나야마를 실시해 주는데, 쁘라나야마로 치유가 되는 질환은 웨빠뚜(Vepathu, 떨림)와 와따락따(Vatarakta, 통풍)라고 한다.
떨림에는 여러 가지가 있을 수 있는데 손발의 경련이나 근육, 심장 등의 경련이 일어날 수 있다. 그 경련이 일어나는 부위에 집중을 해주면서 호흡과 에너지를 모아 풀어주는 것이다.

5-19절
뿌라이뜨와 따타 삼약 뿌라께나 위짝사나.
다라이뜨와 야타삭띠 나디요게나 레짜예뜨.

한글옮김;
그리고 나서 제대로 된 들숨으로 폐를 공기로 가득 채우고, 숙달된 요기는 능력 것 호흡을 보유했다가 내어 쉰다.

해설;
　뿌라까(Puraka, 들숨)로 깊게 들이 마신 후 꿈바카(지식, 정지)를 할 수 있는 만큼 해주고 레차까(Rechaka, 날숨)를 실행해 준다. 이러한 깊은 호흡법을 통해 이완을 해주면서 나디들의 순환을 조절하여 질환을 치유하는 것이다.

5-20절
상꾸쨔까르사예드부야 꾸르마와드레짜께나.
짜끄라와드브라마예드 와삐 뿌라이뜨와 뿌나뿌나.

한글옮김;
　요가 수행자는 숨을 반복해서 들이 마신다. 그리고 숨을 내어 쉴 때는 마치 거북이 사지를 집어넣어 주듯이 복부 내장기관을 끌어 당겨 근육을 수축시키거나 복부를 바퀴처럼 회전을 해준다.

해설;
　숨을 깊이 들이마셨다가 내어 쉬면서 복부를 수축해 주는 것은, 우디야나 반다를 의미하고, 복부를 바퀴처럼 회전시켜주는 것은 나울리(Nauli)의 수련을 말한다.

5-21절
웃따노타 사메데세 따땀 끄르뜨와 뚜 비그라함.
쁘라나야맘 쁘라꾸르비따 사르와도사쁘라산따예.

한글옮김;
　등을 바닥과 평평하게 대고 누워 몸을 쭉 펴 주고서, 모든 종류의 질병을 완화시키기 위하여 쁘라나야마를 수행해야 한다.

해설;

여기서 말하는 쁘라나야마는 웃자인 쁘라나야마 혹은 나디소다나 쁘라나야마가 적당하다.

5-22절

**바이드야사스뜨록따위디나 끄리얌 꾸르비따 야뜨나타.
꾸르야 드요가 찌끼삼 짜 사르와로게수 로가위뜨.**

한글옮김;
　잘못된 요가 수련으로 병이 생긴 환자들은 고대인도 의학의 처방에 따라 조심스럽게 치료를 받아야 하고, 또한 요가적 치료가 도움이 된다.

해설;
　이 구절에 나와 있는 문장대로라면 아유르베다나 요가를 아는 사람만이 자신을 위해서나 다른 사람을 위해 치료해야 한다. 그러나 아유르베다나 요가적인 치료를 한다고 해서 현대의학의 치료를 중단해서는 안되고 완치가 될 때까지 모든 치료는 병행해야 한다.

5-23절

야뜨라 야뜨라 루자 바다 땀 데삼 브야빠 다라옛.

한글옮김;
　질병으로 인하여 고통 받는 곳 어디든지 쁘라나(생명에너지)를 가득 채우고, 한동안 그 곳에 멈추어야 한다.

해설;
　아픈 곳에 쁘라나를 가득 채운다는 말은, 호흡법으로 단순히 공기만을 채운다는 말이 아니라 생명에너지 혹은 기로서 가득 채운다는 말이다.
　따라서 아픈 부위에 호흡조절과 생명에너지를 조절함으로써 아픈 부위를 이완해주고 나아가 치유도 가능한 것이다.

5-24절
비띠바단따라예수 사무뜨빤네수 요가위뜨.
야타삭띠 쁘라야뜨네나 요가브야삼 위와르다옛.

한글옮김 ;
　요가로 나아가는 길에 두려움과 고통 그 밖의 다른 장애가 언제든 발생할 때면, 요가로 잘 숙련된 요가 수행자는 자신의 역량에 따라 요가를 수련하는 노력을 증가시켜서 극복해야 한다.

해설 ;
　물론, 무리한 아사나의 수련이 더한 후유증을 남길 수도 있겠지만 가벼운 질병과 요가에 대한 회의와 두려움이 들면 요가에 대한 확신과 믿음으로 의지를 더욱 다지고, 정확하고 확실한 과학적인 방법으로 요가수련에 전념한다면, 후유증을 남기지 않으면서 요가의 깊이를 더해 갈수 있다.

끝나는 말
이띠 스리 스와뜨마라마 요긴드라비라찌따얌
하타쁘라디피카야마우사다까타남 나마빤짜모빠데샤.

한글옮김 ;
　이리하여 스리 스와뜨마르마 요긴드라에 의하여 편찬된 하타쁘라디피카 치료 처방전이라고 이름 붙여진 제 5장의 설명을 마친다.

Hathapradipika

of

Svatmarama

Translated by Swami Digambaraji
Director of Research, Kaivalyadhama

Prathamopadesah
Lesson I

1-1. I bow to the Almighty who taught the lore of Hatha yoga, which is held in high esteem as if it were a flight of steps for him (the aspirant) who looks forward to climbing the highest peak of Rajayoga(spiritual achievement).

1-2. After paying respects to his revered Guru, Svatmarama is expounding this lore of Hatha only (as a preparation) for Rajayoga.

1-3. The compassionate Svatmarama presents Hathapradipika for those who are perplexed by the confusion caused by multiplicity of views, and thus remain ignorant of true Rajayoga.

1-4. Matsyendra, Goraksa, and others knew the lore of Hatha (and) by their grace Svatmarama the Yogi came to know it.

1-5/9 Sri Adinatha, Matsyendra, Sabara, Anandabhairava, Caurangi, Mina, Goraksa, Virupaksa Bilesaya, Manthana Bhairava Yogi, Siddhi, Buddha Kanthadi, Korantaka, Suranada, siddipada, Carapati, kaneri, Pujyapada, nityanatha Niranjana, Kapali, Bindunatha, Kakacandisvara, Allama, Prabhudeva, Ghodacoli, Tintini, Bhanuki, Naradeva, Kapalika and other—all these great Siddhas move about in the universe breaking (the law of) DEATH by the power of Hathayoga.

1-10. Hatha is a monastery for those who are afflicted by unlimited suffering; and for those who are engaged in the practice of all kinds of Yoga, Hathayoga is the supporting tortoise.

1-11. The Yogis who are desirous of success (in Yoga) should keep the lore of Hatha strictly secret. Concealed, it is fruitful, revealed ineffective.

1-12. A Hathayogi should reside in a righteous country, where the Government is benign and alms are easily available and which is free from all kinds of disturbances, in a small cottage (built in a place) having no rock, fire or water upto four cubits (on any side).

1-13. (The hut should have) a small entrance and no other openings, holes or pits; (it should) neither be too high nor too low (but) well- besmeared with a thick layer of cowdung, clean, and free from all insects; (there should be) a beautifully laid canopied platform and a well in the compound outside, which should be enclosed by a wall.

1-14. Residing in this type of cottage ha should be free from all worries, one should be occupied with Yoga and Yoga alone, always in the way advised by the Guru.

1-15. Yoga gets futile by over-eating, (over-) exertion, talking too much, severe austerity, public contact, and fickleness (of mind).

1-16. Yoga is successfully performed by the following six: enthusiasm. courage. perseverance. correct understanding, determination and abandoning public contact. (During Sadhana Stage not many friends should be there!)

1-17. Asana (posture), being the first component of Hatha (Yoga), is dealt with first. Asana brings (mental as well as physical) steadiness. health and (a feeling of) lightness.

1-18. Some of the Asanas adopted by sages like Vasistha and Yogis like Matsyendra are recounted by me (here).

1-19. Sitting on the level ground with the body erect and setting properly(i.e evenly) the two soles (i. e. feet) between thighs and knees (on the opposite sides)-that is known as Svastika (Asana).

1-20. Placing the right ankle by the side of the left hip and, similarly, the left (ankle) by (the side of) the right (hip) and thus imitating the shape of the cow's head-this is Gomukha (Asana).

1-21. Place one foot on the opposite thigh and on the other foot the other thigh. This is known as Virasana.

1-22. Pressing the anus-with the two heels, (ankles) everted, and remaining well-balanced (in this position)-this forms Kurmasana as declared by the knowers of Yoga.

1-23. Adopting the Padmasana (pose), fixing the palms on the ground by inserting the arms (at a convenient spot) between the thighs and the knees and remaining aloft is known as Kukkutasana.

1-24. Adopting the Kukkutasana lock and winding the arms round the neck, lying supine like a tortoise- this is Uttanakurmaka Asana.

1-25. Holding the two toes (alternately) with the two hands, pulling them from back side (the toes) up to the (corresponding) ears, (and thus) assuming the shape of a stretched bow — this is called Dhanurasana.

1-26. Placing the right foot at the root of the left thigh, encircling the (right) knee by the left leg, holding (the two feet by the opposite hands), twisting the body, staying in this posture is the Asana declared by Sri Matsyanatha.

1-27. The practice of Matsyendrasana, which stimulates the gastric fire in the stomach and is a weapon of destruction for a group of terrible diseases, bestows upon (those) persons (who practise it) (the gift of) arousal of the Kundalini and stability of the Candra.

1-28. Stretching both the legs straight on the ground and holding with the arms the two big toes, one should stay (in this position) with one's forehead placed on one's knees — this is called Pascimatana (Asana).

1-29. This Pascimatana — foremost among the Asanas — directs the Pavana along the back, kindles the gastric fire, reduces the belly and bestows health upon the aspirants.

1-30. Holding the ground with the two palms, supporting the (corresponding) sides of the navel by the two elbows and raising oneself, like a horizontal stick, in the air — this is called Mayura Pitha (=Asana).

1-31. Mayurasana soon destroys all tumors and diseases of the spleen and the stomach, wards off disorders of the humors, Kindles the gastric fire and completely digests all the unwholesome and overeaten food — even poison

1-32. Lying supine on the ground like a corpse — that is Savasana. Savasana wards off fatigue and brings mental repose.

1-33. Eighty-four Asanas have been enumerated by Lord Siva, I am describing here the four most important of them.

1-34. Siddha, Padma, Simha and Bhadra are these four, (and) the best among these too is Siddhasana in which one should always stay comfortably.

1-35. Placing (one) heel firmly against the perineum, fixing the other foot above the penis, the chin being firmly fixed on the chest, one should remain motionless, with the senses controlled and the eyes steady, and look between the two eye-brows. This is called Siddhasana which forces open the door to salvation.

1-36. Another opinion : Fixing the left ankle above the penis and the other ankle over that is Siddhasana.

The first along is the opinion of Matsyendra; the second is that of the other Siddhas.

1-37. This is considered to be Siddhasana; others call it Vajrasana; some call it Muktasana; (while some) others call it Guptasana.

1-38. Just as Mitahara (moderate diet) is (foremost) among the Yamas and Ahimsa (non-injury) (foremost) among the Niyamas so is this Asana, called Siddhasana by the Siddhas, the most important among all the Asanas.

1-39. Of the eighty-four Asanas, only Siddha (Asana), which purifies the seventy-two thousand Nadis, should be practised daily.

1-40. A Yogi who for twelve years contemplates on the Atman, takes moderate diet and continuously practises Siddhasana attains thereby the consummation of his Yoga.

Of what use are the many other Asanas to one who has mastered Siddhasana?

1-41. When breath is prudently restrained and Kevalakumbhaka attained Unmani develops of its own accord quite easily.

1-42. So also by firmly adopting Siddhasana alone the three Bandhas are invariably brought about, easily and automatically.

1-43. There is no Asana like Siddha and no Kumbhaka like Kevala; there is no Mudra like Khecari and no Laya like the one in Nada

1-44. Fixing the right foot on the left thigh and the left (foot) on the right thigh, the big toes are to be held by both hands — arms crossing behind the back, the chin to be fixed on the chest, and the tip of the nose to be gazed at. This is known as Padmasana which destroys (all) the diseases of Yogis.

1-45/46. Another opinion : with an effort fixing on the thighs the two feet turned the upwards, similarly, placing the chin on the chest and the palms turned upwards (on the region) between the two thighs, and raising Prana slowly, one should fix the gaze on the tip of the nose and press the tongue against the hard palate.

1-47. This is called Padmasana which destroys all diseases. It cannot be attained by one and all; it is attained in this world (only) by the talented few.

1-48. Assuming firmly the Padmasana pose, hands being rested upon one another on the legs so as to create a hollow through the palms and pressing the chin (equally) firmly on the chest, repeatedly raising the Apana Vayu (and) exhaling the inhaled Prana, and meditating upon that (the one supreme Reality) one (the Yogi) attains unparalleled knowledge (supreme realization).

1-49. The Yogi who, sitting in the Padmasana (pose). holds the air inhaled through the nostrils is (surely to be) liberated in course of time. There is no doubt about it.

1-50. Place the two ankles under the scrotum on either side of the perineum, the left ankle on the right (side) and the right one on the left (side).

1-51. (And then), placing the palms on the knees. spreading out the fingers, (and) opening the tip of the nose and be well (perfectly) composed.

1-52. This is Simhasana, and by eminent Yogis. This, the best of the Asanas, facilitates (adopting) the three Bandhas.

1-53/54. Place the two heels under the scrotum on either

side of the perineum, the left heel on the left (side) and the right one on the right (side) and, firmly holding with hands the feet which are (thus) made to touch the sides, one should remain steady. This is Bhadrasana which destroys all diseases. The Siddha Yogis call this Goraksasana.

1-55. The advanced Yogi who has thus overcome fatigue by practising Asanas should practise purification of Nadis (and) manipulation of Prana and Mudras etc.

1-56. Asanas, different types of Kumbhakas, practices called Mudras, Nadanusandhana- this is the (correct) sequence in the practice of Hatha (Yoga)

1-57. One who devoted to Yoga, practising continence, moderation in diet and renunciation, attains, success in one year or a little more; there is no room for doubt in this (statement).

1-58. Eating sweet unctuous food offered (first) to the Almighty (i.e. not eaten for one's owns satisfaction) leaving one quarter (of the stomach) empty this is known as Mitahara.

1-59. Eating food which is bitter, sour, pungent, salty or hot, green vegetables. sour gruel, oil. mustard, and sesame and (consuming) alcohol, fish, meat, curds, butter-milk, Kulattha, berries, oil-cakes, asafoetida. garlic, etc. are said to be bad for a Hatha Yogi.

1-60. Food that is heated over again is dry, is excessively salty or sour and (food) with excess of vegetables is unwholesome and should be avoided.

1-61. Basking the fire, company of women and long journeys are to be avoided while beginning (Yoga practices).

1-62. The good grains: wheat, rice, barley and sastika (a special variety of rice), milk, ghee, sugar, butter, sugar candy, honey, dry ginger, the patolaka fruit (paravara - a kind of cucumber) the five leafy vegetables, green gram and rain - water collected when the sun is in magha (the 10th lunar mansion) etc., are considered to be wholesome food for advanced Yogis.

1-63. Yogis should eat food that is nutritious, sweet and unctuous. products of cow's milk and nourishing food of their own choice suitable for practice of Yoga.

1-64. He who untiringly practises Yoga in all its aspects attains success even if he is young, old, decrepit, diseased, or weak.

1-65. Success is attained by those who practise. How can one attain success without practice? Success in Yoga is not achieved by merely reading authentic book.

1-66. Wearing (a particular type of) dress does not bring success; nor does talking about it (Yoga). Practising alone brings success; this undoubtedly is the truth.

1-67. Asanas, various Kumbhakas and the efficacious Mudras — all these are to be practised in the course of Hatha until the fruit i. e. Rajayoga is attained.

Thus (ends) the first lesson, named description of practice called Asanas, of the Hathapradipika composed by Svatmarama Yogindra, an illustrious descendant of Sahajananda.

Dvitiyopadesah
Lesson II

2-1. After becoming well-versed in (some) Asanas the Yogi, with (his senses under) control and eating moderate agreeable food, should practise Pranayama as advised by the guru.

2-2. So long as breathing goes on the mind remains unsteady; when (it) stops, (the mind) becomes still and the Yogi attains complete motionlessness. Hence one should restrain one's breath.

2-3. There is life so long as Vayu is (working) in the body, Vayu ceasing to work means death. Therefore respiration should be regulated (so as to minimize respiratory activity).

2-4. If the Nadis are full of impurities Maruta does not travel along the middle path. How can (then) one attain the state of Unmani? How can one succeed in one's aim?

2-5. It is only when the whole group of Nadis which are (ordinarily) full of impurities, gets purified that the Yogi becomes capable of (properly) regulating Prana.

2-6. Hence, the pure heart (Yogi) should regularly practise Pranayama so that the impurities in the Susumna

Nadi are removed.

2-7. Adopting the Padmasana (Pose), the Yogi should draw in breath through the Candra (left nostril) and, having retained it according to his capacity, should exhale through Surya (right nostril).

2-8. Then he should again fill in the (thoracic) cavity by taking in breath through the Sun (right nostril) and exhale through the Candra (left nostril) after performing Kumbhaka according to his capacity.

2-9. Inhaling through that (nostril) by which he had exhaled and, having retained the breath so long as it can be done without suppressing the impulse to exhale, one should exhale by the other one slowly — never rapidly.

2-10. breath should be drawn in through the Ida (left nostril) and retained, (then) it should be thrown out by the other one; and then, taking in air through the Pingala (right nostril) and retaining it, it should be thrown out through the left one. By constant and prolonged practice of Pranayama in this manner through Surya (right nostril) and Candra (left nostril) the whole group of the Yogi's Nadis gets purified in three months or more.

2-11. One should perform Kumbhakas four times a day — in the morning, at noon, in the evening and at midnight—gradually increasing the number of Kumbhakas up to eighty.

2-12. (Pranayama) of a low degree of merit generates heat; that of an intermediate degree throbbing; and by (Pranayama) in all its intensity a condition is achieved (the coveted blissful position) in which it is easy for Prana to rise to Brahmarandhra(the highest central point in the brain), Hence one should train respiration (by practising Pranayama).

2-13. One should rub over the body(any) perspiration caused by exertion (due to pranayama). By (doing) this the body attains strength and lightness.

2-14. In the beginning of the practice (of Yoga i.e the Kumbhaka) food with ample milk and ghee in it is advised. But when the practice gets stabilized there is no need to observe such a restriction.

2-15. Just as a lion, an elephant, or a tiger is tamed by degrees, similarly respiration is to be brought under control gradually; otherwise it would harm the aspirant.

2-16. By proper practice of Pranayama all diseases are annihilated. improper practice of Pranayama (on the other hand) gives rise to all sorts of diseases.

2-17. Several diseases like hiccup, asthma, cough and ping in the head, ear and the eyes, develop from a disorder of

Pavana.

2-18. One should exhale, retain and inhale in a regulated manner and should in this way attain success (in Pranayama).

2-20. By purifying the Nadis one is able to retain breath with ease; the (gastric) heat is increased; and experience of (internally aroused) sound and good health are secured.

2-21. Those having an excess of fat or phlegm must practise the six purificatory processes first (i.e. become attempting the Kumbhaka). Those in whom three humors (dosas) are in a state of equilibrium need not practise them.

2-22. Dhauti, Basti, Neti, Trataka, Nauli and Kapalabhati – these are said to be the six purificatory processes.

2-23. These six cherished processes, which purify the body and yield wonderful results, are held in high esteem by the foremost of the Yogis.

2-24. One should swallow slowly, as advised by the guru, a wet (piece of) cloth four fingers (three inches) in breadth and fifteen cubits long, and then draw it out. This process is known as Dhauti.

2-25. As a result of performing Dhauti, asthma, diseases

of the spleen and the skin and the twenty varieties of disease caused by excess of phlegm undoubtedly get cured.

2-26. Getting control over the group of sphincter (concerned) as a result of practising step by step, Yogis raise the Apana Vayu to the throat and vomit the food lying in the stomach. adepts in Hatha declare this process to be Gajakarani.

2-27. Inserting a tube into the anus; and adopting the Utkatasana pose in water coming up to the navel; one should wash (the interior) by contracting (and relaxing after the tube is removed) this process is known as Basti.

2-28. As a result of practising Basti all diseases are cured like disorders of the spleen and other glands and dropsy originating from other disorders of 'Vata', 'Pitta' (yellow bile) and 'Kapha' (phlegm).

2-29. Practice of jalabasti invigorates the Dhatus, the senses, internal organs and gives a sense of well-being it bestows lustre, stimulates digestion and completely destroys all the accumulated diseases.

2-30. Introducing through the nose a smooth nine inches long piece of thread, one should pull it out through the mouth. This is Neti as declared by the accomplished Yogis.

2-31. Neti cleanses the frontal sinuses, bestows perfect vision, and soon destroys the multitude of diseases of the region above the shoulders.

2-32. Keeping the eyes steady, one should attentively stare at a small object until tears come out. This is called Trataka by the teachers (of Yoga).

2-33. Trataka, which cures eye diseases and wards off sloth etc., should be valued and preserved with effort as one does a casket of gold.

2-34. with shoulders bent forward one should rotate the abdomen right and left with the speed of a fast-rotating whirlpool. This is called Nauli by the accomplished Yogis.

2-35. Nauli, the crown of Hatha practices intensifies weak (gastric) heat, restores (good) digestion etc., invariably brings a feeling of well-being and completely destroys all disorders and diseases.

2-36. Rapid performance of Recaka (exhalation) and Puraka (inhalation) like (emptying and filling up of) the bellows of blacksmith is Kapalabhati, well-known as the destroyer of disorders caused by phlegm.

2-37. (the aspirant) should do Pranayama (the Kumbhakas) after getting rid, by means of the six purificatory processes, of corpulence, disorders of phlegm etc, and other impurities, In this way he will succeed (in Yoga) without (much) difficulty.

2-38. In the opinion of some teachers all the impurities (evils) are removed by pranayamas (the Kumbhakas) alone. They recognize no other means (of purification).

2-39. Even Brahmadeva and the other gods were devoted to the practice of Pranayama as they feared death. Hence once should practise Pranayama (Kumbhakas).

2-40. So long as one concentrates on practice of retention of breath in the body, tranquility of mind and (fixing) of gaze (on the spot inside) between the eye-brows, there should be no fear of death.

2-41. All the different groups of Nadis being purified by a regular practice of Pranayama. Maruta penetrates the mouth of Susumna and moves by (along this Nadi) with ease.

2-42. When Maruta courses through the Susumna, mind attains steadiness. This condition of steadiness of the mind is itself the state of Manonmani.

2-43. For success in Manonmani, experts practise the various kind of Kumbhakas. By practising the different Kumbhakas one attains all the different Siddhis (extraordinary powers) including Manonmani.

2-44. there are eight (kinds of) Kumbhakas; viz. Suryabhedana. Ujjayi, Sitkari, Sitali, Bhastrika, Murccha and Plavini.

2-45. At the end of Purake (complete inhalation) one should adopt the Bandha called jalandhara (the chin-lock). Uddiyanaka should be performed at the end of Kumbhaka (retention of breath) as Recaka (exhalation) begins.

2-46. By simultaneous contraction of the pubic region (Mulabandha) and the throat (jalandharabandha) and retracting the abdomen towards the back (Uddiyanaka) Prana soon begins to course through the Brahmana (Susumna).

2-47. Raising Apana upwards and taking Prana downwards from the throat, the Yogi becomes (like) a boy of sixteen and is freed from old age.

2-48/49. Assuming a firm Asana on a comfortable seat and slowly drawing in external air through the right nostril, Kumbhaka (retention of breath) is to be practised until one feels the (effect of) retention (of breath) up to the hairs and the tips of the nails. Then the breath is to be slowly exhaled through the left nostril.

2-50. This excellent (practice), Suryabhedana, should be practised again and again. It cleanses the frontal sinuses. destroys the disorders of (the Ayurvedic humor) Vata and the diseases caused by worms.

2-51. Closing the mouth, one should slowly draw in it through both the nostrils, producing a sound, in such a way that its touch is felt from the throat to the chest.

2-52. After performing Kumbhaka as before (in Suryabhedana), air is exhaled through the left nostril. this removes from the throat diseases caused by phlegm and increases the gastric fire.

2-53. It (also) destroys all the diseases of the Nadis, dropsy, and diseases of the Dhatus. Hence, moving or resting, one should practise the Kumbhaka called Ujjayi

2-54. Through the mouth the sound sit should be produced (while inhaling), and exhalation should be done only through the nose. By practising assiduously in this manner one (the Yogi) becomes a second cupid.

2-55. He is surrounded by hosts of admiring Yoginis; acquires the capability of creating and destroying (the universe); and never feels hungry, thirsty, sleepy, or lazy.

2-56. There is no doubt that (by practising) in this manner one (the Yogi) acquires complete control over one's body, remains free from all calamities and becomes the most eminent Yogi on the face of the earth.

2-57. Inhaling by (manipulating) the tongue Kumbha (retention of breath) should be performed, as before, and then the wise (yogi) should exhale slowly through both the nostrils.

2-58. This Kumbhaka, called Sitali, destroys diseases like glandular enlargements and disorders of the spleen, fever, disorders of bile, hunger, thirst and (all) poisons (that he may swallow).

2-59. Padmasana, which is the destroyer of all evils, (is performed) by placing firmly the two soles on the two (opposite) thighs.

2-60/61. Getting settled in Padmasana, the wise should, with the neck and body held erect, close the mouth and effortfully exhale through the nostrils, making a sound, so that exhalation is felt in the chest, throat and (upper part of the) skull; then he should breathe in quickly till the (inhaled) air reaches the cardiac region (i.e the lungs).

2-62. The Yogi should exhale and inhale in this manner again and again. (Care should be taken that) air is moved in and out of one's body rapidly in the manner in which the blacksmith moves, the belows.

2-63. When bodily fatigue sets in (the Yogi) should inhale through the right nostril.

2-64. And should completely fill the thoracic cavity with air quickly; then hold the nose tightly without using the middle or the index finger and performing Kumbhaka as prescribed, throw the air out through the left nostril.

2-65. This (the practice of Bhastrika) cures the diseases of Vat, Pitta and Kapha and increases the gastric heat.

2-66. It awakens the Kundalini soon, purifies (the Yogi) and proves to be beneficial (for him); removes the impediments like phlegm settled.

2-67. Special attention should be given to the Kumbhaka called Bhastra, as it effectively cuts the three knots in the body (in the Susumna).

2-68. As a result of practising rapid inhalation, producing a sound resembling the hum of a male bee, (and after performing Kumbhaka) slow exhalation, producing the very low hum of a female bee, an indescribable blissful experience fills the minds of eminent Yogis.

2-69. At the end of Puraka (inhalation) one (the aspirant) should adopt a very firm Jalandhara (Bandha) and exhale slowly. This is known as Murcchana (Kumbhaka), It leads to loss of (all) awareness and gives Pleasure.

2-70. With the stomach completely filled with a liberal quantity of air floats like a lotus leaf even on deepest water.

2-71. Pranayama is said to consist of three processes; viz., Recaka(exhalation), Puraka (inhalation) and Kumbhaka (retention of breath). Kumbhaka is of two types; Sahita and Kevala. Sahita is to be practised until one attains Kevala (Kumbhaka).

2-72. When Pranayama is done with Recaka (exhalation) and Puraka (inhalation) it is called Sahita.

2-73. When (ability to go into the state of) the Kumbhaka called Kevala, which is (done) without Recaka or Puraka, is acquired nothing in the three worlds can be said to be unattainable (by the Yogi)

2-74. The person who can by Kevalakumbhaka hold breath, as and when he wishes, is a capable Yogi. Verily, he (who has mastered it) attains the state of Rajayoga also.

2-75. By (practising) Kumbhakas Kundalini is aroused; and on the awakening of Kundalini the passage of Susumna is cleared of all obstacles and success in Hatha (Yoga) is achieved.

2-76. Neither can Hatha (Yoga) be perfected without Rajayoga nor Rajayoga be attained without practising Hatha (Yoga). Hence one should practise both until the stage of

Nispatti (is reached)

2-77. As breath is retained by Kumbhaka consciousness should be(made) objectless. One attains the (highest) Rajayoga stage by practising in this manner.

2-78. Slimness of body, lustre on the face, clarity of voice, brightness stimulation of gastric heat and purification of the Nadis are the marks of success in Hatha (yoga).

Here ends the Second Lesson of Hathapradipika, entitled 'description of the technique of Pranayama' written by Swatmaramayogindra an illustrious descendant of Sahajananda.

Trtiyopadesah
Lesson III

3-1. Just as the Lord of the serpents is the support of the earth with its mountains and forests, the Kundali, verily, is the support of all the practices of Yoga.

3-2. When, by the grace of the teacher, the dormant Kundali sakti is roused (to action), all the lotuses (centers) and knots (obstructions) are pierced (by Prana).

3-3. Then the Susumna becomes the highway for Prana; mind becomes objectless and death is evaded.

3-4. Susumna, Sunyapadavi, Brahmarandhra, Mahapatha, Smasana, Sambhavi and Madhyamarga are (often used as) synonyms (though these words do not always convey the same meaning).

3-5. Therefore, one should with all efforts practise the Mudras in order to arouse the goddess (Kundali) sleeping at the (lower) entrance of the Brahmadvara (Susumna).

3-6. Mahamudra, Mahabandha, Mahavedha, Khecari, Uddiyana, Mulabandha, Jalandharabandha, Viparitakarani, Vajroli and Sakticalana.

3-7. This group of ten superb Mudras, declared by

Adinatha, prevents old age, (delays) death and bestows the eight supernatural powers. It is the favourite of all Siddhas and difficult (to practise) even for the gods.

3-8. They are to be kept concealed like a casket of gems and one should not talk about them to any(one) as a respectable woman (does not talk about) sexual pleasures enjoyed by her.

3-9. Pressing the perineum with the left heel, the extended right leg should be held firmly by both hands.

3-10. (And) performing the Bandha at the throat (i.e. Jalandhara) one should keep raising the Vayu. As a result of this Mudra Kundalini becomes straight just as a snake when it is struck with a rod becomes straight.

3-11. Then is brought about the cessation of the activity which has to do with the two Nadis (Ida and Pingala).

3-12. Thereafter one should exhale slowly, never rapidly. This, indeed, is the ,Mahamudra expounded by the great Siddhas.

3-13. It removes the evils like Avidya (and) those like death. It is for this very reason that the esteemed among the wise call it "the great Mudra".

3-14. (Repeatedly) practising it, first on the left side, and

then on right, one
(the practitioner) should release the Mudra (only) when an equal number is completed in the two sides (right and left).

3-15. For him (then) there is no food enjoined or forbidden; all that is tasteless becomes enjoyable (to him) and even the deadliest poison gets digested as if it were nectar.

3-16. All disease - consumption, skin disease, constipation, glandular enlargement, indigestion and many other - of those (Yogis) who practise Mahamudra are completely destroyed.

3-17. Thus has been explained Mahamudra which bestows upon people great success. It is to be scrupulously kept secret and should not be imparted to one and all.

3-18/19. Fixing the left heel at the perineum, placing the right foot on the left thigh, inhaling air, and then pressing the chin firmly on the chest (by Jalandhara Bandha) and contracting the pelvic floor (by Mulabandha), the mind should be fixed on the top of the central Nadi (i.e. Susumna).

3-20. Retaining the air to capacity one should exhale slowly. Practising this on the left side one should again practise it on the right side.

3-21. In this connection some opine that the chin-lock is to be excluded;(they hold that) pressing the tongue against the front teeth (tongue-lock) is preferable.

3-22. (This) Mahabandha stops the upward movement (of Prana) in all the Nadis and this, indeed, bestows great Siddhis (extraordinary powers upon the aspirants).

3-23. (Mahabandha, which is) efficacious in removing the great bondage of the noose of death, brings about confluence of the three currents(flowing in the three Nadis-Ida, Pingala and Susumna) and reaches the mind to Kedara (the space inside between the eyebrows which is the Sivasthana).

3-24. Just as the beauty and charm of a wife serve no purpose in the absence of the husband, similarly Mahamudra and Mahabandha unaccompanied with Vedha (Mahavedha) are futile.

3-25. Settled in Mahabandha the Yogi, which concentrated mind, after performing Puraka (inhalation), should restrain the respiratory function and stop it (exhalation) by (adopting) the Kanthamudra (i.e. Jalandhara Bandha).

3-26. Balancing on the two palms placed on (level) ground in the sitting position one should softly strike the ground with the posteriors. (By doing this) the Vayu escaping from the two Nadis (Ida and Pingala) springs into the middle one (Susumna).

3-27. This also brings about the union (of the currents) of Ida, Pingala and Susumna, which verily leads to immortality. (When) Mrtavastha ensues, then exhale the breath.

3-28. Practice of this Mahavedha crown the efforts of the Yogi with great success. It destroys (prevents) wrinkles, grey hair and tremor (and) is practised by the best of the Sadhakas (practitioners).

3-29. This triad (of Mudras) is to be kept secret; it destroys (delays) old age and death, increase the gastric heat and brings Siddhis (supernatural powers) like — Anima (becoming extremely small) and others.

3-30. It is practised eight times, every three hours, every day. It invariable confers (upon the Yogi) the (entire) group of virtues and destroys the (whole) collection of vices. Thus performed, it is an easy practice of primary importance even for those who are well-trained, (in Hathayoga).

3-31. Reversing the tongue and inserting it into the (nasopharyngeal) cavity in the skull and turning the eyes towards the middle of the eyebrows is (called) Khecari Mudra.

3-32. Success is attained in Khecari when by cutting, moving (in all directions) and milking the tongue is gradually lengthened so as to touch the middle of the eyebrows.

3-33. With a sharp, clean and lubricated weapon, resembling in shape the leaf of milkhedge, one should cut (the frenum) to a hair's breadth.

3-34. Then one should rub wholesome powdered rock-salt (over the tongue). After seven days one should again cut to a hair's breadth.

3-35. Operate in this way systematically and regularly for six months. In six months time the fold of membrane, which binds the roots (under-side) of the tongue (frenum), is severed.

3-36. Reversing the tongue, one should insert it into the nasopharyngeal cavity. This is Khecari Mudra. It is (also) Known as Vyomacakra.

3-37. The Yogi who remains with his tongue turned upwards even for half a ksana (short length of time) cannot be a victim to poisoning, disease, (premature) death, or old age.

3-38. The Yogi who has a command of the Khecari Mudra knows no disease, death, fatigue, sleep, hunger, thirst or stupor (i.e. he is free from these infirmities).

3-39. He who has succeeded in mastering Khecari Mudra does not suffer from disease; he is not bound by (the fruit of) his Karma (actions); nor is he subject to (the cycle of) death (and birth).

3-40. The experts call it Khecari (moving in the sky) Mudra because the mind goes into the void and the tongue - tip of the tongue enters the empty space i.e. the nasopharyngeal.

3-41. If by Khecari he (the Yogi) has pressed the (upper part of the nasopharyngeal) cavity with his upturned tongue, his Bindu (semen) is not discharged even if he is embraced by a young woman.

3-42. If the secretion (from the upper part) moves down to the pelvic region, it rises (again) and is held and carried up by dint of Yonimudra.

3-43. A competent Yogi who, remaining steady, drinks the secretion from Candra (on the throat) with his tongue turned upwards, verily, conquers (premature) death in half a month.

3-44. The body of a Yogi which is daily filled with the nectar flowing from the Soma (Candra in the throat) is not affected by poison even if he is bitten by Taksaka.

3-45. Just as fire sticks to the fuel and flame to the wick soaked in oil, similarly the soul does not leave the body which is full of the nectar secreted from the moon (in the throat).

3-3-46. I consider him who always eats Gomamsa and drinks Amaravaruni to be worthy scion of his family: the rest are a disgrace to their ancestors.

3-47. By the term go is meant the tongue; (and) its entry into Talu (roof of the nasopharyngeal cavity) is Gomamsabhaksana, which expiates the greatest of sins.

3-48. Amaravaruni is the stream of nectar which is made to flow from the moon by the heat that is produced by the insertion of the tongue (into the nasopharyngeal cavity).

3-49. If the tip of the tongue incessantly touches (the roof of the nasopharyngeal cavity) and the tongue takes on it the constant flow of the stream of the juice which tasted saltish, pungent, sour, or of milk, honey or ghee, all the disease and old age disappear; and every attack with a weapon is warded off. He also gains the eight Siddhis (supernatural powers) immortality, and wins the attraction of beautiful women.

3-50. Meditating upon the Supreme Sakti with upturned face and tongue inserted into the nasopharyngeal cavity and imbibing the surging streams of pure water forced out of the sixteen petalled lotus (the centre in the throat) above by pressing Prana into service, one lives long with a body soft like a lotus fiber and is free all diseases.

3-51. That embedded dewy aperture at the top of Meru in the head where the wise place the Atman, is the terminus of the rivers (Nadis). The essence of the body flows down (and is thus wasted) from the moon(in the throat), as a consequence of which human beings die. Hence one should adopt this beneficial Karana, i.e., the Khecari Mudra. Success in Yoga can be attained by no other means.

3-52. The hollow, which (infact) is the meeting place of five channels, is (also) the source of knowledge. That pure void is the seat of Khecari Mudra.

3-53. There is only one all-pervading Bija (the sacred syllable Om), only one (important) Mudra - Khecari, only one deity - the one without any support and only one (Yogic) state (of any consequence) - Manonmani.

3-54. The Yogi call it Uddiyana because by (the practice of) this lock Prana is confined to the Susumna and rise with the Nadi.

3-55. That by dint of which the great bird (Prana) flies (uddinamkurute) incessantly (through the Susumna) is Uddiyana. That Bandha (Lock) is explained (by me as under).

3-56. Pull back the part of the abdomen and raise it to the level above the navel. This is Uddiyana Bandha, a lion to the elephant — death.

3-57. Even if an old person practises Uddiyana as matter of habit (which is second nature) in the manner prescribed by the guru, he or she becomes young.

3-58. One should with effort pull (back-wards) the parts above and below the navel (the abdomen including the navel). By practising this for six months one, verily, conquers (premature) death.

3-59. Uddiyana is the best of all the Bandhas. If Uddiyana is perfected liberation comes naturally.

3-60. Pressing the perineum with the heel, contracting the anus and raising the Apana is known as Mulabandha.

3-61. By contraction (of anus) the Apana Vayu, of which the natural course should be downwards, is forcefully (though cautiously) directed upwards. The Yogis call this (action) Mulabandha.

3-62. Pressing the anus with the heel, one should repeatedly contract the perineum with force until the Samirana goes up.

3-63. When the 'Prana' through Mulabandha unites with

'Apana' and 'Nada' with Bindu one (the Yogi) attains perfection in Yoga. This is undoubtedly true.

3-64. By constant practice of Mulabandha urine and ordure diminish; Apana meets Prana and even old become young.

3-65. When the Apana rises up and reaches the sphere of the vahni (the navel region), then fanned by the Vayu, the flames of fire blaze up.

3-66. Then with the rising Apana the resulting heat reach the Prana which itself is warm, the fire (warmth) of the body is intensified tremendously.

3-67. By this the sleeping Kundalini is activated and awakened and straightens up as a she-serpent (straightens up) with a hiss when beaten by a stick.

3-68. And then, just as (a serpent) enters a hole, the Kundalini enters the Brahmanadi (Susumna). Hence the Yogis should always practice Mulabandha.

3-69. Contracting the throat, the chin should be firmly placed on the chest. This is known as Jalandhara Bandha, the destroyer (greatest enemy) of old age and (premature) death, i.e. death before 'Nispatti avastha' is attained.

3-70. Jalandhara Bandha dams the whole group of channels and prevents downward flow of the fluid from upper regions. It puts an end to all kinds of pain arising in the throat. Hence it is called Jalandhara Bandha (chin lock) which gives an upward pull to the current passing through (the neck).

3-71. So long as Jalandhara Bandha, characterized by contraction of the throat, is maintained the nectar flowing from the moon does not fall into the fire (in the navel) nor is Vayu disturbed.

3-72. The two Nadis (Ida and Pingala) should be completely blocked by contraction of the throat. This is known as the Madhyacakra which controls the sixteen Adharas (by regulating the flow of vital fluids to them).

3-73. Contracting the anus, one should from the Uddiyana and, closing Ida and Pingala and let (the Prana) flow along the posterior path(Susumna).

3-74. Only by this practice Pavana merges (into the Brahmarandhra; and) then do not occur (premature) death, old age, disease, etc.

3-75. This is the remarkable triad of Bandhas which is practised by (all) the great Yogis. The Yogis know it to be the means of success in (the practice of) Hatha (Yoga) in all its aspects.

3-76. All the nectar that flows from the splendid moon (in

the throat) is swallowed up by the sun (at the navel); and (it is) for this reason that body gets old.

3-77. This is a superb practice which deprives the mouth of the sun (in the navel region of nectar flowing from the moon). It can only be known from the instructions of a Guru not from millions of discussions.

3-78. The practice in which the navel is above and the palate below the sun above and the moon blow - is known as Viparitakarani (topsy turvy pose). It can (only) be learnt from the words uttered by a Guru.

3-79. This practice increases the gastric heat of a regular practitioner. One who practises it (daily) should procure (and eat) ample food. If he eats insufficient food, the increasing heat soon consumes (his body).

3-80. On the frist day one should remain for a very short time with one's head blow and feet above. The duration of this practice should be gradually increase day by day.

3-81. Wrinkles and grey hair disappear after six months (of practice). One who practises it regularly for three hours a day overcomes (premature) death.

3-82. The Yogi who knows Vajroli attains success in Yoga even if he lives as he thinks best without following any injunctions laid down in the Yoga(Sastra).

3-83. There are two things which, they say, are not easy for every one to secure : one is Ksira (the fluid which oozes from the Candra in the throat) and the other control over Nadi (the Citra Nadi).

3-84. Men as well as women can attain success in Vajroli, if they gradually acquire skill in raising (the secretions in the pelvic region) by appropriately contracting the inner organs at the pelvic region.

3-85. One should, with effort, blow into the urethra through a prescribed tube. This is to be done again and again for passing air (through the urethra).

3-86. The fluid poured (from Susumna) into the pelvic region should be raised by practice; and as one's fluid begins to move (downwards) it should be saved (from destruction) by (exerting) an upward pull.

3-87. By keeping the Bindu secure in this manner the skilful Yogi conquers (ward off premature) death; (because) destruction of (this) Bindu is (brings) death and the conservation of (this) Bindu is (long) life.

3-88. By preserving (this) Bindu the body of a Yogi becomes fragrant; (and) so long as (this) Bindu is held in the body there need be no fear of (premature) death.

3-89. Men's (including women's) Sukra (the Bindu

referred to above) can be controlled by (their) mind and (their) life depends on Sukra. The Sukra should, therefore, be guarded by the Yogis with (all their) effort.

3-90. Sahajoli and Amaroli are nothing more than two variants of Vajroli. One (the Yogi or the Yogini, as the case may be) should, after mixing the two juices (secretions from the upper and lower parts) by performing Vajroli, forthwith besmear his or her body with the ashes of burnt cow-dung mixed with water and sit in a state of bliss, unmindful of any (his/her) worldly behaviour during that space of time.

3-91. Yogis should have an unfailing faith in Sahajoli as described above. This Yoga (practice) is auspicious and brings salvation to the Yogi; verily it bestows salvation, on him or her.

3-92. The courageous and the pious (Yogis) who have an insight into Reality and are in no way selfish - not the self-seeking (ones) 0 succeed in this Yoga.

3-93. If while practising Vajroli one absorbs the nectar through the mucus membrane of the (upper) nasal region (also) regularly every day that would be called Amaroli par excellence.

3-94. By constant practice the secreted Candri should be mixed with Vibhuti and retained in the upper parts (for use of the upper organs of the body). This (practice) develops divine insight (in the Yogi).

3-95. If, by appropriate practice, a woman collects the upper secretions and (also) conserves the lower ones, (combines the two) by Vajroli, she too is a Yogini.

3-96. (In this way) even a droplet of her Rajas is not wasted. There is no doubt about it; and the sound internally aroused in her is transformed into light (which she then begins to see instead).

3-97. The Bindu and the Rajas (upper and the lower secretions) of one's body unite by the practice of this Vajroli Yoga and bring every success (to the Yogi).

3-98. The woman who saves her Rajas by raising it is a (true) Yogini. She knows the past and future and, verily, succeeds in levitation.

3-99. By the practice of Vajroli body attains a perfect condition. Hence only the eminently fortunate succeed in this Yoga.

3-100. The words Kutilangi, Kundalini, Bhujangi, Sakti, Isvari, Kundali and Arundhati are synonyms.

3-101. Just as a door is opened with the help of a key, similarly the Yogi should open the way to liberation with aid of Hatha (Yoga practice) Kundalini (Yoga).

3-102. The Paramesvari (Kundalini) sleeps obstructing with her mouth the entrance to the path along which one has to go to the spotless abode of Brahman.

3-103. The Kundali (Sakti) sleeping above the region of Kunda is (there)for the liberation of the Yogis;(but) it binds the ignorant (to worldliness). One who knows her is a knower of Yoga.

3-104. The Kundali is said to be coiled like a serpent (at rest). One who moves this Sakti (to action) undoubtedly attains salvation.

3-105. The poor young ascetic widow (Kundali resting) between Ganga and Yamuna should be caught by force (by the Yogi). That would be the highest stage-that of Visnu (Himself).

3-106. The goddess Ganga is Ida, the river Yamuna is Pingala and the Balaranda Kundali is between them (as the Susumna).

3-107. One (the Yogi) who desires to awaken the sleeping Bhujagi should catch her by the tail. Then the Sakti will be roused from sleep and rise upward with force.

3-108. Inhaling through the right nostril, one should catch

the lying she-serpent as skilfully as one puts a sword in its sheath and moves it (obviously into Susumna) daily, morning and evening, for about an hour and a half.

3-109. It (the Kanda, referred to in the next Verse) is said to be about 9 inches in height and 3 inches in width, soft white (and) looking like a head cover.

3-110. Seated in (the) Vajrasana (pose) and holding fast the two feet near the ankles with the two hands, the Kanda should be pressed hard at that spot (where the heels touch the body).

3-111. The Yogi, having adopted (the) Vajrasana (pose), should move the Kundali (and) then he should perform Bhastra. In this way, the Kundali will soon be awakened.

3-112. The Yogi should (first contract the Surya situated at the navel) (and) then move the Kundalini. For him there need be no fear though he may be in the very jaws of death.

3-113. By being fearlessly moved for about two muhurtas the Kundalini gone a short way into the Susumna is drawn further upwards.

3-114. By this practice of Sakti Calana the Kundalini certainly leaves the mouth of the Susumna; (and) consequently Prana naturally enters the Susumna.

3-115. Therefore, one should always move (to action) Arundhati enjoying a sleep. Even (just) moving her by Sakticalan the Yogi is freed from all diseases.

3-116. The Yogi who has succeeded in moving the Sakti deserves complete success (in Yoga). What more need be said? He easily conquers death (and birth i.e. transmigration).

3-117. The Yogis, practising Kundali (arousal), who lead a celebrate life and eat moderate and wholesome food attain perfection after the practice for the period of one Mandala.

3-118. After moving the Kundalini one should be particular about doing Bhastra. To the Yogis who constantly practise in this manner where is the fear of (premature) death?

3-119. What means is there for removing the impurities of the seventy-two thousand Nadis other than the practice of Kundali (awakening)?

3-120. By an untiring practice of Asanas, Pranayama and the Mudras the middle Nadi (Susumna) becomes (an) easy (course for Kundalini to travel).

3-121. Those who practise it vigilantly Rudrani (Sambhavi) or any other Mudra with their minds concentrated in Samadhi, attain brilliant success (in Yoga).

3-122. Without Rajayoga Prthvi (Asana) is not becoming (is not effective);
nor is Nisa (Kumbhaka), nor else the various types of Mudras.

3-123. All the practices of manipulating Vayu should be done with concentrated mind (and while practising) the Yogi should not allow his mind to wander.

3-124. Thus have been taught the ten Mudras by Sambhu, the Adinatha.
Each one of them confers upon the Yogi great Siddhis (accomplishments).

3-125. He alone who imparts the traditional knowledge of Mudras is the real Guru.
He is the Lord, Isvara Himself (incarnate).

3-126. He who is given to practising the Mudras in a peaceful state of mind carefully following his (Guru's) instructions acquires the super natural powers like Anima and eludes death and birth.

Thus ends the third lesson, called Mudra, of
Hathapradipika, composed by Swatmaramayogindra,
foremost in the line of Sahajananda.

Caturthopadesah
Lesson IV

4-1. Salutations to Siva, the Guru, (who is) of the nature of Nada, Bindu and Kala (and) by constant devotion to whom one attains the state beyond all darkness.

4-2. Let me now tell you the superb phenomenon of Samadhi which puts an end to (this) mortal existence, leads to happiness and brings (Supreme) bliss which is Brahman(Himself).

4-3/4. Rajayoga, Samadhi, Unmani, Manonmani, Amaratva, Laya, Tattva, Sunyasunya, Parampada, Amanaska, Advaita, Niralamba, Niranjana, Jivanmukti, Sahaja and Turya are (used as) synonymous terms.

4-5. Just a salt when dissolved in water becomes one with it, so do Atman and Manas become one; and this(union)is known as Samadhi.

4-6. The state of equilibrium, in which life activity (in general) dwindles and mental activity ceases, is known as Samadhi.

4-7. That state of equilibrium, the union of the two — Jivatma and the Paramatama, — in which there is complete loss of mental activity (as we understand this word) is known as Samadhi.

4-8. Who(on this earth) can have a complete insight into the essence of Raja Yoga. Jnana(realization), Mukti(liberation), Sthiti(Natural state -Sahajavastha) and Siddhi(perfection) can be attained only by (receiving)instruction from a Guru.

4-9. Without the grace of Sadguru indifference to worldly pleasures, realization of the truth and the Sahaja (natural) state are difficult to attain.

4-10. When the great force (Kundali) is awakened by the practice of the various Asanas, the different Kumbhakas and the Mudras, Prana disappears (somewhere) in the Susumna.

4-11. In the Yogi whose Kundalini has been aroused and who does not perform any action whatsoever Sahajavastha spontaneously arises.

4-12. When Prana moves through the Susumna and Manas merges into th Sunya the Yogi is no longer bound by the Law of Karma.

4-13. I bow to you (i.e., I recognize your importance) O Amroli, you have conquered even death into whose jaws (ultimately) falls the entire universe movable and immovable.

4-14. Amaroli, Vajroli and Sahajoli are accomplished when Citta attains equilibrium and Vayu, i.e. Prana Apana, enters the Susumna.

4-15. How can knowledge (of truth) dawn on the mind so long as the (external) activities of Prana are going on and ordinary mental activity has not ceased? Only he who has (in this way) stopped the activities of birth Prana and Manas attains liberation and none else.

4-16. Sitting always in a suitable place, knowing how to pierce the Susumna and striving the Vayu through the middle path, one (the Yogi) should restrain in the Brahmarandhra.

4-17. Kala is composed of day and night which are cause by (rising and setting of) the sun and the moon. (This) Kala is swallowed up by Susumna. This is said to be a great secret.

4-18. There are seventy-two thousand Nadi-passages in the cage (body). (Out of these) Susumna (alone is said to be) the Energy of Lord Sambhu (Primeval energy). Others are all useless(i.e. unimportant for the purpose of spiritual development).

4-19. After the Kundalini is aroused, the trained Vayu, along with Agni (in the navel) enters the Susumna unhampered by any obstruction.

4-20. The state of Manonmani is achieved only if Prana flows through the Susumna. Otherwise, all the other practices of the Yogis would be fruitless labour.

4-21. Whatever controls Pavana (Prana) controls the mind and whatever controls the mind controls Pavana.

4-22. Activity of mind is brought about by Vasana and Samirana. If one of them ceases to act (then) both cease to function.

4-23. Whatever diminishes mental activity diminishes respiratory activity as well.

4-24. Mental and respiratory phenomena are mixed up like milk and water. They are interdependent. Hence whenever Marut is active Manas is also active and the vice versa. When Manas is active Marut is also active.

4-25. When one ceases the other also ceases. When one acts the other also acts. If they are active the whole group of Indriyas is active. Their restraint leads to the attainment of emancipation.

4-26. Mercury and mind are by nature unsteady. If mercury or mind is stabilized (then) what is there in this world which cannot be attained?

4-27. O Parvati, mercury when treated with sulphur and

breath when enfeebled (by repeated Kumbhaka) cure all diseases. When they lose their existence (as liquid mercury and breath) they revitalize (mercury revitalizes the body and breath gives birth to Prana in another sense). Mercury when solidified and breath when restrained impart the ability of rising upwards (one to the body and the other to the Prana).

4-28. When mind is steady, breath becomes steady and thereby the Bindu also becomes steady; and by steadiness of Bindu exceeding calm is felt all over the organism.

4-29. Manas is the Lord of the Indriyas and Prana th Lord of Manas; Laya is the Lord of Prana and Laya is sustained by Nada.

4-30. This (the Laya described above) may itself be Moksa as held by some; or it may not be as the others believe. (But) an exquisite bliss is experienced when Manas and Prana (both) dissolve i.e. cease to work.

4-31. When exhalation and inhalation are suspended no objects are perceived no action is performed and there is no excitement; then this Laya flourishes in the Yogis.

4-32. When all motivation ceases and no actions whatsoever are performed then develops that exquisite Laya which cannot be described in words.

4-33. The mind merges into that on which it is fixed, and

both the mind and the energy of the living beings, which is eternal and is immanent in the cosmos get merged in Brahman.

4-34. They shout "Laya, Laya" . But what is the nature of Laya? It is the (state of) perceiving no objects, because there is absence of all motivation, conscious or unconscious, in that state.

4-35. Vedas, Sastras and Puranas are like public women (as compared to) Sambhavi Mudra which alone is like a wife in a respectable family not exposed to every gaze.

4-36. Fixing the mind on Antarlaksya (internal object) and keeping the eyes open without, is called Sambhavi Mudra which is a secret preserved in the Vedas and the Sastras.

4-37. When the Yoga is in a state in which both Citta and Prana have lost themselves in an Antarlaksya and gaze is directed outwards below, with eyeballs steady — seeing yet not seeing (anything) — that indeed is the Sambhavi Mudra, acquired by the grace of the Guru, in which flashes forth the One ultimate principle of Sambhu (i.e. Sambhu Himself) which can neither be said to be Sunya nor Asunya.

4-38. Sri (esteemed) Sambhavi and Khecari (Mudras) differ in their condition (of the body) and place (point of concentration in the body); (but both) bring bliss of Laya of Citta in the void which is of the nature of Citsukha (blissful existence).

4-39. Directing the eyes towards the centrally aroused light and raising the eye-brows a little, keeping the mind busy with the Yoga as previously described, one soon attains the state of Unmani.

4-40. Some are deluded by the conflicting views expressed in the Agamas; other by those in the Nigamas; and still others are deluded by (their) own reasoning. No one knows that which would (really)lead to liberation.

4-41. One (the Yogi) who with half-closed eyes directed to the tip of the nose and a composed mind minimizes all activities including those of 'Ida' and 'Pingala', realizes that state of Ultimate Reality which itself being of the nature of light is the source of all and, (Itself being of the nature of light) illumines everything. Nothing more need be said about it.

4-42. Atman should not be meditated upon either when the Pingala is active or when the Ida is active. Meditate on Atman when both of these Nadis are inactive (and the Susumna is active).

4-43. The Khecari Mudra is, no doubt, established in the body in which Maruta turn its course from the left and the right Nadis (Ida and Pingala) to the middle one (Susumna).

4-44. When the Sunya between Ida and Pingala seizes the Prana. Khecari is established. This is the truth. This again is the truth.

4-45. Again, that Mudra, of which the seat is the Vyomacakra (the highest centre for meditation) in the Susumna, between Ida and Pingala, is called Khecari.

4-46. When the stream (Ganga) dear to Siva flows from the moon the unique and divine Susumna is filled from the posterior side.

4-47. When the Susumna is filled (with nectar) from the anterior side also, then it is unmistakably Khecari; and (the state of) Unmani ensues from the practice of Khecari Mudra.

4-48. Between the eyebrows is the seat of Siva. That Turya state in which the mind merges there, is to be realized. It is beyond the reach of Kala.

4-49. One should practice Khecari until Yoganidra is attained. Once Yoganidra is attained there remains no such thing as Kala.

4-50. Making the mind objectless, one should not think of anything whatsoever. Then one would certainly stay like a pot with space in it and it in space.

4-51. When the overt as well as the covert life activities are reduced to a minimum, then undoubtedly both Pavana and the mind get concentrated in their own place (i.e. the Brahmarandhra).

4-52. By the practice of treading the Susumna path incessantly in this manner life activities, as well as mental processes. are reduced to the minimum.

4-53. Fill the whole body, from foot to head, with nectar; then (i.e. by doing this) will be attained excellence of body and great strength and valour.

4-54. Merging the mind in the Kundali and the Kundali in the mind and seeing (one's) mind with (one's own) mind, one should meditate upon that Supreme State.

4-55. Merging the individual self in the cosmic Self and vice versa, and seeing the Self everywhere, one should not let anything enter one's consciousness.

4-56. (So far as ordinary consciousness goes) there is no consciousness either subjective or objective (in the Yogi's mind) as there is nothing inside or outside an empty pot (but there is another consciousness with which) the Yogi is filled (as well as surrounded) like a pot in the ocean.

4-57. One (the Yoga) should not worry about anything in the world, nor should he imagine or think. Abandoning all worries, he should imagine or think of nothing.

4-58. The entire universe is a mental construction; and the imaginary world too is a mental construction. Turning the mind away from all that which is a mental construction, O Rama, you can certainly attain peace by dwelling on Nirvikalpa (Brahman, who is not a mental construction).

4-59. As camphor does in fire, and salt in water, the mind directed towards Brahman disappears in it (Brahman).

4-60. Whatever is known is called object of knowledge and (its) knowledge is called mind. There is no other way (of attaining peace) than to abolish both knowledge and its objects.

4-61. Everything animate and inanimate is an object as known by the mind (a mental construction not necessarily real). When mind attains the state of Unmani no duality is experienced.

4-62. By obliterating the objects of knowledge 'Manas' disappears (in Brahman) and when the Manas loses itself (in this way) the Absolute (Alone) remains.

4-63. These are different modes of efforts proclaimed by the great ancient teachers, on the basis of their own experience, as the various ways leading to Samadhi.

4-64. Salulations to Susumna, to Kundalini, to the ambrosia originated from the moon. to the Unmani state of mind, and to the great power Absolute Consciousness.

4-65. Now we describe Nadopasana, declared by Goraksanatha, which is considered to be suitable even for the incompetent who is incapable of attaining the knowledge of Supreme Reality.

4-66. One crore and a quarter means of Laya, mentioned by Sri Adinatha, flourish; but we consider Nadanusandhanaka alone to be the best of all the Layas.

4-67. Sitting in (the) Muktasana (pose) and adopting the Sambhavi Mudra, the Yogi, with a concentrated mind, should (expect to) hear by the right ear an internally aroused sound.

4-68. If closing both the ears, both the eyes, both the nostrils and the mouth is practised (then in course of time) a clear distinct sound is heard somewhere in the Susumna (Nadi) when it is clean.

4-69. In all the Yogas there are four stages; viz, Arambha, Ghata, Paricaya and Nispatti.

4-70/71. The Yogi who has attained the 'Arambhavastha' acquires a lustrous body, a brilliant mind, a natural fragrance, freedom from disease, fullness of heart and absence of all ordinary consciousness. As the Brahmagranthi is pierced and his mind becomes void, a superior blissful feeling is generated in him and a peculiar centrally aroused tinkling sound, coming from inside of his body, is heard by him.

4-72/73. In the second (state) concentrate Vayu courses through the middle path (Susumna), the Yogi's Asana then becomes unshakable, his knowledge increases and he becomes god-like; and then, on account of (his) Visnugranthi being pierced he hears the various sounds of a kettle drum being beaten in Atisunya (the nasopharyngeal cavity), which herald supreme bliss.

4-74. In the third state, (Prana) reaches the Mahasunya (the space inside between the eyebrows) which is the source of all Siddhis (accomplishments) and the sound of a Mardala (a kind of drum) can be clearly heard in that empty space.

4-75. Then rising above the bliss of the highest order of the mind experienced by Citta, Sahajananda (the state of Supreme Bliss) is attained (by the Yogi) and then there is freedom from all imbalances of humors, pain, old age, disease, hunger and sleep.

4-76. In the Nispatti Avastha, as the Rudragranthi is pierced and Anila gets to the Sarvapitha, the sound of musical notes of a well-tuned Vina is heard.

4-77. Then remains Citta and Citta alone (the state) called Rajayoga. (And in that state) the Yogi acquires the power of creating and destroying (the whole universe) like God himself.

4-78. There may or may not be (anything like) liberation, here certainly is uninterrupted bliss. This bliss which results from Laya is obtained from Rajayoga.

4-79. Those who do not aim at success in Rajayoga are mere practitioners of Hatha. I believe the labour of these striving aspirants to be fruitless.

4-80. In my opinion contemplation in Bhrumadhya (inner space between the eye-brows) hastens the state of Unmani and is an easy means to attain the state of Rajayoga for the mediocre. Laya prompted by Nada (centrally aroused auditory sensations) brings Ananda and facilitates bliss.

4-81. In the hearts of great Yogis who experience Samadhi through contemplation in Nada there arises an indescribable joy which only Sri Gurunatha (Nathaguru) knows.

4-82. The Yogi should fix his mind on the sound which he hears while his ears are closed with his hands until he attains the state of perfect steadiness (which is the final stage).

4-83. This (kind of) sound heard by practice drowns all external sound within 15 days and the Yogi, having overcome all distractions, attains happiness.

84. In the beginning of practice loud and voluminous sounds of various are types are heard. As the practice progresses sharper and lower sounds are heard.

4-85/86. In the beginning are heard sounds resembling those of the roaring ocean, thunder, a big drum, (a pair of) cymbals; at the inter-meditate stage those resembling the sound of a small drum a conch, a bell and a gong; and in the end, those resembling the tinkling of small bells, flute, Vina and the humming bee. Thus various types of sounds are heard inside the body.

4-87. Even after loud sounds of clouds and drum begin to be heard, the Yogi should try to catch only the very lowest of the sounds.

4-88. Even if absorbed (now) in the loud sound (and then) in the low, or now in the low and then in the loud (sounds), the wavering mind should nor be allowed to wander elsewhere (by withdrawing attention from Nada).
4-89. On whichever sound it gets concentrated first, the mind gets fixed on it and becomes one with it.

4-90. A black bee sucking juice from the flowers does nor care for fragrance. Similarly, the mind absorbed in Nada (centrally aroused sound) does not desire (any) objects.

4-91. The sharp goad of Nada (centrally aroused sound) is enough to curb the excited elephant-mind-wandering in the garden of (sense) objects.

4-92. When bound by the bonds of Nada (centrally aroused sound) the mind, having abandoned (all) fickleness, stands perfectly still like a birds whose wings have been clipped.

4-93. One desirous of (acquiring) a Kingdom of Yoga should carefully abandon all worries, and concentrate on Nada alone.

4-94. Nada is the snare for capturing the inner deer (mind) (and it) is also the hunter who can kill this captured deer.

4-95. The Yoga should always remain absorbed in Nadanusandhana, which serves like a bolt to tie the horse within the Yogi i.e. his mind.

4-96. Losing the natural unsteadiness the mind-mercury. when substantially changed by (the effect of) Nada-sulphur, is stabilized and gives up fickleness and moves about in the void called Niralamba (i.e. Brahman).

4-97. Hearing Nada, the mind (like a) cobra, immediately

forgetting everything and (getting) composed, does not run hither an thither.

4-98. If wood catches fire, the fire gets extinguished when the wood is burnt. Similarly, the mind concentrated on Nada loses itself (in Brahman) when Nada ceases.

4-99. Killing the mind deer (who for a moment) stands still on being attracted by the sound of a bell, etc., is easy, provided the archer (Yogi) is skilful in aiming the arrow (subduing the mind in the right way).

4-100. The note of the sound which is heard without anything striking against anything i.e. without the air waves striking the drum membrance, blends with (an internally aroused) light and the mind blends with that light. (That) mind (the blend of sound, light and mind) disappears and there remains Visnu and Visnu alone who is the ultimate aim (and object of the Yogi's quest).

4-101. So long as a sound is heard there is the conception of Akasa. The soundless state is the Absolute - (and) that is praised as Brahman, the Paramatman (the one Supreme Reality).

4-102. Whatever is heard in the from of Nada is only Sakti. The Ultimate Reality is formless and that alone is Paramesvara.

4-103. All the practices of Hatha and Laya are meant to attain success in Rajayoga. He who has climbed this highest peak of Rajayoga eludes the death.

4-104. Tattva is the seed, Hatha the soil and detachment water (for it). By these three the divine creeper Unmani begins to thrive soon.

4-105. By constant Nadanusandhana accumulated evil is destroyed; and Citta and Prana verily get merged in Caitanya (Brahman).

4-106. And then the Yogi hears no sound of a conch, (or) a drum. His body certainly becomes like a log of wood because of his Unmani Avastha (state).

4-107. The Yogi having surpassed all the stages (Arambha ect.) and giving up all consciousness remains as if dead. He is, verily, liberated.

4-108. The Yogi who regularly enjoys the state of Samadhi is not consumed by death; he is not bound by Karma, nor is he subdued by anybody.

4-109. The Yogi immersed in Samadhi does not smell, taste, see, touch or hear. He is not aware of himself or of others.

4-110. He whose Citta (mind) is neither asleep nor awake,

has neither memory nor forgetfulness and is neither unconscious nor conscious—he is liberated indeed.

4-111. A Yogi blessed with the experience of Samadhi does not mind cold, heat, pain or pleasure (or else) being honoured or disgraced.

4-112. He who remains in the waking state undisturbed like one in deep sleep and stays without inhalation and exhalation is verily liberated.

4-113. A Yogi blessed with the experience of Samadhi is invulnerable to all weapons, stronger than all living beings and beyond the reach of Mantras and Yantras.

4-114. So long as the active Prana has not entered the middle path (Susumna), the Bindu has not become steady by Pranavata being under control in the meditating mind, the Supreme Reality does not appear as if it were its (the mind's) Sahaja (native) state, and yet one talks of Jnana—it is (all) hypocrisy and baseless boast.

Thus ends the fourth lesson, called Samadhi Laksana of Hathapradipika of Swatmarama Yogi, foremost among the descendants of Sahajananda.

Pancamopadesah
Lesson V

5-1. One who practice (Yoga) erroneously, contracts (diseases of) Vata etc. For the treatment of such diseases the (proper) course of Vayu is being explained (below).

5-2. Skilfully diagnosing the course of the (mobility) risen Vayu the alert Yogi should start treating the disease without delay.

5-3. From the sole of the foot to navel is said to be the region of Vata. From the navel to the chest is said to the region of Pitta.

5-4. Slesma Dhatu is said to be (i.e reside) in parts of the body above the region of the chest. Thus is stated the respective region of the three (Ayurvedic) humors.

5-5. If by some error a Yogi's Vayu goes astray (and) losing its way accumulates at one spot, then develop all shorts of diseases which create obstacles.

5-6. Let me tell you their treatment as thought by those who knows the technique

5-7. When Vayu gone astray is situated in the region of Pitta, pain in the chest, pain in the sides and back-ache develop.

5-8. Then anointing of the body with oil and a hot water bath are advised; (and) Yoga should be practiced after (light) food with milk and ghee is eaten and digested.

5-9. Whenever any region is afflicted by disease one should concentrated on the Vayu stuck up in that region.

5-10. With concentrated mind, one should. meditate upon it (Vayu) and should fill (the lungs) by inhaling. (Then) a complete exhalation should be effortfully performed according to (one's) capacities.

5-11. After making repeated exhalation and inhalation one should pull out the accumulated Vayu and water (lurking) in the ear (after a wash is drawn out) by (pouring more) water.

5-12. In most of such cases the proficient yogi may eat lubricated food. In this way disease like colic produced by Vata and Pitta (disturbances) are alleviated.

5-13. When Vayu remains accumulated in the region of phlegm, disease like cardiac asthma, hiccup, (bronchial) asthma and headache develop because of a disturbance of the humors. Then one should take a suitable treatment.

5-14. After eating sufficient food and thereafter rinsing

(the mouth) the wise should perform Kumbhaka twice or thrice (i.e. perform a few Kumbhakas).

5-15. By (doing) this, diseases like asthma, which are caused by the disturbance of Kapha and Pitta, are ameliorated.

5-16. The Yogis should eat warm food prepared in milk, or (drink) milk with ghee in it, perform Varuni Dharana and thus restrain the activity of all the organs (of the body).

5-17. There is no doubt that in this manner ailments like lepsory (skin disease) are cured. If this Varuni Dharana is practiced with closed eyes, it destroys (the eye disease) Timira(partial blindness) etc.

5-18. When (the disease) tremors, infection in blood etc, attack (Yogi), the Yogi should concentrate consciousness where there is obstruction (in the path of Vata) causing the disease, the Yogi-should meditate on Vayu at that spot.

5-19. Then, filling (the lungs with air) properly by inhalation the skilful (Yogi) should exhale through nostrils after having (it) to capacity.

5-20. One (the Yogi) should inhale again and again and (each time) while exhaling, by contracting (muscles) pull the abdominal viscera in as a tortoise does (its limes) or else rotate (the abdomen like a wheel).

5-21. Lying supine on even ground and extending the body one should practice Pranayama for alleviation of every kind of disease.

5-22. In all disease a Yogic patient should carefully take treatment according to the methods prescribed by the ancient Indian medicine and also avail of Yogic treatment.

5-23. Wherever there is affliction due to disease, filling that region (with Prana) one should hold it there.

5-24. Whenever fear, affliction or (other) obstacles (in the path of Yoga) arise., the Yogi well-versed in Yoga, should effortfully increase the practice of Yoga according to one's own capacity.

Thus ends the fifth lesson entitled the description of treatment of the Hathapradipika composed by Sri Svatmarama Yogindra.

The end

역자 후기

≪하타(요가)쁘라디피카(Hatha(yoga)pradipika)≫ 1장 2절에서 말했듯이, 하타요가의 지식은 라자요가(Rajayoga)를 성취하기 위한 것만은 분명하다.

그러나 이 말은 어느 것이 우월하다는 상하관계를 논하는 말이 아니라 어디까지나 하타요가 역시 라자요가를 성취하기까지 병행해야 한다는 전제도 깔려 있다는 것을 명심해야 한다.

요가라는 말에는 '멍에를 씌우다'라는 뜻이 있다. 그리고 말이나 소에게 멍에를 씌우는 이유는, 말과 소가 이리저리 날뛰지 못하게 하기 위함이다.

우리 인간의 마음도 멍에를 씌우지 않으면 이리저리 날뛰는 말과 소와 같아서, 요가라는 도구를 이용하여 멍에를 씌우는 것이다.

우리가 라자요가를 성취했다. 라는 말은, 이미 요가의 가장 높은 경지에 올랐음을 의미하고, 이 말은 탐욕과 욕망, 충동으로 갈피를 못 잡는 감각기관들을 제어하고 통제하면서 산만하고 혼란하여 이리저리 날뛰는 마음 상태를 극복하고, 마음의 평화와 안정을 얻어, 궁극적으로 우주와 자연의 섭리와 진리를 깨우쳐 자연의 이치를 깨뜨리지 않고 그 흐름에 순응하면서, 유유자적하게 진정한 자유인의 모습으로 모든 것으로부터 초월하여 해탈하는 경지를 얻는 것이 라자요가의 궁극적 목적이며, 이것이 멍에를 성공적으로 씌운 사람의 모습이다. 그래서 ≪바그바드기따, Bhagavad Gita≫에서 지혜를 가지고 통찰력을 가진 사람은 어떤 사람인가? 라고 물었을 때, "고난과 역경 속에서 마음이 흔들리지 않고, 즐거움 속에서도 집착과 애착이 없으며, 탐욕과 노여움, 두려움으로부터 자유롭고, 지혜가 끊임없는 사람이 '무니' 즉 지혜로운 사람 혹은 현자이다.≪Bhagavad Gita, 2장 56절≫" 라고 했다.

그러나 진정한 지혜와 통찰력이라는 것은, 따가운 햇볕에 금방 증발해버리는 얕게 흐르는 시냇물과 같은 지식이 아니라, 오랜 수련 끝에 체득되어진 언제나 그 빛과 아름다움이 변함없는 보석과 같은 것이라는 것을 명심해야 할 것이다.

따라서 라자 요가란, 이 책 4장에서 이미 라자요가에 대한 설명을 한대로, 요가나 정신세계를 추구하는 사람들이 도달한 가장 높은 경지라는 것은 아는데, 그렇다면 어떻게 그곳에 도달할 수 있을 것이며, 그 경지라는 것은 어떤 것인가 하는 것이 문제인데, 그 경지라는 것은 간단하게 말해서 올라가 본 사람만이 알 수 있는 것이고, 올라가본 사람만이 올라가는 방법도 역시 알 것이다.

그러나 우리는 이미 앞선 사람들의 말이나, 오래전에 성현들이나 다른 권위 있는 사람들에 의하여 쓰여진 경전 또는 여러 가지 많은 책들을 통해 우리는 이미 여러 가지 방법과 방향으로 알고 있고 이해를 하고 있다.

그러나 우리가 직접 체험해 보지도 않은 채 이러한 책들을 읽거나 얘기만 듣고 이해했다고 해서 다 알아지는 것은 아니다. 또 그렇게 이해한 것을 가지고 자신이 직접 체험한 것처럼 안다고 말하는 것 자체가 어불성설이고, 많은 사람들을 잘못된 길로 인도

할 수 있는 위험천만한 일로 여겨진다.

한 편으로 이러한 책을 읽고도 이해하지 못하고 알지도 못하는 그런 지혜조차 없는 사람은 더 무지한 것도 사실이다. 그러나 우리가 정말 경계해야 할 점은, 그렇게 아무것도 모르는 무지한 사람보다 오히려 책과 경전을 읽어 제 나름대로 터득한 지혜를 가졌다하여 마치 자신이 체득한 지혜인 것처럼 말하면서 다른 사람들을 현혹시키는 것이다.

제 아무리 뛰어난 이론적인 논리와 지혜를 가졌다 하더라도 실천에 의한 경험으로 체득된 것이 아니라면 그것은 절름발이와 다를 바가 없다고 본다. ≪하타(요가)쁘라디피카, 1-65/66절 참조≫

이 책의 내용은 그렇게 심오한 것은 아니지만, 적어도 요가에 대한 많은 기본적인 지식을 우리에게 가르쳐 주고 있다.

아주 소박하게 요가 수련은 어떤 곳에서 해야 하고, 요가 수련장은 어디에다 지어야 하는가 등을 비롯하여 요가의 가장 높은 경지인 사마디에 이르기까지 다루고 있다.

그리고 우리가 이 책을 읽어 얻을 수 있는 장점은 각 나라마다 그 뿌리를 알 수 있는 그 민족과 종족의 신화와 역사가 있고, 적게는 각 가문의 족보가 있듯이, 요가에서도 이 책을 통해 비록 신화적이기는 하나 요가의 시조에서부터 전해져 내려오는 계보를 알 수 있다.(1장 - 5/9절 참조)

시바에서 비롯하여 맛스옌드라, 사바라 등 -중략- 스와뜨마라마를 거쳐 현재의 나에게까지 전해져 내려와 내가 그 대를 잇고 있다고 생각해 보면 가슴 뿌듯한 일이 아닐 수 없다.

그리고 또 다른 장점은 앞에서도 잠시 언급을 하였지만, 가능하면 많은 기본적인 요가 전문용어를 상세하게 설명하려고 노력하였다. 따라서 이 책을 읽고 나면 웬만한 요가 전문용어는 마스터 할 수 있으리라 본다.

수많은 요가 인들이 요가전문용어에 대한 지식이 빈약하고 해석이 제각각이다. 이 책에서는 까이발야다마에서 나온 요가꼬샤(Yogakosa), Sanskrit-Hindi-English Dictionary(Dr. S. P. Bhardwaj), The Concise Sanskrit Dictionary(Dr. R. S. Tripathi) 등, 참고서적을 다양하게 활용하여 정확한 뜻을 파악하려고 노력하였다.

아쉬운 점이 있다면, 3장 무드라 편에서 쿤달리니를 각성시키는 부분에 관해서, 편역자가 오랜 세월동안 인도에서 생활하면서 쿤달리니 요가에 대한 얘기와 그리고 쿤달리니 각성 방법들에 대한 얘기들은 많이 들어는 보았으나 실지로 본인이 쿤달리니를 각성시켜 보자고 수련해 본 경험이 미약하여 본문 그대로 해석하는데 만족해야만 했다.

그러나 편역자의 경험상 쿤달리니가 각성되는 상태와 사마디(삼매) 상태는 같은 것이라고 확신을 한다. 물론 이 책에서도 같은 것이라고 말했다. 이 책 ≪하타(요가)쁘라디피카 (2장 42절)≫에서는 쁘라나야마(호흡법)의 수련으로 나디들이 정화되면 쁘라나가 수슘나로 들어가게 되고 운마니 상태가 된다고 했다. 운마니란 사마디(삼매)라는 뜻이다.

쁘라나가 수슘나 나디로 들어가 운마니를 얻게 되고, 이것이 쿤달리니의 각성과 같다면, 결국 쿤달리니의 각성이 사마디(삼매)라는 말이기도 하다.

그리고 무엇보다 한 가지 분명하게 확신하는 것은, 사마디(삼매) 상태에서 느끼는 것과 쿤달리니가 각성되어 상승하여 브라흐마란드라까지 이르러, 브라흐만란드라에 머무르고 있다고 가정한다면, 이 두 상태는 라자요가의 가장 높은 경지로서 정신세계를 추구하고자 열망하는 사람들이 그토록 원하는 가장 높은 경지임에 틀림이 없다고 확신한다.

이와 더불어 4장 사마디(삼매) 부분에서는 편역자 나름대로의 체험한 바가 있어서 나름대로 자신 있게 설명할 수 있어서 별 어려움이 없었다. 오히려 반복되고 중복되는 구절이 많아 지루함을 느끼면서 독자들에게는 어떻게 전달이 될까 염려가 되는 부분도 있었다.

모쪼록 많은 요가 지도자들이 이 책을 읽고, 좋은 참고가 되기를 바랄 뿐이다.

끝으로 세상에는 많은 것들로 구성되어 있지만 제 각각의 사람들은 자기가 필요한 것들만 취해서 요긴하게 사용하듯이, 이 책을 읽는 독자도 취할 내용은 소중하게 취하고, 쓸모없다고 여겨지는 부분은 가차 없이 버리기를 바라며, 한 편으로 부족한 소견과 식견으로 인해 잘못된 부분에 대한 질책과 경책은 거리낌 없이 받아들일 것이다.

그러나 경전은 요가의 뿌리이기 때문에 이 경전만큼은 버리지 말고 소중히 간직하기를 바라는 마음 간절하다. 이 경전 한 권에 요가의 시작과 끝이 모두 들어있다는 것을 명심하기 바란다.

2009. 5. 15
오 경식

참고문헌

1. Hathapradipika of Svatmarama. Kaivalyadhama, S.M.Y.M. Samiti..(1970)
2. Hatha Yoga Pradipika. Practical commentry by Swami Vishnu-Devananda.(1987)
3. Asana Pranayama Mudra Bandha. Swami Satyananada Saraswati. Bihar Yoga Bharati, Munger, Bihar India.(1971)
4. Yoga Kosa. Kaivalyadhama, S.M.Y.M. Samiti.(1972)
5. Ashok Sanskrit-Hindi-English Dictionary by Dr. S. P Bhardwaj.(2003)
6. Light on Yoga. B. K. S. Iyengar (1992)
7. The Art of Yoga B. K. S. Iyengar.(1993)
8. Gheranda Samhita. Kaivalyadhama,S.M.Y.M. Samiti.(1978)
9. The Concise Sanskrit Dictionary. Sanskrit-Hindi-English. Meharchand Lachhmandas Publication.(1990)
10. The Bhagavad Gita by Srimath Swami Chidbhavananda.(2005)
11. The Principal Upanisads Edited with Introduction, Text, Translation And Notes By S. Radhakrishnan. (1994)
12. Patanjali Yoga Sutras, Translation and Commentary by Dr. P. K. Karambelkar Printed at ACE Enterprises, Pune
13. The Hatha Yoga Pradipika, Translated into English by Pancham Sinh.(2002)
14. The principal Upanisad, S. Radhakrishinan(1994)

오경식

출생 -
- ✿ 경남 거창

학력사항 -
- ✿ 인도 바라나시 산스크리트 대학교 Certificate Course 1년 수료
- ✿ 인도 바라나시 Hindu 대학교 인도 철학과 졸업
- ✿ 인도 깐뿌르 C. S. J. M University 철학과 석사 졸업
- ✿ 동아대학교 체육학과 응용과학 생리학 박사 과정 수료

요가 및 명상 수련 일지 -
- ✿ 인도 뿌나 B. K. S. 아엥가 요가 스쿨 수련
- ✿ 인도 뿌나 Sunjeevan Yoga Darsan 요가치유센터 수련
- ✿ 인도 나식 Yoga Vidiya Dham 수련
- ✿ 인도 리쉬케쉬 빠르마르타 니케탄
- ✿ 인도 뱅갈로르 S-VYASA 요가 대학
- ✿ 인도 마이소르 만달라 요가 샬라
- ✿ 인도 뉴델리 MDNIY 요가대학
- ✿ 인도 알라하바드 Vihangam 요가
- ✿ 인도 이갓뿌리(담마기리) Vipassana 10day 코스 및 Satipatthana 코스 다수 수련

저서 및 공저 -
- 마흔 젊음을 지켜주는 생활요가(길벗, 2009) 공저
- 요가마르가(요가의 길)(아까시, 2014)

하타(요가)쁘라디피카

초판발행 : 2009년 5월 15일
2판발행 : 2014년 5월 15일
3판발행 : 2017년 12월 20일
4판발행 : 2019년 6월 10일
편역자 : 오경식
발행인 : 오경식
펴낸 곳: 아까시
등록번호 : 제9-108호, 2008. 10. 21
주 소 : 부산광역시 연제구 거제2동 1081-2번지
전 화 : (051) 503-9083
Mobile : 010-3732-5597

값 : 18,000원

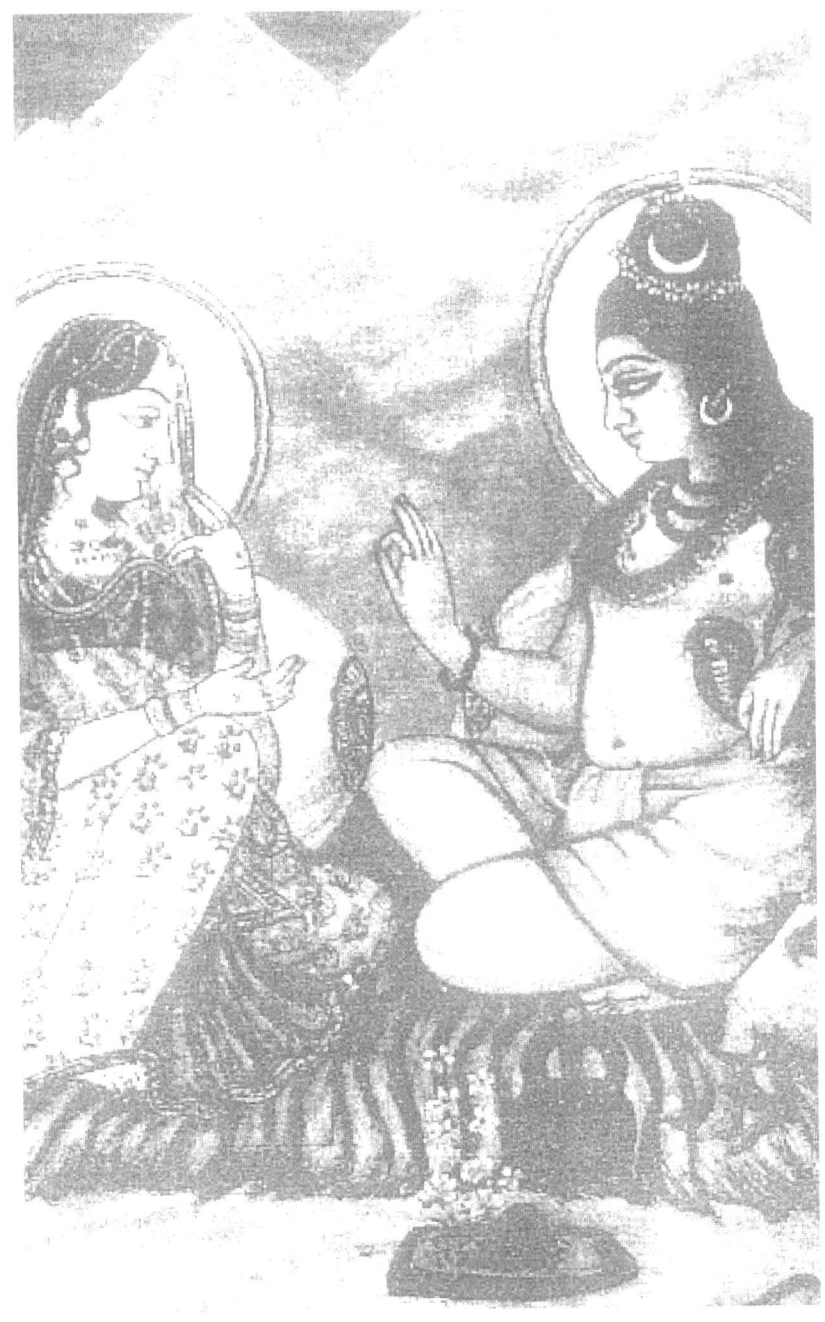